全国中医药行业高等教育"十四五"规划教材
全国高等中医药院校规划教材（第十一版）

护理健康教育

（新世纪第二版）

（供护理学专业用）

主 编 王 芳

中国中医药出版社
·北 京·

图书在版编目（CIP）数据

护理健康教育 / 王芳主编 . —2 版 . —北京：中国中医药
出版社，2023.8
全国中医药行业高等教育"十四五"规划教材
ISBN 978-7-5132-8215-4

Ⅰ . ①护… Ⅱ . ①王… Ⅲ . ①护理学—健康教育学—中医
学院—教材 Ⅳ . ① R47 ② R193

中国国家版本馆 CIP 数据核字（2023）第 101130 号

融合出版数字化资源服务说明

全国中医药行业高等教育"十四五"规划教材为融合教材，各教材相关数字化资源（电子教材、PPT 课件、视频、复习思考题等）在全国中医药行业教育云平台"医开讲"发布。

资源访问说明

扫描右方二维码下载"医开讲 APP"或到"医开讲网站"（网址：www.e-lesson.cn）注册登录，输入封底"序列号"进行账号绑定后即可访问相关数字化资源（注意：序列号只可绑定一个账号，为避免不必要的损失，请您刮开序列号立即进行账号绑定激活）。

资源下载说明

本书有配套 PPT 课件，供教师下载使用，请到"医开讲网站"（网址：www.e-lesson.cn）认证教师身份后，搜索书名进入具体图书页面实现下载。

中国中医药出版社出版

北京经济技术开发区科创十三街 31 号院二区 8 号楼
邮政编码　100176
传真　010-64405721
河北联合印务有限公司印刷
各地新华书店经销

开本 889×1194　1/16　印张 17.25　字数 456 千字
2023 年 8 月第 2 版　2023 年 8 月第 1 次印刷
书号　ISBN 978-7-5132-8215-4

定价　64.00 元
网址　www.cptcm.com

服 务 热 线　010-64405510　　微信服务号　zgzyycbs
购 书 热 线　010-89535836　　微商城网址　https://kdt.im/LIdUGr
维 权 打 假　010-64405753　　天猫旗舰店网址　https://zgzyycbs.tmall.com

如有印装质量问题请与本社出版部联系（010-64405510）

全国中医药行业高等教育"十四五"规划教材
全国高等中医药院校规划教材（第十一版）

《护理健康教育》
编 委 会

主 编

王　芳（成都中医药大学）

副主编（以姓氏笔画为序）

王淑荣（黑龙江中医药大学）　　　　李春莲（山西中医药大学）

郑智慧（福建中医药大学）　　　　　秦元梅（河南中医药大学）

徐　蕴（南京中医药大学）　　　　　翟　燕（山东中医药大学）

编 委（以姓氏笔画为序）

马景双（辽宁中医药大学）　　　　　王　荣（河北中医药大学）

王立妍（天津中医药大学）　　　　　王金霞（甘肃中医药大学）

王珍珍（陕西中医药大学）　　　　　王惠峰（北京中医药大学）

任海蓉（湖北中医药大学）　　　　　刘　青（贵州中医药大学）

刘芮寒（成都中医药大学）　　　　　沈　勤（浙江中医药大学）

罗艳芳（云南中医药大学）　　　　　秦莉花（湖南中医药大学）

徐义勇（江西中医药大学）　　　　　黄绮华（广州中医药大学）

程　婧（安徽中医药大学）

学术秘书（兼）

刘芮寒（成都中医药大学）

《护理健康教育》
融合出版数字化资源编创委员会

全国中医药行业高等教育"十四五"规划教材
全国高等中医药院校规划教材（第十一版）

主　编
王　芳（成都中医药大学）

副主编（以姓氏笔画为序）

王淑荣（黑龙江中医药大学）　　　　李春莲（山西中医药大学）

郑智慧（福建中医药大学）　　　　　秦元梅（河南中医药大学）

徐　蕴（南京中医药大学）　　　　　翟　燕（山东中医药大学）

编　委（以姓氏笔画为序）

马景双（辽宁中医药大学）　　　　　王　荣（河北中医药大学）

王立妍（天津中医药大学）　　　　　王金霞（甘肃中医药大学）

王珍珍（陕西中医药大学）　　　　　王惠峰（北京中医药大学）

任海蓉（湖北中医药大学）　　　　　刘　青（贵州中医药大学）

刘芮寒（成都中医药大学）　　　　　沈　勤（浙江中医药大学）

罗艳芳（云南中医药大学）　　　　　秦莉花（湖南中医药大学）

徐义勇（江西中医药大学）　　　　　黄绮华（广州中医药大学）

程　婧（安徽中医药大学）

学术秘书（兼）

刘芮寒（成都中医药大学）

全国中医药行业高等教育"十四五"规划教材
全国高等中医药院校规划教材（第十一版）

专家指导委员会

李灿东（福建中医药大学校长）

杨　柱（贵州中医药大学党委书记）

余曙光（成都中医药大学校长）

谷晓红（教育部高等学校中医学类专业教学指导委员会主任委员、北京中医药大学教授）

冷向阳（长春中医药大学校长）

宋春生（中国中医药出版社有限公司董事长）

陈　忠（浙江中医药大学校长）

季　光（上海中医药大学校长）

赵继荣（甘肃中医药大学校长）

郝慧琴（山西中医药大学党委书记）

胡　刚（南京中医药大学校长）

姚　春（广西中医药大学校长）

徐安龙（教育部高等学校中西医结合类专业教学指导委员会主任委员、北京中医药大学校长）

高秀梅（天津中医药大学校长）

高维娟（河北中医药大学校长）

郭宏伟（黑龙江中医药大学校长）

彭代银（安徽中医药大学校长）

戴爱国（湖南中医药大学党委书记）

秘书长（兼）

陆建伟（国家中医药管理局人事教育司司长）

宋春生（中国中医药出版社有限公司董事长）

办公室主任

张欣霞（国家中医药管理局人事教育司副司长）

张峘宇（中国中医药出版社有限公司副总经理）

办公室成员

陈令轩（国家中医药管理局人事教育司综合协调处副处长）

李秀明（中国中医药出版社有限公司总编辑）

李占永（中国中医药出版社有限公司副总编辑）

芮立新（中国中医药出版社有限公司副总编辑）

沈承玲（中国中医药出版社有限公司教材中心主任）

前　言

为全面贯彻《中共中央 国务院关于促进中医药传承创新发展的意见》和全国中医药大会精神，落实《国务院办公厅关于加快医学教育创新发展的指导意见》《教育部国家卫生健康委国家中医药管理局关于深化医教协同进一步推动中医药教育改革与高质量发展的实施意见》，紧密对接新医科建设对中医药教育改革的新要求和中医药传承创新发展对人才培养的新需求，国家中医药管理局教材办公室（以下简称"教材办"）、中国中医药出版社在国家中医药管理局领导下，在教育部高等学校中医学类、中药学类、中西医结合类专业教学指导委员会及全国中医药行业高等教育规划教材专家指导委员会指导下，对全国中医药行业高等教育"十三五"规划教材进行综合评价，研究制定《全国中医药行业高等教育"十四五"规划教材建设方案》，并全面组织实施。鉴于全国中医药行业主管部门主持编写的全国高等中医药院校规划教材目前已出版十版，为体现其系统性和传承性，本套教材称为第十一版。

本套教材建设，坚持问题导向、目标导向、需求导向，结合"十三五"规划教材综合评价中发现的问题和收集的意见建议，对教材建设知识体系、结构安排等进行系统整体优化，进一步加强顶层设计和组织管理，坚持立德树人根本任务，力求构建适应中医药教育教学改革需求的教材体系，更好地服务院校人才培养和学科专业建设，促进中医药教育创新发展。

本套教材建设过程中，教材办聘请中医学、中药学、针灸推拿学三个专业的权威专家组成编审专家组，参与主编确定，提出指导意见，审查编写质量。特别是对核心示范教材建设加强了组织管理，成立了专门评价专家组，全程指导教材建设，确保教材质量。

本套教材具有以下特点：

1.坚持立德树人，融入课程思政内容

将党的二十大精神进教材，把立德树人贯穿教材建设全过程、各方面，体现课程思政建设新要求，发挥中医药文化育人优势，促进中医药人文教育与专业教育有机融合，指导学生树立正确世界观、人生观、价值观，帮助学生立大志、明大德、成大才、担大任，坚定信念信心，努力成为堪当民族复兴重任的时代新人。

2.优化知识结构，强化中医思维培养

在"十三五"规划教材知识架构基础上，进一步整合优化学科知识结构体系，减少不同学科教材间相同知识内容交叉重复，增强教材知识结构的系统性、完整性。强化中医思维培养，突出中医思维在教材编写中的主导作用，注重中医经典内容编写，在《内经》《伤寒论》等经典课程中更加突出重点，同时更加强化经典与临床的融合，增强中医经典的临床运用，帮助学生筑牢中医经典基础，逐步形成中医思维。

3.突出"三基五性"，注重内容严谨准确

坚持"以本为本"，更加突出教材的"三基五性"，即基本知识、基本理论、基本技能，思想性、科学性、先进性、启发性、适用性。注重名词术语统一，概念准确，表述科学严谨，知识点结合完备，内容精炼完整。教材编写综合考虑学科的分化、交叉，既充分体现不同学科自身特点，又注意各学科之间的有机衔接；注重理论与临床实践结合，与医师规范化培训、医师资格考试接轨。

4.强化精品意识，建设行业示范教材

遴选行业权威专家，吸纳一线优秀教师，组建经验丰富、专业精湛、治学严谨、作风扎实的高水平编写团队，将精品意识和质量意识贯穿教材建设始终，严格编审把关，确保教材编写质量。特别是对32门核心示范教材建设，更加强调知识体系架构建设，紧密结合国家精品课程、一流学科、一流专业建设，提高编写标准和要求，着力推出一批高质量的核心示范教材。

5.加强数字化建设，丰富拓展教材内容

为适应新型出版业态，充分借助现代信息技术，在纸质教材基础上，强化数字化教材开发建设，对全国中医药行业教育云平台"医开讲"进行了升级改造，融入了更多更实用的数字化教学素材，如精品视频、复习思考题、AR/VR等，对纸质教材内容进行拓展和延伸，更好地服务教师线上教学和学生线下自主学习，满足中医药教育教学需要。

本套教材的建设，凝聚了全国中医药行业高等教育工作者的集体智慧，体现了中医药行业齐心协力、求真务实、精益求精的工作作风，谨此向有关单位和个人致以衷心的感谢！

尽管所有组织者与编写者竭尽心智，精益求精，本套教材仍有进一步提升空间，敬请广大师生提出宝贵意见和建议，以便不断修订完善。

国家中医药管理局教材办公室

中国中医药出版社有限公司

2023年6月

编写说明

　　健康教育学是顺应医学模式转变和时代发展的新兴学科，对患者实施健康教育是护理工作的重要组成部分。二十大报告指出，全面推进健康中国建设，把保障人民健康放在优先发展的战略位置。护理工作是健康中国建设的重要内容，对提高全民健康水平，全面建设社会主义现代化国家具有重要意义。护理学专业学生应具有较强的健康教育能力，以适应医学和社会的发展，满足将来的临床需求，更好地为患者服务。"十三五"时期，编者已主持编写一本立足临床、面向教育、通俗易懂、实用性强的护理专业健康教育的教材，该教材在临床各科广泛使用，对临床工作有很强的指导性，取得了很好的效果。同时，在教材实际使用中收到了许多宝贵的反馈，例如教材阐述不够生动、没有临床案例、数字资源内容少等。随着信息传播渠道的多样化，为达到提升护理专业学生健康教育能力的目的，需要在"十三五"规划教材的基础上进行修订。

　　本教材在传承上一版教材优点的基础上，汇聚高校健康教育教学者与临床实施者的集体智慧，结合时代发展和课程思政，进行修改完善。本次教材修订主要围绕3点进行：①根据最新指南和学科新成果对部分内容进行了更新。②增加临床案例，每类疾病章节选取一种疾病进行实际案例分析，结合临床实际情景培养学生独立思辨能力，以及理论知识实际应用能力。③增加数字化内容。随着信息时代的飞速发展，教学资源数字化越来越普及。数字化教学资源具有直观形象的特点，增加此方面内容以期帮助学生更好地理解所学内容，激发学生学习兴趣，提高教学效率。

　　修订后教材共九章，编写内容及分工如下：第一章绪论由王芳修订；第二章由任海蓉修订；第三章由王荣修订；第四章由郑智慧修订；第五章由刘芮寒修订；第六章中，第一节由沈勤修订；第二节由程婧修订；第三节由秦元梅修订；第四节由王立妍修订；第五节由刘青修订；第六节由李春莲修订；第七节由王金霞修订；第八节由王金霞修订；第七章中，第一节由罗艳芳修订，第二节由王淑荣修订，第三节、第六节由翟燕修订，第四节由王惠峰修订，第五节由马景双修订，第七节由王珍珍修订；第八章由徐义勇修订；第九章第一节由秦莉花修订，第二节由黄绮华修订；融合出版数字化资源由徐蕴负责审核。

　　本教材可供护理学专业师生使用，还可作为工具书，供各级医院护理人员在临床工作中参考。

　　本教材的22位编写者来自全国16所中医药大学和5家中医药大学附属医院，他们中既有护理学教育专家，也有临床护理专家。为保证教材内容的"新、精、准"，修订过程中，主编和编者们尽最大的努力进行反复斟酌和修改，由于时间和水平有限，教材中若有不足之处，恳请广大师生们提出宝贵意见，以便再版时修订提高。

《护理健康教育》编委会
2023 年 4 月

目　录

扫一扫，查阅
本书数字资源

扫一扫，查阅本章数字资源，含PPT、音视频、图片等

健康教育学是顺应医学模式转变和时代发展的一门新兴交叉学科，是利用医学、心理学、教育学、行为学、人文学、管理学、传播学、伦理学、社会学等相关理论和方法，研究人类行为和健康之间的相互关系及其规律，探索有效可行的干预策略及措施，以及对干预效果进行评价，从而增进人类身心健康，提高生活质量。护理健康教育是护理工作的重要组成部分，也是护理保健服务的核心，对医院、社区、家庭等人群的健康水平有着积极的促进作用。

第一节　健康教育和健康促进

一、健康教育

（一）健康教育的定义

健康教育（health education）是指通过有计划、有组织、有系统地干预教育活动，帮助人们减少或消除影响健康的危险因素，自觉采纳有利于健康的行为方式，从而达到预防疾病、促进健康的目的。

健康教育的实质是一种干预，以教育的方式来达到促进健康的目的。它向人们提供改变危险因素所需的健康信息，促使人们树立健康信念，养成健康的行为，在面临疾病的预防、治疗、康复等健康问题时，能自觉采纳有利于健康的行为和生活方式。

（二）健康教育的目的与任务

1. 帮助人群或个体掌握卫生保健知识和技能，提高全民族的身心素质和健康水平。《阿拉木图宣言》指出："群众有权利也有义务参与个人或集体的卫生保健计划的制定和实施过程。"健康教育者应努力促使人群共同努力积极参与卫生保健活动，通过传播健康信息，帮助人们改变不良生活方式和行为习惯，减少和降低各种影响健康的危险因素，使人们在面临个体或群体健康相关问题时，能正确、有效地做出抉择。

2. 通过教育的手段，创造"健康为人人，人人为健康"的氛围，改变人群健康观念，促使人群或个人自愿采纳健康相关行为，改变不良行为、生活方式、环境危险因素，养成良好的卫生习惯，使人们有效地预防、减少各种慢性非传染性疾病的发生。

3. 积极推动以预防为主的健康保健方针，防止非正常死亡、疾病和残疾的发生，降低医疗费用的支出，促进医疗服务的有效利用。

4.增进人们自我保健能力，培养人们健康的心理素质，提高人们自我健康管理，促进人们选择健康的生活、工作、学习环境，促进健康。

二、健康促进

（一）健康促进的定义

1986年，世界卫生组织（WHO）第一届国际健康促进大会上首先提出："健康促进（health promotion）是指促使人们提高、维护和改善他们自身健康的过程。"此次大会发表的《渥太华宪章》也首次提出了健康促进的三大基本策略和五个工作领域。

美国健康教育学家劳伦斯·格林教授提出："健康促进是包括一切能促使行为、生活方式与环境有益于健康改变的相关政策、法规、组织的综合。"

1995年，WHO西太区发表的《健康新地平线》将健康促进定义为："个人与家庭、社区和国家一起采取措施，鼓励健康行为，增强人们改进和处理自身健康问题的能力。"

（二）健康促进的基本策略

《渥太华宪章》指出3个健康促进的基本策略。

1.倡导（advocacy） 倡导政策支持，通过卫生部门和社会各界等具有社会影响力的个人和机构，对健康理念及信息进行宣传，激发社会关注和群众参与，形成能被大家共同遵守的社会规范，成为人们共同的价值观，形成健康文化。

2.赋权（empower） 通过开展健康信息传播，帮助人们树立正确的健康理念，掌握相关健康知识与技能，使人们在面对健康问题时，能够做出有益于健康的决定，全面提高人们的健康素养。

3.协调（mediate） 协调不同部门、组织、社区和个人的利益与行动，通过整合政策、机构和个人的资源，形成强大的社会支持体系和高度的政治承诺，共同努力，消除有害于健康的社会和环境因素，促进健康。

（三）健康促进的工作领域

1.制定促进健康的公共政策 各个部门、各级政府和组织的决策者都要把健康问题提到议事日程上，促进健康的公共政策多样化而互补，明确要求非卫生部门建立和实行健康促进政策，提高人们健康意识，选择更加有利健康的行为方式。

2.创造支持性环境 健康促进必须为人们创造安全、舒适、满意和愉快的自然、社会、政治环境，营造健康的支持性环境，以保证社会和自然环境有利于健康的发展。

3.强化社区的行动 充分发动社区力量，有效挖掘社区资源，推动卫生保健计划的制定和执行，创造良好的社区生活环境和卫生服务体系，积极促进群众参与的积极性和责任感。

4.发展个人技能 通过卫生部门、社区、学校等各种团体提供政策支持，传播健康信息，开展健康教育，帮助人们提高保健知识，让人们能更容易做出健康选择，支持个人和社会的发展，对可能出现的健康问题，能从容应对。

5.调整卫生服务方向 卫生部门通过调整卫生服务类型与方向，通过多种途径，将健康促进纳入卫生服务模式，利用一切可利用的资源，通过多部门的参与，让广大的人群受益。

三、健康教育与健康促进的关系

健康促进的框架包括健康教育，健康教育是实现健康促进的有效方法，健康教育需健康促进的指导和支持，两者密不可分，又有所区别。

1. 健康教育需健康促进的指导和支持 健康教育的核心是教育个体或人群树立健康意识。人的行为十分复杂，受到多种因素的影响，仅靠健康信息的传播不足以实现改变行为生活方式，还需要一定政策、环境的支持。健康促进不是仅针对某些疾病或者某些疾病的危险因素，而是涉及整个人群健康的各个方面，包含卫生领域及社会各个领域，强调个体与组织有效和积极参与。因此，健康教育需以健康促进战略思想为指导，不仅仅是卫生部门的健康信息传播，还必须是一种有系统支持的社会活动。

2. 健康促进需健康教育来推动和落实 健康促进是指能促使行为与环境改变的政策、法规、组织的结合体，健康教育是健康促进的组成要素之一。政策、法规、组织及其他环境的支持都是健康促进的组成部分，但它需要与健康教育相结合，没有健康教育，健康促进将成为徒有虚名的概念。另一方面，如果健康教育得不到有效的环境（包括政治、社会、经济、自然环境）支持，尽管能成功地帮助个体改变某些行为，但明显是软弱无力的。

第二节 健康教育的意义

一、健康教育是医学发展的必然趋势

当今我国疾病死亡谱发生了根本性的变化，其死因不再是以往的传染病和营养不良，而是被慢性非传染性疾病所取代，心血管疾病、肿瘤、脑血管疾病已成为人类主要的死因。研究表明，这些疾病多与不良的生活方式、行为和环境因素有关，这点已经得到全世界的认可。1992 年，WHO 就估计全球 60% 的死亡原因主要是不良行为和生活方式，如酗酒、吸烟和熬夜等。随着人们对健康认识的不断深入，实践证明，只有通过健康教育促使人们自愿地采纳健康的生活方式与行为，才能降低致病的危险因素，预防疾病，促进健康。美国通过 30 年的努力使心血管疾病的死亡率下降了 1/2，大部分要归功于健康行为的改善。因此，健康教育是人类与疾病做斗争的发展趋势和客观需要，也是医学发展的必然结果。通过健康教育来改善人们的健康危险因素，对防治疾病、促进健康具有十分重要的社会意义。

二、健康教育是实现初级卫生保健的战略措施

1994 年，WHO 就明确指出，医疗卫生工作的重点应该是"以人为中心，以健康为中心，而不是以疾病为中心"。《阿拉木图宣言》指出，健康教育是所有卫生保健问题、预防方法及控制措施中最为重要的，是能否实现初级卫生保健任务的关键，说明了健康教育对实现所有健康目标、社会目标和经济目标中的地位和价值。第 36 届世界卫生大会和 WHO 委员会第 68 次会议，提出了"初级卫生保健中的健康教育新策略"，强调健康教育是策略而不是工具，为了充分发挥健康教育的作用，应该把健康教育作为联系各部门的桥梁，以协调各部门共同参与初级卫生保健和健康教育活动。

自我保健是自我预防、发现和治疗疾病，并采取卫生健康行为，目的是维护和增进健康，调动和发挥自身的健康潜能和个人的主观能动性，从"依赖型"向"自助型"保健模式转变，从

而提高人们对健康的责任感。自我保健不能自行产生，只有通过健康教育，增强人们自我保健意识，提高自我保健的自觉性和主动性，在生理上进行自我检查、心理上进行自我调节、行为上进行自我控制和人际关系上进行自我调整，以此来提高人群整体健康水平。

三、健康教育是一项投入少、产出高、效益大的保健措施

健康教育可改变人们不良的生活方式和行为，减少患病的危险，是一项一本万利的事业。美国医药协会调查显示，花1美元用于健康教育，就能节省6美元的医疗费用。目前，心血管疾病、恶性肿瘤是主要死因，在大多数国家，饮酒引起的事故和疾病也是过早死亡的一个原因。开展健康教育，让广大人民群众掌握卫生保健知识，并把它们付诸实践，成年人的死亡总数可以减少1/2以上。如果用医疗手段把人群的人均寿命增加1岁，估计每年要花几十亿美元才能奏效，然而，如果人们采取合理进食、经常锻炼、不吸烟、适量饮酒，那么，花费较少的钱，甚至分文不花，就能使人口预期寿命增加，可见健康教育的效果是十分显著的，而且相对于医疗手段来说，将大大降低投入成本，从而节约医疗资源。

四、健康教育能促进社会精神文明建设

健康教育是建设精神文明的重要组成部分，它不仅包括健康信息的传播，还包括法律法规、心理卫生等。目前，在偏僻的农村地区，由于缺乏科学知识普及，封建迷信思想还有所残留，许多人相信"鬼"与"神"，有病时求巫不求医，严重损害了人们的健康。克服封建习俗是精神文明建设的重要内容，只有通过健康教育，使群众掌握科学知识，自觉破除封建迷信思想，加强自身文化建设，才能推动社会精神文明建设。

第三节　健康教育与健康促进的发展

一、国外健康教育与健康促进发展

医学之父——古希腊医药学家希波克拉底主张：应重视患者的个性特征及环境因素与生活方式对患病的影响。19世纪末期，开展了转变公众健康意识、医学模式转向疾病预防、护理实践专业化三次运动，积极推动了人们对健康教育和健康促进的需求。南丁格尔《护理日记》中指出："疾病的原因是由于缺乏卫生知识或不关注健康，对患者及其家庭实施健康教育既是医生，也是护士的责任。"

健康教育可追溯至19世纪80年代，最初作为促进公众强身健体的一个策略得以实行。20世纪20～30年代，苏联、美国、加拿大、英国等国家先后成立了健康教育组织机构，健康教育开始向专业领域发展，许多国家纷纷设置了健康教育机构和人才培养机制，健康教育的开展取得了较大进步。

苏联十分重视健康教育，坚定贯彻"预防为主"，并规定各地健康教育事业费不少于当地卫生经费的5%，一直将健康教育学列为医学专业教育的必修课。苏联健康教育机构十分丰富，中央设有中央健康教育研究所，各州、市、区设健康教育馆，较大的医院设有健康教育科，各地都积极开展健康教育工作。

19世纪末期，美国开始开展健康教育，此后死亡率呈稳定下降。据统计，1900～1977年，急性传染病的死亡人数由580/10万下降至30/10万，冠心病死亡率下降近40%、脑血管病死亡

率下降近 50%。同时人们生活方式也发生了深刻的变化，1980 年与 1963 年比较，美国居民食用动物脂肪量减少 38%，植物油和鱼类消费量增加 57.6%。1971 年后，美国设立健康教育总统委员会，国家疾病控制中心设健康教育中心。1974 年，美国国会又通过《国家健康教育规划和资源发展方案》，明确规定健康教育为国家优先项目之一。1979 年，美国卫生署发表《健康人民》指出：美国人们的健康不只是需要增加医疗经费，而且需要疾病预防和健康促进方面的知识。于是美国发动了历史上的第二次公共卫生革命。目前美国的健康教育事业发展较为完善，大约有 300 所院校提供有关健康教育的学士学位教育，有 20 多所大学培养健康教育硕士、博士研究生。

加拿大政府在 1974 年发表《加拿大人民健康新前景》，首先将死亡与疾病的影响因素归为行为与生活方式、环境、生物学、卫生服务 4 类，阐明改善行为与生活方式是降低疾病患病率与死亡率、改善健康状况的有效途径，并制定提倡健康生活方式的行动计划。

英国于 1927 年成立全国健康教育委员会。在 1975 之后的 10 年时间，通过健康教育使男性心脏病死亡率下降了 12%。1992 年，英国通过制定健康计划、政策和策略，倡导各种健康行动，并同时界定了冠心病、脑卒中、肿瘤、精神疾病及 HIV/AIDS 等 5 个主要实施领域的目标。英国社区从 2003 年开始，每 4 年举行一次论坛，关注青少年心理健康问题。

国际也成立了许多家组织机构，推进国际健康教育事业的发展。1948 年，WHO 成立，明确将协助各国人民开展健康教育作为其主要任务之一，下设公共信息与健康教育司。1951 年，成立国际健康教育联合会，总部设在法国巴黎，主要对健康教育重大问题进行广泛深入的研讨。1964 年建立联合国儿童基金会，保护儿童和青少年的权利和健康。1969 年建立联合国人口基金会，致力于计划生育和妇女生殖健康、预防性传播疾病和 AIDS、保护妇女权益和制止家庭暴力等。1996 年建立联合国艾滋病规划署，进行防治 AIDS 活动，减轻 AIDS 对人类的伤害。

自 1986 年起，WHO 先后召开了 8 次全球健康促进大会，国际健康教育与健康促进取得长足的发展。1999 年，健康促进与健康教育国际联合会总结了欧洲近 20 年来与健康促进的 3 个行动，即健康教育、社会动员、倡导运动。2002 年，WHO 西太区域出台了《区域健康促进框架 2002—2005》，对健康教育和健康促进的概念做了新的界定，进一步确认了立足于场所开展健康促进的意义。

二、国内健康教育与健康促进发展

中国的健康教育可以追溯久远，《素问·阴阳应象大论》中就记载了健康教育的方法："知之则强，不知则老。"即知七损八益，全性保命之道。《灵枢·师传》说："人之情，莫不恶死而乐生，告之以其败，语之以其善，导之以其便，开之以其苦，虽有无道之人，恶有不听者乎？"

在中华民族几千年的历史长河中，历代仁人志士，也有许多健康教育的实践，留下许多传播医药、防病、养生健体知识的著述。太平天国领袖洪秀全曾说："他若自驱陷阱者，炼食洋烟最癫狂；如今多少英雄汉，多被烟枪自打伤。即如好酒亦非正，成家宜戒败家汤；请观桀纣君天下，铁桶江山为酒亡。"通过民歌劝群众戒毒、戒酒、戒烟。但在封建社会里，由于各种原因，健康教育并未真正开展。

随着时代的发展，1920 年我国发行了第一部健康教育影片《驱灭蚊蝇》。1924 年创立了最早的健康教育期刊《卫生》。1927 年在北京协和医学院成立了以健康教育为基本任务的"丙寅医学社"。1929 年在赣东北的红军总医院开设卫生宣传栏。1931 年《健康》（《健康报》的前身）在江西瑞金创刊。1933 年红军总卫生部出版大众健康教育刊物《卫生讲话》。1936 年"中华健康教育学会"在南京成立。

中华人民共和国成立之后，1951年中华医学会成立，学会的宗旨之一就是向民众普及现代医学科学知识。1956年，卫生部发出《关于加强卫生宣传工作的指示》，明确了健康教育工作体制，要求在省级和大中城市建立教育所，并把卫生宣传作为主要业务之一，积极推动卫生健康教育。随后各地纷纷成立了卫生宣传教育机构，健康教育、人才培养机构和学术团体不断发展。20世纪60年代初，由于国家各部门的卫生宣教机构被撤销，健康教育处于低潮时期，至20世纪70年代后期才逐渐得到恢复。随着公众自我保护意识的增强，健康教育得到迅速恢复和发展。1986年，各省（自治区、直辖市）和70多个大中城市建立了健康教育专业机构。1997年全国已有健康教育机构2654个，健康教育专业队伍规模显著扩大。1984年我国政府主管部门正式引用"健康教育"一词。1988年5月，由贾伟廉主编的《健康教育学》出版，填补了高等医学院校健康教育教材的空白。

20世纪90年代以后，我国健康教育由以疾病为中心的知识传播和对危险行为因素的干预，逐渐转变为倡导健康的生活方式和健康政策、社会环境的改变。1997年1月，中共中央、国务院《关于卫生改革与发展的决定》中明确指出"健康教育是公民素质教育的重要内容，要十分重视健康教育"，突出了健康教育的重要性。2005年卫生部印发了《全国健康教育与健康促进工作规划纲要（2005—2010年）》，2006年《健康教育与健康促进》杂志创刊，由上海市健康教育所主办。2008年，卫生部发布了《中国公民健康素养基本知识与技能（试行）》，它对于界定我国公民应具备的基本健康知识和技能、推动公民健康素养监测与评价、拓展健康教育与健康促进工作内容、提高健康教育与健康促进工作水平具有重要意义。2010年，卫生部印发《全国健康教育专业机构工作规范》，第一次明确了健康教育专业机构应具有技术咨询和政策建议、业务指导与人员培训、总结与推广适宜技术、信息管理与发布、监测与评估五大职能，对规范、指导健康教育专业机构工作产生了积极影响。2019年，健康中国行动推进委员会依托全国爱国卫生运动委员会，由国家层面成立，制定印发《健康中国行动（2019—2030年）》作为我国近期健康教育与健康促进工作的行动纲领，为科学、规范、有效地开展健康促进工作指明了方向。

回顾全世界健康教育发展历程，随着时代的发展，人类已经从治疗疾病扩展到了预防疾病，不断前进，现在可以通过改善行为生活方式来提高健康水平，完成了疾病治疗到身心健康的完美转变。

"不治已病治未病"是早在《黄帝内经》中就提出来的防病养生谋略，是中华民族传承千年的健康智慧，"预防为主"也是我国卫生健康工作的重要方针，是建设健康中国的科学策略。作为预防工作的重要抓手，健康教育受到了高度重视，2016年8月，习近平总书记在全国卫生与健康大会上强调："要倡导健康文明的生活方式，树立大卫生、大健康的观念，把以治病为中心转变为以人民健康为中心，建立健全健康教育体系，提升全民健康素养。"医疗卫生机构是健康教育的重要阵地，护理人员是健康教育的主力军，"加强健康教育、提升健康素养"是我们肩负的责任和使命，相信现在的每一点努力在未来都将汇聚成建设"健康中国"的强大力量。

【思考题】

1. 如何理解健康教育与健康促进的含义？
2. 积极开展健康教育的意义何在？
3. 国内外健康教育的发展给了我们什么启示？

扫一扫，查阅本章数字资源，含PPT、音视频、图片等

《阿拉木图宣言》中指出："健康是人的基本权利，达到尽可能高的健康水平是世界范围内一项重要的社会性目标。"健康是人类全面发展的重要目标之一，对社会经济持续发展有重要的促进作用。国家高度重视人群健康状况，于 2016 年发布了《"健康中国 2030"规划纲要》。这是中华人民共和国成立以来首次在国家层面提出健康领域中的长期战略规划，把健康摆在优先发展的战略地位，提出以人民健康为中心，强调预防为主，全社会共建健康中国。

第一节　健康概述

一、健康的定义

健康（health）是一个发展的概念，不同的时期人们对健康的认识有着不同的观点。1948 年，WHO 提出了三维健康概念，即"健康不仅是没有疾病或不虚弱，而是身体、心理和社会适应的完好状态"。它从三维角度诠释了健康的内涵，不仅仅局限于医学范围，而且还涵盖了人文、自然、社会等多个学科。1989 年，WHO 又提出了四维健康的概念，即健康是指个体处于身体、心理、社会适应和道德 4 个方面均健全的状态。就个体来说，躯体健康是基础，心理健康是促进躯体健康的必要条件，良好的社会适应性可以有效协调人与自然、人与社会环境之间的复杂关系，道德健康强调从社会公共道德出发，维护人类健康，即社会中的个体不仅要为自身的健康承担责任，还要对他人的健康承担社会公德。

二、健康危险因素

健康危险因素（health risk factors）会导致不良健康后果发生概率增加的各种因素。21 世纪健康正面临着前所未有的挑战，环境污染、气候恶化、传染病暴发、不安全的食品、不健康的生活方式，这些都成了影响健康的重要因素。因此，早期识别健康危险因素并积极进行干预，可有效预防健康不良后果的发生，促进人们的健康。

（一）健康危险因素分类

1. 遗传危险因素　遗传因素是个体健康状况和疾病的基本决定因素，一些疾病与遗传直接相关，如白化病、血友病等。生物学特征如对某疾病的易感性、遗传危险性等，是影响个体健康水平的重要因素。

2. 环境危险因素

（1）自然环境危险因素　自然环境是人类赖以生存的外部物质基础，对人类健康的影响波及面广，持续时间长，包括生物性、物理化学性危险因素。生物性危险因素包括细菌、病毒、寄生虫、真菌、生物毒物等，是感染性疾病、寄生虫病和自然疫源性和动物致伤性疾病的直接致病源。物理化学性危险因素包括噪音、粉尘、农药污染、大气污染等；在工业化和现代化背景下，工业废气、饮用水的污染、交通安全等对人类健康的影响也日趋严重。

（2）社会环境危险因素　社会环境与健康息息相关，社会环境因素包括许多方面，可涉及政治制度、法律、经济水平、文化、教育、人口状况、科技发展、风俗习惯等。如经济状况、居住条件、卫生服务条件、受教育程度、价值观念、生存压力及家庭状况等都不同程度地影响着社区的卫生状况和人群健康水平。

3. 心理与行为危险因素

（1）不良心理因素　心理因素以情绪为中介影响人的神经、内分泌和免疫调节平衡，是影响健康的重要因素。不良心理因素循此途径影响人的行为和生活方式，进而导致多种健康损害和疾病。例如，长期情绪压抑和很多恶性肿瘤的发生密切相关。社会竞争加剧、职业紧张和生活压力加大等因素所导致的心理和精神疾患不断增加。

（2）不良生活习惯与方式　指人们由于自身的不良行为或生活方式而导致健康受损的各种因素，主要表现为吸烟、酗酒、作息不规律、久坐、缺乏体育锻炼、不安全性行为、暴饮暴食、嗜好含致癌物的食品（如油炸、烟熏、腌制食物）等。不良生活习惯与方式导致人群中心血管病、脑血管病、恶性肿瘤等"现代生活方式疾病"患病率不断升高。根据 WHO 的估计，从全球看，由于行为和生活方式引发的疾病和死亡的比重，在发达国家为 70% ~ 80%，在发展中国家为 40% ~ 50%，已成为当今主要的公共卫生问题和影响健康的因素。

（3）致病行为模式　主要包括 A 型与 C 型行为模式。A 型行为者易患冠心病，其发病率、复发率和致死率均比正常人高，主要原因是过强的自尊和严重的不安全感，常常对别人的微小失误而大发雷霆，充满敌意。C 型行为者易患肿瘤，常常表现为情绪压抑、自我克制，内心强压怒火而表面谦和忍让。

一些疾病是遗传、环境、行为因素综合作用的结果，如肺癌、肝癌等。因此，不仅要了解遗传危险因素，同时还应当注重环境危险因素、行为危险因素对健康的影响，从而采取干预措施，促进人类健康。

4. 健康服务中的危险因素　指卫生服务系统中存在的不利于保护和促进人类健康的因素，如医疗资源分布不合理、医疗保健制度不完善、院内感染、滥用抗生素、误诊、漏诊、医疗服务质量低下等都可能危害人类健康。

（二）健康危险因素的特点

尽管各种健康危险因素的性质及其危害之间存在一定的差异，但它们具有一些共同的特点。了解这些特点，对于预防疾病，尤其是慢性非传染性疾病具有十分重要的意义。

1. 潜伏期长　健康危险因素作用的潜伏期一般较长，人们往往是长期、反复接触后才会出现某些健康问题。如肺癌患者往往有十几年，甚至是几十年的吸烟史。由于健康危险因素潜伏期长，难以觉察，改变难度大，因此常给临床上疾病预防与早期干预造成一定的困难。

2. 协同作用　由于个体通常暴露于多种健康危险因素中，当多种危险因素同时存在时，可产生协同作用，其危害将大于每个因素的单独作用之和，从而加速疾病的发生发展。如高血脂、高血压、精神紧张均是冠心病的危险因素，若两种及以上因素同时存在，则可大大增加冠心病的发病风险。

3. 普遍存在　健康危险因素普遍存在于人们的日常生活中，且有些个体有多种危险因素同时存在，如吸烟、肥胖、久坐、缺乏锻炼等，对健康具有广泛的危害。

4. 特异性差　危险因素分布广泛且作用混杂，与疾病之间没有明确的对应关系，一种危险因素可导致多种疾病，而一种疾病也可能是由多种危险因素协同作用的结果。如吸烟不仅是肺癌的危险因素，也是冠心病、高血压的危险因素；而冠心病的危险因素除了吸烟，还可包括高盐高脂饮食、缺乏锻炼等。由于危险因素特异性差，且存在个体差异性，因此在日常生活中，危险因素常常容易被人们忽略。

（三）健康危险因素评估

健康危险因素评估是对个人目前健康状况、未来患病或死亡的危险可能性进行量化评估的一种方法，通过探索各种健康危险因素与疾病或死亡之间的数量依存关系及规律，为健康促进和健康管理提供相关的依据。健康危险因素评估常用于个体与群体，识别个体现存的健康问题与危险因素，了解人群中健康危险因素的分布及其严重性，明确疾病防治的重点人群，为健康教育和咨询提供科学依据，从而采取针对性的措施进行改进。

1. 健康危险因素评估的内容

（1）患病率或死亡率　通过疾病监测、回顾性调查或利用死因报告系统，选择危害最严重的疾病或占该性别、年龄人群总死亡率 50% 以上的疾病作为研究对象，获得同年龄、同性别人群患病率或死亡率的平均水平。一般使用 10 年患病率或死亡率，以提高评价的稳定性。

（2）危险因素　主要包括遗传、环境、心理、行为、卫生服务等因素，如年龄、体重、居住环境、社会经济状况、种族、吸烟、酗酒、是否定期体检等，可通过询问病史、问卷调查、实验室检查、基因检测等方法获取。

（3）危险分数　危险分数是指具有某一水平危险因素的人群死亡率与人群平均死亡率之比。目前多采用美国 Geller–Gesner 危险分数表，将危险因素与疾病之间的联系转化成可以测量的指标。当危险分数为 1.0，表示评价对象发生疾病或死亡的概率相当于当地人群的平均水平；危险分数小于 1.0，则表示评价对象发生疾病或死亡的概率低于当地人群的平均水平；危险分数大于 1.0，则表示评价对象发生疾病或死亡的概率高于当地人群的平均水平。

2. 健康危险因素评估的应用

（1）个体健康危险因素评估　通过比较个体的实际年龄、评价年龄和增长年龄之间的差别，从而了解危险因素对个体生存年限的影响程度及降低危险因素后生存年限可能延长的程度，主要分为 4 种类型。

①健康型：指评价年龄小于实际年龄，表明该个体存在的危险因素低于平均水平，该个体的预期健康状况良好，死亡概率小于当地同年龄性别组人群的平均水平。

②可改变的危险因素型：指评价年龄大于实际年龄，且与增长年龄的差值较大，表明个体存在的危险因素多为可改变的因素，死亡概率高于当地同年龄性别组人群的平均水平。当减少这类危险因素时，可较大程度地延长预期寿命。

③难以改变的危险因素型：指评价年龄大于实际年龄，且与增长年龄的差值较小，表明个体存在的危险因素多为遗传因素或既往病史，多难以改变，死亡概率高于当地同年龄性别组人群的平均水平，预期寿命变化不明显。

④一般性危险型：指评价年龄与实际年龄差别不大，降低危险因素的可能性有限，死亡概率接近当地同年龄性别组人群的平均水平。

（2）群体健康危险因素评估

①危险程度：危险程度 = 危险频度 × 危险强度。危险频度是某单项危险因素在人群中所占比重。危险强度指去除该危险因素后，人群增长年龄与评价年龄差值的平均数。危险程度越大，表明该危险因素对健康的影响越大。

②危险程度比重：首先判断个体所属的类型，再根据人群危险程度的性质将人群区分为健康组、危险组（可改变的危险因素型、难以改变的危险因素型）和一般组，根据 3 组所占比重的大小确定人群的危险程度。人群中危险组的比重越大，则该人群危险水平越高。

③可避免的危险因素比重：明确人群中可以去除的危险因素与不易去除的危险因素的比例，计算出可避免的危险因素比重，进行针对性干预，可有效降低健康风险，提高人群健康水平。

第二节　健康评价

健康评价（health evaluation）是通过科学、有效的评价方法及特异、敏感的健康评价指标，将健康相关的现象、事物或概念进行量化的过程，从而客观、全面地反映个人、群体和社会的健康状况及发展趋势。在 WHO 健康概念的指导下，健康评价的内涵和方法开始由个体健康评价转向兼顾群体健康状况的评价，从躯体健康评价走向涵盖躯体、心理、社会及主观满意度的多维度评价，从以患病或死亡为重点的评价走向个体功能状态和社会适应能力的评价。

一、健康评价指标

（一）躯体健康

躯体健康（physical health）是健康评价的基础，指生理结构、功能处于正常状态。其主要包括体格指标和功能指标。

1. 体格指标

（1）身高　指人体直立时（小儿仰卧时）的净高度，是评价身体发育的基础指标。可以用来评价青少年身体的增长速度及整体发育状况，或综合评价成年人的健康状况。

（2）体重　指人体的净重量。当个体的健康状况发生变化时，一般会伴有体重的变化，因此通过分析体重变化的程度，可以综合反映出个体的健康状况。目前临床上多采用标准体重，男性标准体重（kg）= 身高（cm）-105，女性标准体重（kg）= 身高（cm）-100，正负 10% 以内为正常体重。小于 10% ～ 20% 为轻度营养不良，小于 20% ～ 40% 为中度营养不良，小于标准体重 40% 以上为严重营养不良；大于 10% ～ 20% 为超重，大于 20% 为肥胖。

（3）体质指数　体质指数（body mass index，BMI）= 体重（kg）/ 身高（m）^{2}。该指标使不同身高的人群可以采用同一标准来衡量其胖瘦程度及健康状况。我国成年人 BMI 正常值为 18.5 ～ 24，小于 18.5 为体重过低，大于 24 为超重。

2. 功能指标　躯体健康不完全等同于个体形态和生理指标的正常，衡量个体的躯体健康水平还包括个体能否完成各项日常生活活动及完成程度等。

自理活动能力评价包括 3 个层次：首先是基本日常生活活动（basic activities of daily living，BADL），它是正常人日常生活中所必须完成的动作，是人在独立生活中反复进行的、最必要的、最基本的生活自理活动，包括进食、移动、个人卫生等，丧失这一层次的功能即失去生活自理的能力，生活需完全依赖于别人。其次是功能性日常生活活动能力（the instrumental activities of daily living，IADL），其反映了人的社会适应能力，包括居家杂务、活动及认知能力等，丧失这一层次的功能，则不能进行正常的社会活动。再次是高级日常生活活动能力，如社交、职业、家庭和娱乐活动等。

常用的功能评估工具包括 Barthel 指数评定量表（Bl）（表 2-1）、功能性日常生活活动能力量表（IADL scale）、Katz 指数分级法（the Katz index of ADL）、功能活动问卷（the function of activities questionnaire，FAQ）等。

表 2-1 Barthel 指数评定量表（Bl）

序号	项目	完全独立	需部分帮助	需极大帮助	完全依赖
1	进食	10	5	0	—
2	洗澡	5	0	—	—
3	修饰	5	0	—	—
4	穿衣	10	5	—	—
5	控制大便	10	5	0	—
6	控制小便	10	5	0	—
7	如厕	10	5	0	—
8	床椅转移	15	10	5	0
9	平地行走	15	10	5	0
10	上下楼梯	10	5	0	—
Barthel 指数总分：分					

注：100 分为生活自理，61～99 分为轻度依赖，41～60 分为中度依赖，≤40 分为完全依赖。

（二）心理健康

心理健康（mental health）是指一种持续且积极发展的心理状态，其表现为能够正确对待外界影响，认识自我，保持心理协调平衡。

人的心理状态受到多种因素的影响和作用，如某些疾病或意外创伤。当一些因素的刺激强度过大或持续作用时间过久，会使人体心理功能失去平衡，引起抑郁和焦虑等情绪反应。情绪反应反过来也会影响个体舒适感，甚至引起免疫力降低，进而可发展为某些心身疾病及精神性疾病。由于心理特征的复杂性，心理健康评价没有一个公认的标准。目前人们对个体心理健康的评价一般包括人格、认知、情绪及情感等方面。

1. 人格测验 人格包括性格、气质和能力，良好的人格可以促进身心健康，反之，则会给健康带来消极影响。人格测验是衡量个人心理特征的方法，现临床上多采用人格问卷来评价个体的心理特征。常用的测量问卷有明尼苏达多相人格问卷（Minnesota multiphasic personality inventory，MMPI）和艾森克人格问卷（Eysenck personality questionnaire，EPQ）等。

2. 认知功能评估 认知功能是指人脑加工、储存和提取信息的能力，包括想象、知觉、思维、记忆等过程。颅脑外伤、发育迟滞或其他疾病均有可能引起认知过程的损害而导致认知功能障碍。认知功能评估可根据需要进行单项或综合认知功能评估。单项评估可以在较短的时间内针对某一方面进行深入测量认知功能，如记忆、执行、语言及推理能力等。综合认知功能评估则涵盖多项认知功能，测量范围广泛，可较为全面地反映脑功能情况。综合认知功能评估的主要方法包括韦克斯勒智力量表（Wechsler intelligence scale，WIS）和简易精神状态评价量表（mini-mental state examination，MMSE）等。

3. 情绪与情感测量 情绪是指强烈而短暂的情境性的感情反应，如喜悦、厌恶等；情感是指稳定而持久的、具有深层体验的感情反应，它同人的社会需求相联系，如亲情感、责任感、荣誉感等。情绪与情感是人对客观事物和对象所持态度的主观体验，情绪、情感的变化对人体的身心各方面都有着广泛的影响。良好的情绪会使人心情愉快，健康向上。相反，如果个体长期处于焦虑或压抑的情绪下，也将会产生一系列的身心问题。常用的评估情绪与情感的工具包括抑郁自评量表（self-rating depression scale，SDS）、汉密尔顿抑郁量表（Hamilton depression scale，HAMD）、焦虑自评量表（self-rating anxiety scale，SAS）、汉密尔顿焦虑量表（Hamilton anxiety scale，HAMA）等。

（三）生存质量

1. 生存质量的概念 生存质量（quality of life，QOL）又称为生活质量，指个体在其所处的社会、文化、经济和价值系统的背景下，对自身的躯体、心理状况、社会功能及个人综合状况的满意程度。生存质量是一个主观评价指标，有文化依赖性，涵盖生理功能、心理功能、社会适应能力等多方面。

2. 生存质量评价的维度和内容 生存质量评价是一个多维的综合评价方法，主要包括生理状态、心理状态、社会状态、疾病状况等维度（表2-2）。

表2-2 生存质量的维度和基本内容

概念/分类	定义/特征
生理状态	
活动受限	躯体活动、移动和自理能力方面的限制
体力适度	日常活动无疲劳和虚弱感
自感体力状况	对自身体力和自理情况的评价
心理状态	
情绪反应	焦虑、压抑、恐惧和精神紧张
认知功能	意识、记忆力、定向、机智和推理
社会状态	
人际关系	与亲朋好友交往的状况
社会适应	参与社会的能力
亲密关系	获得亲密感和支持感
满意度和幸福感	对健康及生活满足程度的判断和综合感觉
机会	因健康而达到机会平等
对健康的总体感受	对健康的总体自我判断，充满自信或担忧健康
疾病状况	
主诉	患者自述症状、感觉等健康问题，自我报告疾病
生理测定	生理检查获得的指标
体征	体检可发现的症状
组织改变	病理学证据
诊断	临床判断的证据

3. 生存质量评价 按照评价对象的不同可将评定量表分为两类。一类是普适性量表（表 2-3），适用于所有人群，主要反映人群生存质量中的共同特征，内容涵盖了基本生活功能、心理状态、体力、运动功能、精力、社会关系等；另一类是特异性量表（表 2-4），主要用于评价某些特定的人群或疾病。

表 2-3 普适性量表

名称	开发者
简明生存量表（medical outcomes study 36-item short form health survey scale，SF-36）	美国波士顿健康研究所
世界卫生组织生存质量评定量表（the World Health Organization quality of life scale，WHOQOL）	WHO 生存质量研究组
欧洲生存质量量表（the Euro QOL 5D，ED-5D）	欧洲生存质量研究组
诺丁汉健康调查表（Nottingham health profile，NHP）	Mc Ewen et al.

表 2-4 特异性量表

名称	开发者
糖尿病生存质量临床试验量表（diabetes quality of clinical trial questionnaire，DQLCTQ）	Kotsanos et al.
慢性病生存质量量表 - 高血压（quality of life instrument for chronic diseases-hypertension，QLICD-HY）	万崇华等
癌症患者生活功能指标量表（functional living index cancer scale，FLIC）	Schipper et al.
关节炎影响量表（arthritis impact measurement scale，AIMS）	Mereana et al.

（四）社会适应能力

社会适应能力是指人们为了在社会上更好地生存而进行的心理上、生理上及行为上的各种适应性的改变，包括人际关系能力、社会角色和社会适应及社会支持等。

1. 人际关系 人与人在社会交往过程中所形成的心理上的直接关系或距离，可以表现为亲密、疏远或敌对等。人际关系包括亲属关系、朋友关系、同学关系、师生关系、雇佣关系、战友关系、同事关系、领导与被领导关系等。不同的人际关系会引起不同的情绪体验，进而对个体或群体的身心健康产生不同的影响。人际关系主要通过社会学方法来评价，如人际关系指数、社会测量法、社会距离尺度法、社会关系量表测量法等。

2. 社会角色和社会适应 社会角色指个体在社会群体中被赋予的身份及该身份应发挥的功能；社会适应是个体或群体在社会交往中，通过调整自己的角色行为以适应周围环境的动态平衡的过程。当机体遭遇应激刺激时，机体动态平衡被打破，个体或群体就需要选择一系列的应对行为来适应这种变化。社会适应可通过多方面评估，如自身健康状况是否影响日常事务处理能力，能否较好地承担社会角色和适应社会环境，能否以积极的心态面对遇到的困难等。国外常用的评估工具有 Katz 等编制的适应量表（the Katz adjustment scales）和 Weissman 等编制的社会适应量表（the social adjustment scales，SAS）等。国内关于社会适应的研究尚处于理论探索和量表的初步编制阶段，尚未见成熟的量表。

3. 社会支持 指来自父母、亲戚、朋友等给予的精神或物质上的帮助与支持。社会支持能够缓解个体心理压力、消除个体心理障碍，促进身心健康。它主要包括两个方面：一是客观实际的支持，如物质上的援助和直接的服务；二是主观体验或情绪上的支持，即个体感到在社会中被尊重、被支持和被理解的情绪体验和满意程度。后者主要影响着人们的行为和发展，更能体现社会支持对个体心理健康的增益性功能。常用的评估工具有肖水源编制的社会支持评定量表（social support rating scale，SSRS）和 Sarason 等编制的社会支持问卷（the social support questionnaire，SSQ）等。

（五）群体健康评价

按不同年龄阶段，群体健康可以分为儿童群体健康、青年群体健康、老年群体健康等；按不同疾病分类，可分为糖尿病群体健康、高血压群体健康等；按不同地域，分为社区群体健康、农村群体健康等。不论以何种方式划分，一个健康的人群应该具备身体发育水平良好，各类疾病的发生率、死亡率、病死率均较低，平均期望寿命延长等特点。综合评价群体健康水平常采用生长发育指标、人口统计指标、疾病统计指标、死亡统计指标等。

1. 出生率　指一定时期内平均每年千人口的出生的活产数。出生率受诸多因素的影响，是反映人口生育水平的综合指标。

2. 新生儿低体重百分比　指在一定时期内出生时体重低于 2500g 的新生儿数占同期活产婴儿总数的百分比。该指标是重要的妇婴保健指标，与妇幼保健水平和人群营养状况密切相关。新生儿低体重百分比较低，则表明母亲健康状况良好、生产密度适当等。

3. 发病率　指一定时期内（年、月、周）可能发生某疾病的某一人群中新发生病例的频率，是一项重要的流行病学指标。

4. 患病率　指某特定时间内总人口中某病新旧病例之和所占的比例。一般用来描述病程较长的慢性疾病，如肿瘤、心血管疾病的患病率等。

5. 病死率　指一定时期内，患某病的全部患者因该病死亡者所占的比例。其可反映疾病严重程度、医疗水平高低等。

6. 死亡率　指一定时期内（常指 1 年）总死亡人数占该人群同期平均人口数的比例。死亡率可反应人群因疾病导致死亡的危险程度。

7. 期望寿命　指在某一死亡水平下，某个年龄组人口预期今后尚能存活的平均年数。人均期望寿命是评价人群健康、人群生活质量和社会经济状况的重要指标。

（六）健康评价指标选择原则

健康评价的指标很多，若指标选择不当，则无法真实反映评估对象的健康状况，将直接影响对评估对象主要健康问题及危险因素的分析，从而影响健康计划的制定和实施。因此，如何选择指标是健康评价中十分重要的问题，常可参考以下原则。

1. 目的原则　将所选评价指标的应用范围、评价内容、评价时点与评价目的和要求相对应，如描述躯体健康选躯体指标，描述心理健康选心理指标，描述个人健康状况选与个人有关的指标，描述家庭健康状况选与家庭有关的指标，描述一个国家的健康情况时选用群体指标，如出生率、死亡率、期望寿命等。

2. 科学性原则　科学性体现在指标的有效性、客观性、准确性、敏感性和特异性。有效性是指健康指标能够评价出理论上要评价的内容，如效度高的量表就能较好地反映要评价的内容。客观性是指该健康指标可以直接测量，如血压值、实验室测量指标、心电图、彩超结果等。准确性指在同样条件下重复评价同一对象所得到的结果是一致的。敏感性是指所选指标能敏感地反映出健康相关情况和现象变化。特异性是指健康指标能反映某种特定情况的变化，如人均期望寿命是评价人群健康的重要指标，但它对任何措施没有特异性，因为人均寿命的延长，可归因于人们生活水平的提高、社会经济的高速发展及卫生服务的提高等，却很难归因于任何一项因素。

3. 可行性原则　一些指标能很好地反映个体或群体的健康状况，例如糖尿病的发病率比死亡指标能够准确、敏感地反映糖尿病患者群的健康状况，但在实际评价活动中，因人力、财力、物力等因素的影响，难以获得这类数据资料。因此在评价目的的指导下，首要考虑那些易于取得、便于计算、广为接受的健康指标。

4. 可比性原则　选用世界范围内普遍公认的评价指标，也可以将健康评价指标进行标准化，采用统一的定义、资料收集及指标计算方法。

5. 发展原则　随着人们生活水平的提高、医疗技术的不断发展，健康评价的范畴、内容、方法也在不断深化和具体，因此要选择当前时期最能反映评价对象健康状况的指标，与时俱进，才能更好地反映当前时代背景下的健康状况。

二、健康评价方法

（一）观察法

观察法是指研究者有目的、有计划地用自己的感官和辅助工具来观察目标人群的表情、动作、言语、行为等，从而获得相关健康资料的一种方法。此法适用于所有人群，通过有效的观察，可以对目标人群健康状况有一个真实认识，准确评估危险因素，可以帮助我们明确健康教育目标，完善干预措施，从而得到明显的健康教育效果。

观察前要求明确观察目的，统一观察指标的记录方式，观察中准确选择与观察目的密切相关的活动表现，运用合适的工具进行客观地记录，最后分析总结观察结果，得到理想的资料。观察法整个过程中容易受调查者自身影响，客观性不易保证，因此此法对调查者的要求比较高。

1. 观察法的优势

（1）观察法适用范围广，没有特殊的使用条件，使用方便。

（2）能接触到目标人群，直接收集信息，避免中途资料传递错误。

（3）是唯一一种收集非语言行为资料的方法，可获得无法用语言表达的资料。

2. 观察法的不足

（1）受调查者自身影响，调查者若有晕轮效应、首因效应等心理影响或自身能力受限，则影响观察质量。

（2）受目标人群自身条件影响，某些资料收集取决于目标人群参与调查的主动程度，若目标人群有意隐瞒则观察结果存在失真的风险。

（3）收集的资料局限于某一个时段内，除观察以外的时间所发生的现象，调查者无法观察得知。

（4）由于观察法不适于大面积使用，若不采用其他调查方法补充说明，则结果会缺乏代表性。

（二）访谈法

1. 访谈法概述　访谈法（interview）也叫采访法，是通过调查员与研究对象面对面地直接对话，收集与研究相关资料的方法。研究者在访谈前，应根据研究目的有针对性地列出访谈提纲，即按照问题相关度、难易度及时间顺序，通常是由简单到困难排列，与研究目的相关度越高的问题越排在前面，这使访谈过程中研究对象更容易接受。此外，为了确保访谈内容的完整和全面，在征得研究对象知情并同意的情况下可使用录音笔，在采访完毕后进行资料的整理和分析。

2. 访谈法的优势

（1）针对研究对象某个方面的问题进行深层次的探索和剖析，总结由个体到普遍性问题，从而为决策提供依据。

（2）面对面的访谈，有利于调查员观察研究对象的肢体语言、表情和动作等，使资料更加完整可靠。

（3）访谈法更适用于对个人隐私问题、复杂问题的评估，保证了资料的可信度。

（4）通过调查员与研究对象共同探讨，发现新的问题和思路。

3. 访谈法的不足

（1）访谈结果的质量高低不一，主要受调查员的沟通交流水平及理解能力的影响，可能带有调查员的主观认识，一定程度上影响了资料的客观性。

（2）效率低，访谈时间长，单位时间内访谈的人数少，并且只能获取个案信息，不具有统计学代表性。

（三）问卷调查法

调查法是指针对调查目的，全面或比较全面地收集研究对象的某一方面情况的各种材料，并做出分析、综合，得到某一结论的研究方法。通过调查不仅可以全面把握当前的状况，还可揭示可能存在的问题，弄清前因后果，为进一步研究或决策提供观点和论据。范围大一些的调查，常采用问卷的方式进行。问卷调查法是以书面形式，围绕研究目的设计一系列有关的问题，请被调查者做出回答，然后通过对答案的回收、整理和分析，获取有关信息的一种研究方法。

1. 问卷分类　问卷是一种由一系列问题或陈述构成的测量工具，需要填答者对问题或陈述给出回应。问卷可分为两类，即自填问卷和访谈问卷。

（1）自填问卷　是调查者发放问卷，解释各条目的意思，由被调查者本人自己填写。

（2）访谈问卷　是由调查者根据问卷题目向被调查者提问，由调查者根据被调查者的回答填写。

2. 问卷的一般结构　问卷一般分为标题、说明部分、指导语、一般资料、调查项目及答案五部分。

（1）标题　问卷的标题概括地说明调研主题，使被访者对所要回答的问题有一个大致的了解。确定问卷标题要简明扼要，但又必须点明调研对象或调研主题。如"学生宿舍卫生间热水供应现状的调研"。

（2）说明部分　主要用于介绍调查的目的，以取得调查对象的信任并激发其兴趣，争取调查对象的合作与支持，一般置于问卷的开头。

（3）指导语　介绍问卷填写方法、解释某些调查问题的含义，可置于所有问题之前给予统一说明或在问题之间解释问题的含义。

（4）一般资料　包括姓名、性别、年龄、文化程度、职业、婚姻状况等调查对象人口学特征。

（5）调查项目及答案　是问卷的主体部分，根据调查目的，用简洁的方式列出所调查的主要内容，然后编排一系列的问题，针对每一个问题，进行编码和分析。

3. 问卷设计时需考虑的问题

（1）问卷的作用　首先要考虑问卷是否是最合适的收集数据的工具，有无其他工具和方法比问卷调查更好。如果用问卷调查是最好的方法，才决定使用问卷。

（2）问题流畅 问题转换之间注意逻辑关系，注意用词用语，问题的表达和顺序要有利于被调查者，一般从容易到困难，从一般到特殊，要避免让人感到窘迫和难以回答的问题。

（3）问题要有明确目的 在调查前，明确为什么要提出这个问题，能用来做什么样的分析，编排好一系列问题，明确每个问题将用来做什么，如何编码和分析。

（4）保护调查对象的尊严与隐私 调查开始前应告知被调查者参与此次调查是否保密，让被调查者充分相信此次调查不会伤害和损害其利益，自愿接受调查，可将被调查者编号，其具体身份信息如姓名、身份证号等写在特定纸上，放于信封内进行保密。

【思考题】

1. 影响健康的危险因素可分为几种？其特点是什么？

2. 健康评价的指标有哪些？

3. 问卷调查时应注意哪些问题？

第三章

健康相关行为

行为与健康的关系已经被大量事实证明，人的行为既是健康状态的反映，同时又对人的健康产生巨大的影响。健康教育人员有必要了解健康相关行为的产生和发展规律及行为改变的相关理论，以便通过有效的健康教育手段，更好地预测、控制、干预人类的行为。

第一节　人类行为与健康的关系

一、行为概述

（一）行为的概念

行为（behavior）是指具有认知、思维能力、情感、意志等心理活动的人对内外环境因素刺激做出的能动反应。这种反应可能是外显的，能被他人直接观察到，如婴儿哭闹；也可能是内隐的，不能被直接观察，如思考，这种内隐行为需要通过测量和观察外显行为来间接了解。

美国心理学家伍德沃斯提出了著名的"S-O-R"模式来体现行为的基本含义（图3-1）。

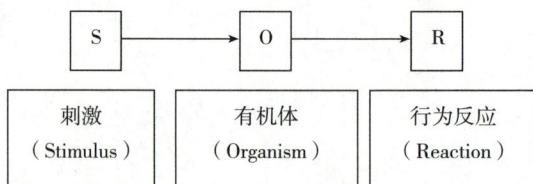

S	→	O	→	R
刺激（Stimulus）		有机体（Organism）		行为反应（Reaction）

图3-1　S-O-R模式

（二）行为构成的基本要素

人的行为由5个基本要素构成。

1. 行为主体　人。

2. 行为客体　人的行为指向目标。

3. 行为环境　行为主体与行为客体发生联系的客观环境。

4. 行为手段　行为主体作用于行为客体时所应用的工具或使用的方法。

5. 行为结果　行为主体和行为客体发生联系的产物。

（三）行为的发展与适应

1. 行为的发展　行为的发展是指个体在其生命周期中行为形成与发展的过程。即在个体出生以后，随着生理发育、心理成熟及社会交往不断扩大，个体行为不断变化和发展的过程。在整个生命周期过程中，行为发展可以划分为 4 个阶段。

（1）被动发展阶段（0～3 岁）　通过遗传、本能力量的驱使，以及无意识的模仿来发展行为，多种简单动作、语言、基本情绪及部分社会行为初步形成。

（2）主动发展阶段（3～12 岁）　行为发展带有明显的主动性，对本能冲动的克制能力迅速提高，开始主动模仿、探究，被动发展阶段形成的行为进一步发展。

（3）自主发展阶段（12 岁～成年）　人们开始通过对自己、他人、环境、社会进行综合认识，调整自己的行为发展。

（4）巩固发展阶段（成年以后）　人的行为定式已经形成，行为发展主要体现在巩固、完善、适当调整几个方面。

2. 行为的适应　行为的适应是指个体与环境之间保持动态平衡的过程。为了适应复杂的、变化的环境，个体需要认识环境、与其他个体交流，从而发展了语言、感知觉、思维与智力，这种发展反过来又提高了人类适应环境的能力。通常行为适应的主要形式有以下几种。

（1）反射　是指在中枢神经系统参与下，人体对内外环境刺激所做出的规律性反应。一是生来就有，在系统发育过程中形成并遗传下来的先天性反射，称非条件反射；二是个体在生活过程中适应环境变化，在非条件反射基础上逐渐形成的后天性反射。

（2）自我控制　是指个体自主调节行为，并使其与个人价值和社会期望相匹配的能力，它可以引发或制止特定的行为，如抑制冲动行为、抵制诱惑、延迟满足、制定和完成行为计划、采取适应社会情境的行为方式等。

（3）调试　是指人际交往过程中，人与人之间相互配合、相互适应、协调矛盾、解决冲突，以达到社会适应。

（4）顺应　个体原有的认知结构不能对新事物产生认知作用，会出现心理上的失衡，为了重新达到平衡，个体必须改变或扩大原有的认知结构，以适应新的情境，这种心理历程称为顺应。顺应是认知结构的扩大与改变，是个体智能发展的过程。

（5）应对　是指个体面对威胁性的应激源时，需要通过各种适当的心理行为策略，经过努力、行动、克服困难，解决问题，消除或缓解自己的紧张状态。应对方式包括采取积极行动、回避、顺其自然、寻求信息及帮助、应用心理防御机制等。应对的结果会影响个人的人生态度及观念、各种社会能力及身心健康等。

（6）应激　是指机体在各种内外环境及社会、心理等各种因素刺激时所出现的全身性非特异性适应反应，又称为应激反应。

（四）行为形成和发展的影响因素

1. 遗传因素　遗传因素不仅可以影响行为，还能决定人的行为特征和行为倾向。如基因的稳定性使人类在长期进化过程中获得的行为优势得以承袭；基因的突变、选择和整合，又使得人类的行为能够不断丰富和发展。

2. 环境因素　行为环境是人类行为的基本要素之一，对人类行为的形成和发展产生重要的影响。不同的环境对于人类行为的影响有大小、强弱之分。另外，个体的行为对外界环境也会产生影响。

3. 学习因素　学习是人类行为形成和发展过程中必不可少的要素，人类的很多行为，尤其是社会行为，都需要通过学习来形成和发展。

个体行为是受遗传因素、环境因素和学习因素相互作用形成的。同一个体在不同环境条件下行为表现不同，不同个体在相同环境条件下行为表现有所差异。即使同一个体在同样的环境条件下，由于其生理、心理等因素的影响，行为表现也不尽相同。

（五）行为分类

人类行为的种类很多，表现错综复杂，可以从不同角度进行分类。根据行为的生物性和社会性，可分为人的本能行为和社会行为。

1. 人的本能行为　建立在人体的生理活动基础上，由其生物属性所决定，主要包括 3 个方面：一是与基本生存有关的本能行为，如摄食行为和睡眠行为。二是与种族繁衍有关的本能行为，典型的表现是性行为。三是攻击与自我防御行为，表现为对外来威胁的反抗、妥协和逃避。

2. 人的社会行为　人的社会性是人与动物最本质的区别。个体通过与他人的交往、模仿、学习、教育、工作等，形成了得到社会承认，符合社会道德准则、行为规范和价值观念的人类社会行为。社会行为的涵盖面非常广，包括社会生活基本技能，如职业技能、社会角色行为、娱乐行为等。

二、健康相关行为概述

健康相关行为指的是个体和群体与健康和疾病有关的行为。根据行为对行为者自身和他人健康状况的影响，可分为促进健康行为和危害健康行为两大类。

（一）促进健康行为

促进健康行为（health-promoted behavior）指朝向健康或被健康结果所强化的行为，客观上有益于个体或群体健康。

1. 类别

（1）基本健康行为　指日常生活中一系列有益于健康的基本行为，如合理营养、平衡膳食、适当的身体活动、积极的休息与适量睡眠等。

（2）戒除不良嗜好　是指戒除对健康有危害的个人偏好，如吸烟、酗酒与药物滥用等。

（3）预警行为　指对可能发生的危害健康的事件预先采取预防措施，从而预防事故发生，以及能在事故发生后正确处置的行为，如驾车使用安全带，溺水、车祸、火灾等意外事故发生后的自救和他救行为。

（4）避开环境危害　环境危害包括人们生活和工作的自然环境与心理社会环境中对健康有害的各种因素，如离开污染环境、不接触疫水、积极调试应对各种紧张生活事件。

（5）保健行为　指正确、有效、合理地利用现有卫生保健服务，实现三级预防，维护自身健康的行为，包括定期体检、预防接种，以及患病后及时就诊、遵从医嘱、配合治疗、积极康复等。

2. 特点

（1）动力性　一些经常重复的健康行为已成惯性，无须投入多少精力就能较好地完成。

（2）规律性　有规律的发生，不是偶然行为，如定期进行体育锻炼等。

（3）和谐性　个体根据整体环境随时调整自身行为，行为表现与其所处的环境和谐。

（4）一致性 个体外在的行为表现与其内在的心理情绪一致，没有冲突。

（5）适宜性 行为强度适宜，能理性控制，无明显冲动表现。

（6）有利性 有利于自身、他人和社会健康，如不抽烟、不喝酒等。

（二）危害健康行为

危害健康行为（health-risky behavior）指的是偏离个人、他人乃至社会的健康期望，客观上不利于健康的一组行为。

1. 类别

（1）不良生活方式 不良生活方式是一组习以为常的、对健康有害的行为习惯，包括能导致各种成年期慢性退行性病变的生活方式，如吸烟、酗酒、缺乏运动锻炼、高盐高脂饮食、不良进食习惯等。不良的生活方式与肥胖、心血管疾病、早衰、癌症等的发生关系密切。

（2）致病行为模式 是导致特异性疾病发生的行为模式，国内外研究较多的是 A 型行为模式和 C 型行为模式。

A 型行为模式：是一种与冠心病密切相关的行为模式。A 型行为者冠心病的发生率、复发率和死亡率均显著高于非 A 型行为者。A 型行为的特征往往表现为雄心勃勃，争强好胜，富有竞争性和进取心，一般对工作十分投入，工作节奏快，有时间紧迫感。

C 型行为模式：是一种与肿瘤发生有关的行为模式。C 型行为者肿瘤发生率比一般人高 3 倍以上，并可促进癌的转移，使癌症病性恶化。C 型行为的特征在气质上好压抑自己的情绪，特别是压抑愤怒，怒而不发，也不善于发泄自己的情绪；在性格上好克制自己，忍让，过分谦虚，过分依从社会，回避矛盾，好调和矛盾。

（3）不良疾病行为 疾病行为指个体从感知到自身患病到疾病康复全过程所表现出来的一系列行为。常见的不良疾病行为表现形式有疑病、恐惧、讳疾忌医、不及时就诊、不遵从医嘱等。

（4）违反社会法律、道德的危害健康行为 行为已经触犯法律，违背道德，引起社会的不满。如吸毒、性乱等危害健康的行为属于此类行为。

2. 特点

（1）危害性 行为对个体、他人乃至社会的健康有直接或间接的危害，如吸烟、吸毒。

（2）稳定性 行为非偶然发生，有一定强度的行为保持相当的时间。

（3）习得性 危害健康的行为多是在个体后天的生活经历中学会的。

第二节 健康相关行为理论

健康相关行为理论是研究个体和群体行为发生、发展和变化规律的理论，在健康教育领域中广泛应用。健康教育人员在理论的指导下进行健康教育，更好地促使个人、组织、机构和社区采取有益的健康行动，促进个体或群体行为改变。

一、知信行模式

知信行模式（knowledge attitude belief practice，KAP 或 KABP）是知识、信念和行为的简称。最早由英国健康教育专家柯斯特于 20 世纪 60 年代提出，用以说明知识、信念、行为方面在促进个体健康行为改变方面的关联作用。知信行模式将人们行为的改变分为获取知识、产生信念、形成行为的三个连续过程（图 3-2），其中知是基础、信是动力、行是目标。

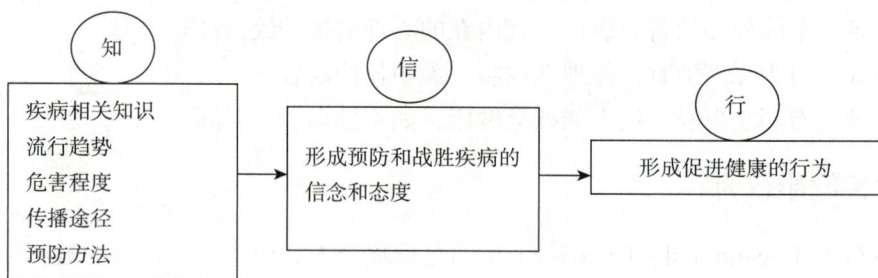

图 3-2　知信行模式

1. 知　知识和信息，是知信行链条的首要环节。主要指人们对卫生保健知识和卫生服务信息的知晓和理解。

2. 信　信念和态度，态度改变是行为改变的前奏。主要指对健康信息的相信，对健康价值的态度。

3. 行　行为改变。主要指产生促进健康行为、消除危害健康行为等行为改变过程。

卫生保健知识和信息是建立积极、正确的信念与态度的基础，而信念和态度则是行为改变的动力，最终主动地改变危害健康的行为，形成促进健康的行为。然而，从接受知识转化到行为改变是一个非常复杂的过程。知、信、行三者间虽然存在因果关系，但没有必然性。在信念确立以后，如果没有坚决转变态度的前提，实现行为转变的目标必定会失败。因此，护理人员在进行健康教育时，应把握信念的确立和态度的改变两大关键步骤。

二、健康信念模式

健康信念模式（health belief model，HBM）是用社会心理学方法解释健康相关行为的重要理论模式。20 世纪 50 年代由霍克巴姆、罗森斯托克、凯格尔等提出，1974 年经贝克等学者修改完善。健康信念模式主要由 3 部分组成：个体的健康信念、影响及制约因素、提示因素。1988 年将自我效能加入该模型中（图 3-3）。它是最常用于各种健康相关行为改变的一种模式，被广泛应用于控烟、预防糖尿病等慢性病、营养、锻炼等健康教育项目。

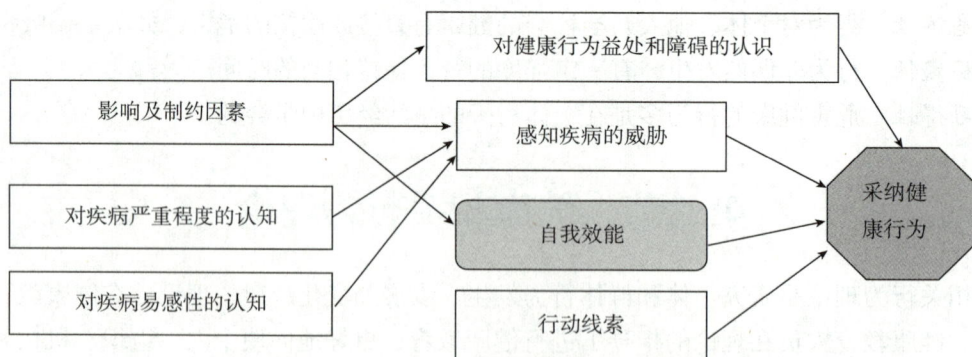

图 3-3　健康信念模式

健康信念形成通常会受以下因素影响：

1. 对疾病威胁的认识

（1）对疾病易感性的认知　即判断自己患病概率的大小。通常认为患病概率越大，越容易采纳健康行为；反之则不容易采纳健康行为。

（2）对疾病严重程度的认知　即对疾病可能产生的医学和社会学的严重后果的认识程度。疾病引起的医学后果如死亡、残疾等，疾病引起的社会后果如失业、家庭矛盾等。如果认识到疾病会影响工作、家庭生活和人际关系，相信后果越严重，越可能采取健康行为。

2. 对健康行为益处和障碍的认识

（1）对采取健康行为获益程度的认知　即相信采纳健康行为会对预防疾病或减轻疾病后果有益。如相信吸烟是导致肺癌的最主要原因，预防肺癌首先要从远离吸烟做起。

（2）对采取健康行为和放弃危险行为障碍的认知　即对采取健康行为可能会遇到的困难与问题的认识。如相信吸烟有害健康，但是个人爱好难以割舍、很痛苦，戒烟很困难。通常对疾病的易感性及严重性认识越深，对健康行为的益处信念越强，采纳健康行为的障碍越少。

3. 提示因素　即行动的线索或意向，指促使或诱发健康行为发生的因素，包括外部线索（如他人的提醒、报纸杂志的宣传、同事或朋友的患病等）和内部线索（如自觉身体不适）。提示因素越多，人们采纳健康行为的可能性越大。

4. 自我效能　指对自己成功地实施或放弃行为能力的主观判断。相信自己有能力控制自身因素和外在因素，而成功自觉地采取健康行为，并取得期望结果。一般来说，成功经验会增强自我效能，反复的失败会降低自我效能。

5. 制约因素　制约因素通常包括人口学因素、社会学因素等。人口学因素如年龄、性别、人种等，社会心理学因素如人格、社会阶层、文化程度、职业等。不同特征的人采纳健康行为的可能性不同，一般来说，教育程度及社会地位高、老年人、曾经患过该病的人会较愿意采取所建议的预防性行为。

按照 HBM 模式，行为改变源于对几个倾向因素的评估结果。首先人们会确定自己对某疾病或环境是否易感，并识别疾病的严重性，接着权衡行为改变的益处和改变的障碍。一般来说，人们认识到自己对某疾病易感，疾病造成的后果严重，自己改变行为的益处大于障碍，就很有可能改变行为。而对行动的提醒（提示因素）有利于实施行为改变。年龄、性别和个性等是人们改变行为的动机因素。自我效能、强烈的信念是坚持行为的影响因素。

三、理性行为理论和计划行为理论

（一）理性行为理论

理性行为理论（theory of reasoned action，TRA）又译作"理性行动理论"，由美国学者菲什拜因和阿耶兹于 1975 年提出，主要用于分析态度如何有意识地影响个体行为。该理论建立了信念、态度、意向和行为之间的联系，并把人们对健康行为有关的态度分为对最终目标的态度和对行为本身的态度（图 3-4）。

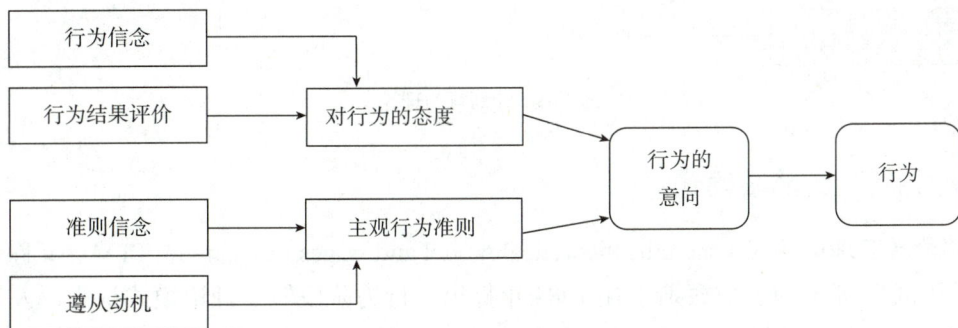

图 3-4　理性行为理论

理性行动理论认为：①人是理性的，大部分行为表现都是在自己的意志控制下进行的。如在做出某一行为前会综合各种信息，来考虑自身行为的意义和后果。②行为发生与否的重要影响因素是人们的行为意向，即是否有意图或打算采取行动。个体对行为的态度和主观行为准则是决定行为意向的两个基本因素。

1.行为的态度　指个体对所采纳的某种行为所持积极或消极的态度，包括对行为信念和行为结果评价。

（1）行为信念　是指个体对行为能导致某些特定结果的信念和主观估计。如戒烟可以减少肺癌的危险。

（2）行为结果评价　指个体对行为结果重要性的评价。如戒烟对减少肺癌这一结果是否重要。

2.主观行为准则　指个体对促使其采纳某些行为的社会压力的主观感受。主要来自他人对行为者的期望，包括准则信念和遵从动机。

TRA 理论的主要缺点是没有充分考虑环境因素对人们行为的影响。另外，有时候人们可能先有某种行为，然后才改变态度和观念。

（二）计划行为理论

计划行为理论（theory of planned behavior，TPB）是在理性行为理论基础上发展起来的。阿耶兹研究认为，人的行为并不是百分百地出于自愿，而是处在控制之下。他将理性行为理论进行扩充，增加一项对自我"行为控制认知"（图 3-5）。根据理论，对行为形成和结果的信念促进行为态度形成，主观行为的准则受社会标准的信念与规范相适应的信念影响。知觉行为控制因事物的出现或缺失的影响将变得容易或困难。一系列信念、态度和意图导致了行为变化。计划行为理论能够帮助我们理解人是如何改变自己的行为模式的，弥补 TRA 理论的缺陷，提高其预测能力。

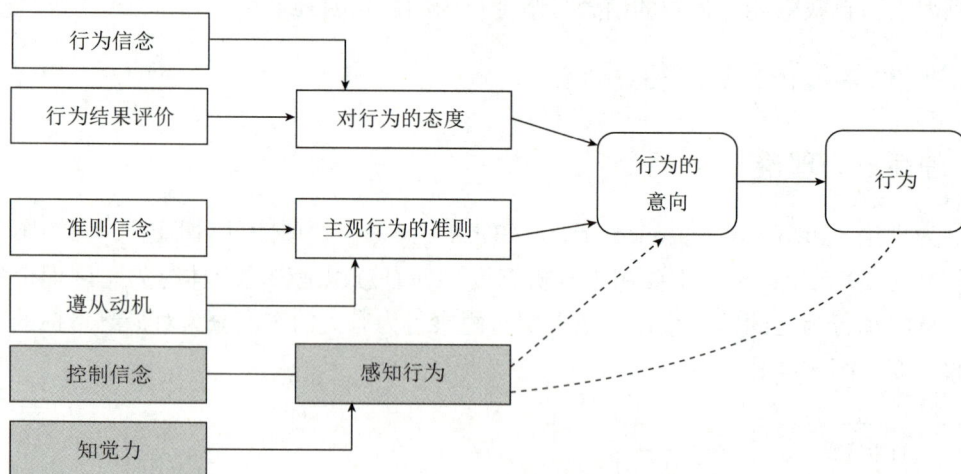

图 3-5　计划行为理论

四、行为转变的阶段模式

行为阶段转变理论模式（thetrans theoretical model and stages of change，TTM）又称阶段变化理论，由美国心理学教授普罗察斯卡在 1983 年提出。行为阶段转变理论模式认为，人的行为转变是一个复杂、渐进、连续的过程，人的行为变化通常要经历 5 个不同的阶段，即没有打算转变阶段、打算转变阶段、转变准备阶段、行动阶段和维持阶段（图 3-6）。

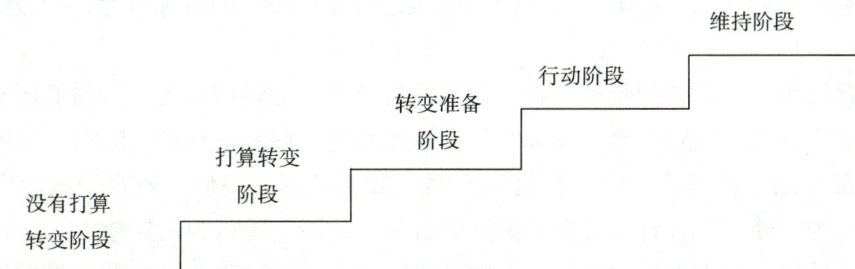

图 3-6　行为阶段变化理论

1. 没有打算转变阶段　在最近 6 个月内，人们没有考虑改变自己的行为，或者有意坚持不改变。此阶段人们属于无动机群体，对行为改变没有兴趣，甚至会提出一些理由来对行为干预进行抵触。

2. 打算转变阶段　在最近 6 个月内，人们打算改变自己的行为。从没有打算转变阶段到打算转变阶段，通常会出现一些关键性事件，如体检发现健康问题等。人们开始意识到问题的存在及其严重性，意识到改变行为可能带来的益处，也知道改变行为需要代价，对行为改变的利益和代价进行权衡分析，处于犹豫不决的矛盾心态。

3. 转变准备阶段　在最近 30 天内，人们郑重地做出行为改变的承诺。人们意识到某个行为的严重性，决定改变它。且人们在过去已经有所行动，如寻找目标、收集信息、整合资源、制定行动计划等。

4. 行动阶段　在过去的 6 个月内，人们已经开始采取行动改变目标行为。但是如果行动没有计划性、具体目标、实施步骤和环境的支持等，最终导致行动的失败。

5. 维持阶段　改变行为达到 6 个月以上，人们已经取得行为转变的成果并加以巩固，防止复发。但人们是不断变化的，许多人在取得了行为改变的初步成功后，由于自身的松懈、经不起外界的诱惑等原因造成复发。

行为改变的 5 个阶段并不是线性的，而是螺旋形的。在不同的行为阶段，每个改变行为的人都有不同的需要和动机，对目标行为会有不同的处理方式。适用于身体活动或锻炼改变，戒烟、戒酒及药物滥用，慢性非传染性疾病高危人群干预工作、AIDS 的预防。而对于成瘾行为来说，还有第 6 个阶段——终止阶段，即终止某些行为阶段。

第三节　健康相关行为的干预与矫正

改变个体和群体的健康相关行为，使之行为向有利于健康的方向发展，是健康行为学重要的目的之一。对个体和群体不利于健康的行为实施干预与矫正，是健康教育与促进中的重要手段。

行为矫正（behavior modification）是指依据学习原理，运用操作式条件反射及生物反馈的原理和方法，纠正、改正和修正行为问题的过程。在实际中，行为矫正和行为干预两种提法并存，没有严格的区分，有时可交替使用。

一、健康相关行为的干预矫正步骤

行为矫正首先必须明确问题的所在、起源和程度，分析维持不健康行为的社会和自然环境及心理因素，据此选用适当的矫正方法，并制定矫正计划和监测过程。

1. 明确目标行为   目标行为是指需要改变的行为。教育者和被教育者对促进健康的行为、危害健康的行为有明确的认识。危害健康的行为也就是将要被改变的目标行为，如吸烟、驾车时不使用安全带等。

2. 分析问题行为   教育者和受教育者对行为进行分析。促进健康的行为对健康有哪些益处及益处有多大，危险行为对健康有哪些危害及危害程度如何，并分析其影响因素，确定干预目标。

3. 制定矫正计划   根据确定的干预目标，制定矫正计划。提倡、教育受教育者采纳健康行为、改变危险行为，使受教育者有自觉采纳健康行为、改变危险行为的愿望。

4. 实施矫正计划   教育者针对受教育者的特点，采用有效的理论和方法，按照矫正计划实施干预。

5. 结束和巩固   教育者加强对健康行为的强化和督促，受教育者巩固和发展有益于健康的行为，并适时地进行评估、监测矫正的全过程，直至完全矫正成功。

二、行为矫正的技术和方法

1. 政策干预   指政府、机构或社区通过政策修订、立法或制定规章制度的策略，对人们行为施加影响，促使人们行为向有利于健康的方向转化的过程。如颁发公共场所禁止吸烟的法规。

2. 环境干预   指将环境的改造和建设与行为改变联系起来。如对行为改变提供奖励或惩罚的物质、社会和经济环境。

3. 信息干预   指为人们提供有益于行为改变或维持的知识、信息，使人们形成促使行为改变或维持的态度、意识、价值观，个体或集体的行为得到修正。

4. 人际干预   强调的是人际关系能力方面的动机和技巧，利用同伴教育、团体支持、社会示范、从众等社会心理现象，进行干预的过程。

5. 组织干预   在组织机构内或系统内，采取措施促使人们行为改变或维持的过程。如职业倦怠不是一种个体现象，而是一种与工作情境有关的社会现象，指向组织的干预方法能降低职业倦怠发生率，或帮助已有职业倦怠的员工摆脱困扰、早日康复。

6. 服务干预   通过提供服务促成人们的行为发生改变和维持的措施。如推拿、针灸、理疗等中医预防保健服务的干预方法可促进人们的健康。

三、群体行为干预

群体行为干预是指以行政单位（社区、学校、工厂等）为基础，运用行为团体干预法进行的干预。

（一）常用的理论

1. 社会营销的基本理论   科特勒和泽尔曼于1971年首先提出"社会营销"理论。社会营销是通过使用市场营销的原理和技巧来影响目标受众，促使其为个人、集体或社会整体的利益而自愿地接受、拒绝、改变和放弃某种产品或行为。社会营销4个基本核心概念是4P组合，即产品（product）、价格（price）、地点（place）、促销（promote）。20世纪70年代以来，社会营销策略被广泛应用于健康领域，取得了良好效果。4P在健康促进中含义被演绎为：

（1）产品   指健康教育与健康促进工作中所推荐的有形健康产品（如碘盐、低钠盐、安全套等）、无形健康产品（如"健康生活方式""预防疾病或伤害"的健康理念或方法等）。

（2）价格   指目标人群接受健康促进人员推销的"产品"的投入，包括花费金钱、付出时间，改变生活方式的代价等。

（3）地点　是指健康促进人员将"健康产品"传递给目标人群所选择的地点，要充分考虑目标人群的便利性和可及性。

（4）促销　指健康促进人员与目标人群的交流、沟通，并注重沟通的技巧和效果的反馈。

2. 传播学 5W 模式　拉斯韦尔于 1948 年明确提出了传播过程及其 5 个基本构成要素，即：谁（who），说了什么（says what），通过什么渠道（in which channel），对谁说（to whom），取得了什么效果（with what effect）。传播学 5W 模式是健康传播领域中的基础理论和常用理论，尤其在大型健康传播活动中使用更加广泛。

（1）谁（who）　当地的疾控中心工作人员、社区管理者、学校负责人等。

（2）说了什么（says what）　社会核心信息，如吸烟有害健康。

（3）通过什么渠道（in which channel）　多样化媒介、如宣传册、展板、黑板报等。

（4）对谁说（to whom）　社区居民、学校学生等。

（5）效果（with what effect）　改变群体的认知水平。

3. 议程设置理论　1968 年 M·麦克姆斯和 D·肖对当年总统大选期间，媒介议程对公众议程的影响进行了调查，于 1972 年提出了议程设置理论。该理论认为"受到媒介某种议程影响的受众成员会按照媒介对于这些议题的重视程度调整自己对议题重要性的看法"。大众传播往往不能决定人们对某一事件或意见的具体看法，但可以通过提供信息和安排相关的议题来有效地左右人们关注哪些事实和意见及他们谈论的先后顺序。大众传播可能无法影响人们怎么想，却可以影响人们去想什么。媒体重点关注的将成为公众首先采纳和接受的。如 5·31 世界无烟日前后，烟草控制作为媒体的优先"议程"，大众媒体利用自身强大的"议程设置"将控烟议题纳入公众视野，引起公众足够的重视和充分的讨论。

4. 创新扩散理论　创新扩散理论是传播效果研究的经典理论之一。社会学家 B·莱恩和 N·罗杰斯在研究过程中发现，人们接受和采纳新事物的过程呈"S"形曲线，从而提出创新扩散理论。

创新是指新观念、新事物、新产品和新项目。作为"创新"的观念、实践、事物或方法等自身是否是新生的并不要紧，重要的是人们认为他是新的。扩散是将创新通过特定的渠道，在社会系统的各种成员间进行传播的过程。创新扩散的过程分为 5 个阶段。

（1）创新发展阶段　接触创新并对其功能有一定的基本认识。

（2）扩散阶段　重在知识和信息的传递，选择合适、有效的传播渠道。

（3）采纳阶段　目标受众对创新初步接受。

（4）实施阶段　采纳者在实践中应用创新。

（5）维持阶段　创新在实践中得到持续实施和应用。

在健康教育领域创新不仅可以是个人行为如戒烟、戒毒等，也可以是一个健康项目或一种组织改变如"迈向无烟社会"。传播者要掌握创新的不同阶段的不同特点，运用不同的传播手段，以实现扩散范围和创新采纳的最大化。

（二）常用的方法

在促使某一特定人群形成健康行为，转变危险行为的过程中，运用综合干预手段最为有效。其具体的干预机制包括以下 3 点。

1. 开发领导　充分发挥领导的作用。领导对健康相关行为干预目的、意义的理解与支持是目标人群行为干预的重要环节之一。领导自身的行为可以成为人群的榜样，更重要的是领导具有决策倾向性。领导对健康相关行为干预的理解和赞同，会使行为干预得到组织、资源、舆论等方面的支持。

2. 目标人群行为干预　目标人群行为的转变是健康教育与健康促进中行为干预的落脚点，因此通过各种方法促使目标人群中的每一个个体采纳健康行为、转变危险行为是健康相关行为干预的根本所在。通常采用的人群干预方法如下。

（1）提高群体的健康意识　利用大众媒体、培训与讲座、分发宣传材料等方法，向目标人群传播有关疾病与健康、如何改变行为等信息，提高群众的健康意识，为行为转变奠定基础。

（2）心理支持与压力　群体成员之间往往具有亲密的关系，每个成员有群体归属感和集体荣誉感。在这样的群体环境下，率先改变行为的个体可能成为群体中的骨干，起到示范与带动他人共同行动的作用。另一方面，由于归属感和集体荣誉感的存在，群体成员会受到群体规范的制约，形成群体压力。这种支持与压力的联合作用，能有效促使群体中的个体形成健康行为，改变危险行为。

（3）竞争与评价　在群体间引入竞争与评价机制，利用群体凝聚力，激发群体的强大力量，促使群体成员健康行为的形成与巩固。评价可以总结成功的经验，发现存在的问题，激励行为干预取得良好效果的群体，督促还存在差距的群体，最终达到增进健康的目的。

3. 创造支持性环境

（1）改善环境条件　环境条件的改善是行为干预中必须考虑的因素之一，如果没有环境条件的支持，即使人们已经做出了改变行为的决定，也会由于环境条件的制约而无法实施。例如，当人们了解了患病后及时就诊的意义，打算采取行动时，医院离家却特别远，给就诊带来了极大的不便，人们就可能放弃及时就诊这样一种健康行为。

（2）社会支持与制约　通过社会舆论的倡导，支持促进健康的行为，反对危害健康的行为。通过有关法规的制定，约束既不利于自身健康，又对他人健康造成损害的行为。

四、个体行为矫正

个体行为矫正指的是按照一定的期望，在一定条件下采取特定的措施，促使矫正对象改变自身特定行为的行为改变过程。

（一）个体行为矫正的原理

个体行为矫正的基本原理主要来自条件作用理论和社会学习理论的有关观点。

1. 基于条件作用理论的原理　包括习得与消退原理、泛化与分化原理、高级条件作用原理、强化与惩罚原理等。

2. 基于社会学习理论的原理　以班杜拉社会学习理论为代表，主要有观察学习的原理、行为表征的原理、行为自我管理的原理等，以及行为受先决因素的影响、行为受后继决定因素的影响、行为受认知功能的影响而调节等。

（二）个体行为矫正常用的方法

个体行为矫正方法有多种形式（表3-1），以下介绍在健康教育领域内运用较为广泛的方法。

1. 塑造　是用来培养一个人目前尚未做出目标行为的手段，是对目标行为的一系列连续接近动作进行强化，直至个体最终经常做出行为目标。塑造可用于一个新行为产生，如幼儿的语言；

重新做以前有的行为，如让髋关节置换术后患者重新走路；或者改变现在行为的某一方面，如老年人如厕时间。塑造也有可能起到反作用，在某些环境下无意间培养出问题行为，如儿童哭闹行为。

2. 行为技能训练方法　包括 4 个部分，即示范、指导、演习和反馈。示范是训练者向学习者示范正确的行为；指导是训练者向学习者恰当描述某种行为；演习是指学习者在接受指导或观察行为示范后，对这种行为进行实践；反馈是指学习者进行行为演习后，训练者当场予以反馈。这四部分同时运用可教给学习者各种重要技能，如帮助教会儿童防诱拐，让儿童都接受示范、指导，用角色扮演等方法演习危险情景中的自我保护技能，并及时反馈，对正确行为表现进行表扬强化，并给予如何改进的行为指导，直至学习者在各种相关环境中都能表现出正确的行为。

3. 自我管理　是指学习者在某一时刻从事某种行为，以控制稍后出现的另一种行为。学习者要用控制行为去影响被控制行为，如贴提示条、自我监督、签订契约等（控制行为）增加体育锻炼（被控制行为）的可能性。自我管理中常用的类型包括目标设定和自我监督、前提控制、行为契约、社会支持、自我指令及自我鼓励等。

4. 行为契约　是一种书面约定，用于想要提高期望的目标行为水平，或降低不期望的目标行为水平。一般行为契约中要写明目标行为、目标行为出现或不出现的后果、时间范围、如何衡量目标行为、由谁来实施契约。如行为契约用于帮助成人减肥和保持体重，减肥者携带一些贵重物品与契约者签订减肥契约，写下契约约定，要减掉一定的体重挣回贵重物品。

表 3-1　个体行为矫正常用的方法

分类	形式
建立新行为的方法	塑造，刺激控制的促进和转移、链接、行为技能训练法等
增加期望行为和减少不期望行为的方法	消失、差别强化、前提控制法、惩罚、促进泛化等
其他行为改变的方法	自我管理、代币治疗、行为契约、减轻恐惧和焦虑等

五、家庭行为干预

家庭发挥着感情交流、经济活动、生育与教育、抚养与赡养等功能，以家庭为单位的行为干预，一方面可以解决与家庭关系有关的问题，另一方面可以动员家庭力量帮助患者改变病态的或不健康的行为表现。

（一）家庭系统原理

1. 家庭是一个完整的系统，其中包含许多子系统，每个子系统由家庭各成员组成。在这个系统中，每个成员都有自己的角色规范和角色行为。

2. 家庭与其他成员是相互影响的，且以不断重复的方式作用于个体，个人的心身健康可以影响家庭功能，家庭功能也能影响个人的身心健康。

3. 家庭问题通常以个人的心身症状表现出来，并对其他成员造成影响。一个人的病态行为往往反映出其家庭功能的失调。反之，个人的心理、健康问题也会影响家庭生活的正常运转。Stanton 等研究发现，物质滥用与诸多因素有关，如创伤性损失或移民、对分离的恐惧、与家人的联系、家庭结构等，应从不同角度、不同层面进行考察。

（二）干预的方法

1.健康咨询 指从事健康教育和初级卫生保健工作的人员或者临床医生帮助个体及家庭改变不良行为，是最常用的一种行为干预方式。许多国家的临床预防服务指南均建议使用"5A模式"开展健康咨询，即健康咨询应该遵循5个基本的步骤。第一步，评估（ask/assess），询问评价被教育者有关危害健康行为的知识、技能、自信心等；第二步，劝告（advise），向被教育者提供有关健康危害的相关信息、行为改变的益处等；第三步，达成共识（agree），指根据被教育者的兴趣、能力共同设定一个改善行为的目标；第四步，协助（assist），为被教育者找出行动可能遇到的障碍，帮助决定正确的策略、解决问题的技巧及获得社会支持；第五步，安排随访（arrange），明确随访的时间、方式（上门、电话、电子邮件等），并布置回去要完成的行动计划的作业。

2.家庭治疗 指以家庭为对象实施的团体心理治疗模式，其目标是协助家庭消除异常、病态情况，以执行健康的家庭功能。

（1）家庭治疗的特点 不是着重于家庭成员个人的内在心理构造与状态的分析，而将焦点放在家庭成员的互动与关系上，从家庭系统角度去解释个人的行为与问题，个人的改变有赖于家庭整体的改变。家庭治疗较多地用于青少年的行为问题，如学习问题、交友问题和神经症性的问题，以及进食障碍和心身疾病等。

（2）家庭行为干预计划制订与实施的具体步骤

①家庭动员：开展家庭健康干预活动需要家庭成员特别是重点成员的支持，当健康教育和行为改变行动成为家庭成员的意愿时，家庭健康干预才能成功。

②开展家庭健康问题诊断：指对家庭健康问题进行查找、分析和确定的过程。如儿童和青少年的反社会行为，首先对家庭健康问题进行分析。家庭健康问题的诊断需要由社区卫生工作人员和家庭成员一起，通过问卷调查、现场调查和家庭成员访谈等方法，发现家庭中存在的主要健康问题，提出行为改变目标。

③培训家庭主要成员：通过培训使家庭主要成员掌握健康的知识和技能并能在家庭内进行传播，承担对家庭其他成员进行健康教育的责任，在日常生活中给其他家庭成员以教育、指导和监督。

④设施干预技术：采用多种方法，如创建健康家庭示范户、组织家庭健康行动小组等，把相邻的几个家庭组织起来，成立一个既有组织又比较自由的家庭健康行动小组，组织交流活动，促进相互学习。

⑤为健康家庭活动提供必要的支持：提供适当的资金、技术和学习材料方面的支持，为家庭健康活动的开展发挥重大作用。

⑥建立家庭成员间相互支持关系：在人的行为改变的过程中，得到家庭成员的支持十分重要。如减肥，需要家庭成员情感、饮食控制和计划督促等方面的支持。

【思考题】

1.如何运用知信行模式制定艾滋病健康教育计划?

2.如何运用健康信念制定预防糖尿病健康教育计划?

3.针对中国成年人的有规律运动缺乏现状，运用行为转变的阶段模式为成人制定身体运动计划。

健康教育着眼于人们的行为改变，在研究和实践工作中正确运用促使教育对象实现行为转变的种种干预方法，是促进健康教育项目有效发展和执行的关键。目前健康教育干预技术与方法繁多，健康教育者应掌握各种健康教育干预技术要领，了解其优势和不足，针对健康教育对象特点采用有针对性的方法，是提高健康教育效果的重要途径。

第一节 健康教育材料

健康教育材料又称健康传播材料，是指在健康教育过程中所使用的健康信息的载体，是向大众提供的促进健康所必须具备的知识、技能和服务常用的手段。适用性、针对性强的健康教育材料，能将健康信息和保健技能更生动直观地传授给受众，使受众更容易理解，提高健康教育效果。

一、健康教育材料的种类

健康教育材料种类繁多，根据具体需要从材料的形式和使用对象等方面进行分类。

（一）根据材料形式分类

1. 印刷材料 即平面材料，指通过文字或图片传播健康信息。常用的有健康公益平面广告、报纸、折页、招贴画、小册子、传单、墙报、展览版面、期刊、画册、书籍、健康标语、路牌等。

2. 视听材料 是指以音响、图像等方式记录有健康信息的载体。如录像带、录音带、幻灯片、影视片、影碟等。

3. 实物材料 是指带有健康信息的实用物品。如徽标、红丝带、模型、挂图、年画、年历、扑克牌、扇子、贺卡、书签、台历、水杯、杯垫、钥匙扣、围裙、购物袋等。

（二）根据使用对象分类

1. 面向个体的材料 供目标个体使用的材料。常见的有健康教育处方、折页、小册子等传播材料，近年开发的台历、水杯、书签、钥匙扣等实物材料。

2. 面向群体的材料 供目标群体使用的材料。在组织培训、专题讲座或小组讨论时常常使用的材料，如幻灯片、影视片、挂图、模型等。

3. 面向大众的材料 以公众为传播对象的材料。如宣传栏、张贴画、广告、网络新闻、视频等大众传播媒体。

健康传播材料的分类不是绝对的，某种形式的材料也可以衍生成另一种形式的材料。如平面材料的纸质印刷材料，经过加工、制作，可以变成纸质杯子或扇子等实物材料。又如视频既可用于个体自己观看，也可以用于群体传播，还可以用于公众传播。

二、健康教育材料制作步骤

健康教育材料是健康信息的载体，其质量直接影响健康教育的效果。提高制作健康教育材料的技能，是健康教育工作者有效开展和提高健康教育效果的关键环节。任何形式的健康教育材料的制作，都有一些共同的思路和步骤（图4-1）。

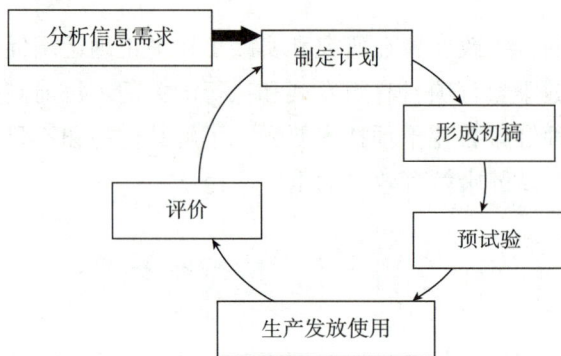

图4-1 健康教育材料制作步骤

（一）目标人群与需求分析

1. 明确目标人群 目标人群是在健康传播活动中的传播者需要将健康信息传播到达的一类特定人群。为使健康教育资料能够满足目标人群的需求，实现传播目标，制作材料前，健康教育人员首先必须要思考"哪些人或哪类人是目标人群"，然后确定预期的传播目标，即目标人群知识、态度和技能的预期改变。也就是"为什么要做？需要什么样的知识、态度和技能的改变"？

2. 对目标人群进行需求评估 对目标人群的信息学进行调查与分析，获得目标人群最需解决的关键问题及与之有关的社会环境和政策法规。

（1）调查内容 主要包括目标人群的特点，如人口学特征、文化特征及心理特征等。信息的基础情况，如目标人群对于该项目的健康信息已经了解哪些、不了解哪些、哪些最重要等。传播媒介的拥有情况、获取信息的渠道，对传播材料表现形式的喜好等。

（2）调查方法 通常有定性和定量两种方法。定量方法主要有问卷调查如"知－信－行"问卷调查等；定性调查如个人深入访谈、焦点小组访谈和小组专题讨论等。

（3）选择和确定传播信息 整理分析调查所得的资料，对目标受众的特点、受众对信息的需求及对健康教育材料的需求进行分析，通过讨论选择并确定要传播的具体信息内容、信息量、信息范围及信息复杂程度。

3. 制定工作计划

（1）确定预期传播目标和目标人群：制作健康教育材料都是为了配合某一健康传播活动，其预期目标和目标人群都已经确定，也是健康教育材料制作的依据。

（2）确定材料的主体内容：确定信息的表现形式。根据信息的表现形式、需求和经费情况确定材料的种类和数量，根据传播活动的开展时间确定材料的产出时间，拟定发放的办法、使用发放和评价方法。

（3）确定工作人员，明确工作职责。

（4）提出工作日程安排。

（5）制作经费预算。

（6）促进有关机构人员协作。

（7）找出不利因素及克服措施。

4. 设计形成初稿

（1）讯息研究　进一步查阅文献，组织专题小组，对现有的信息资料进行回顾分析，了解现有的传播材料的现状，收集、筛选、改编现有传播材料。如果现有的材料中没有适合的材料，或者数量不能满足需求，需要创作新的传播材料。

（2）形成初稿　由专业人员和材料设计人员共同根据确定的信息内容、表现形式和制作计划，在一定期限内设计出传播材料的初稿。组织专家对初稿进行技术审查，对信息的准确性、科学性进行审查，修改不准确、不科学的信息，保证信息准确、科学、无误。

5. 预试验及修订　在初稿设计完成后，在一定数量的目标人群中进行预试验。对传播材料的适用性、理解性、接受性、说服性等向目标人群进行测试。

（1）制定预试验计划　进行预试验前需要制定预试验计划，应该预先确定：①对传播材料内容和表现形式需要询问的问题，如材料传达的信息是否与项目目标一致、是否能促进项目目标的实现、是否适合目标人群等；②预试验地点；③预试验对象的数量；④负责预试验的人员数量，怎样进行分工，如谁提问、谁记录等。对于第一次参加预试验的人员要先进行必要的培训等。

（2）实施预试验　对健康教育材料进行预试验，依赖于材料的形式、目标受众情况、预试验时间和其他资源的情况。需根据传播材料的性质不同采取不同的预试验方法，如印刷材料可以用专题小组访谈法、个人访谈法、中心场所拦截式调查等。预试验结束后要对预试验的结果进行总结报告。

（3）修改与定稿　以预试验的结果为指导，修改初稿的文字和画面（包括音乐、配音等），如果需要可再次预试验。

6. 生产、发放与使用

（1）生产　定稿后尽快印刷（新媒体材料后期制作）。按照计划确定生产数量、生产单位，尽快安排生产。

（2）发放　制定发放计划，确定发放途径。如健康教育材料通过什么渠道到达使用单位或个人手里、渠道是否通畅、是否能够尽量减少损失、发放是否需要登记等问题。必要的时候建立发放网络，以保证足够的材料及时送达。

（3）使用　拟定健康教育材料的使用方法，明确是否需要对组织者进行培训，或者提供使用指南，让他们了解如何组织和指导目标人群使用传播材料。如宣传画如何张贴、广播站如何安排录音带的播出时间和频率等。

7. 评价　评价是传播材料设计、制作、使用过程中必不可少的环节，是重要的质量控制手段。评价分为过程评价和效果评价。

（1）过程评价　是针对过程所做的评价，包括材料设计开始之前的信息收集工作，传播材料计划、设计、制作、分发使用、传播效果的全过程。过程评价的内容主要有以下几个方面。

①对设计制作过程的评价：通过查阅档案和工作记录了解设计制作过程是否按照预定的计划、是否符合规范，制作小组的成员、制作程序和过程资料是否齐全。

②对传播材料实用性和适用性的评价：通过现场观察健康教育者在咨询、培训等工作中如何使用传播材料，评价材料是否实用和适用。此外，也可用材料适用性评价指南（SAM）来评估确定材料的总体适应性。

③对传播材料生产质量的评价：印刷或制作单位是否按合同要求进行生产，产品的质量（材质、色彩、清晰度等）是否符合要求。

④对发放情况的评价：通过查阅下发和接受单位的档案资料和工作记录进行评价。如通过什么渠道下发、发放的范围和数量、发放过程中材料有无积压等。

⑤对使用情况的评价：通过查阅工作记录、走访调查和现场考察等方式，了解多少目标单位使用（张贴、摆放、播放）这种传播材料、位置是否合适、分发是否合理、目标人群覆盖率怎样、张贴后或播放时目标人群使用（观看或收听）这种传播材料的情况等。

⑥对经费使用情况的评价：通过查阅资料和询价调查等方式，了解经费的使用是否与计划相符、经费是否合理等。

（2）效果评价　是对健康教育材料产生的传播效果进行评价，包括健康教育材料被接受效果和信息传播效果的评价。

①效果评价的内容：包括传播材料被接受效果和信息的传播效果等。传播材料本身的被接受效果，如材料被目标受众认可、接受和喜爱的程度。信息的传播效果是目标受众从健康教育材料中获得的信息情况，如目标受众接受、理解和记忆多少关键信息，信息对目标受众的态度改变和行为转变产生怎样的影响等。

②效果评价的方法：效果评价可采用现场观察、问卷调查和（或）个人深入访谈等方式。评价指标一般有知识知晓率、行为改变率或行为形成率。

③评价范围：对设计人员、预试验人员、制作人员、使用人员和传播对象等均可进行评价。

④参与评价人员：最好不是与材料制作有直接关系的专业人员，这样更有利于评价结果的公正性。

第二节　健康教育干预方法

健康教育预期目标的实现需依靠多种干预方法，健康教育过程中常用的干预方法有讲座、专题小组讨论、同伴教育、自我导向学习等。

一、讲座

讲座是最传统的、最常用的健康教育方法，是健康教育者运用语言，系统、连贯地向目标受众传授健康理念、知识和技能的方法，属于一对多的人际传播。

（一）讲座的步骤

1. 讲座前准备

（1）了解目标人群基本情况：目标人群是什么人，立场如何，对他们来说什么信息最重要等。

（2）明确所要讲的内容及预期效果：内容符合目标人群的需求，通过信息传递，影响目标人群的行为。

（3）准备讲稿：讲稿是演讲的依据，一份好的讲稿，主题要明确，最好一次安排一个主题，不确定的主题不要说。同时，要注意内容的条理性、逻辑性和针对性。

（4）辅助工具是指演讲过程中使用的仪器和材料，如视频投屏、PPT、挂图、实物模型等。

（5）熟悉场所、设备设施，做好心理准备。

2. 组织讲座

（1）掌握讲座的基本技巧　讲座主要通过语言来传递健康信息，要求健康教育者吐字清楚、语句连贯、停顿适当、有重点变化，以及有节奏、能够根据内容适当变化语速、音量、语气等。

（2）适当运用演讲技巧　为使讲座生动，增进效果，被目标受众喜爱接受，健康教育者需适当运用演讲技巧、如非语言沟通技巧、调动气氛技巧、使用案例技巧，能与其他的方法结合使用如角色扮演，把握好演讲时间，控制场面技巧，合理恰当使用教具等。

3. 互动答疑　在讲座结束前设互动答疑环节，即留出一定的时间给目标受众提问，演讲者予以解答。可以采用即问即答的方式，也可以让听众事先把问题写在纸条上，演讲者收集汇总后统一回答。

（二）讲座的优势和不足

1. 优势

（1）简便，易行，对场地、器械要求不严等。容易组织，有利于教学活动有目的、有计划地进行。

（2）适用面广，可根据团体大小组织不同规格的讲座。适用于学校、社区、企事业单位、医院等各类场所。

（3）一个人面对众多的听众，针对性较强，能在有限的时间内传递大量、系统的知识。

2. 不足

（1）听众较多时，演讲者无法与听众进行良好的沟通，难以了解听众对讲授内容的反应，对存在的问题无法及时反馈。

（2）听众对健康教育者依赖性较大，不利于学习者主动学习。

二、专题小组讨论

专题小组讨论（focus group discussion）又称焦点组访谈，是定性研究常用的方法之一。它是指一个小组的成员，在一个主持人的带领下，根据研究目的，围绕某个问题或某项研究主题，进行自由的、自愿的座谈。它不同于采访，采访只针对一个访谈对象，专题小组讨论则是把人们组织起来，每组以 6～12 人为宜，就某一研究问题开展讨论。

（一）专题小组讨论的步骤

1. 会前准备

（1）明确讨论主题，拟订讨论纲要　讨论纲要可使专题小组讨论有的放矢。纲要的内容包括讨论的目的与主题、讨论的问题及希望达到的目标。

（2）讨论成员、时间、地点的确定　根据项目要求，确定主持人与记录员，选择小组讨论参与者，并与之联系，解释讨论的一般情况及邀请理由，落实讨论时间和地点。

2. 讨论过程

（1）开始前准备　主持人与记录员应提前到场，整理和安排讨论会场、安排座位等，准备所需工具如录音设备、电源、记录用纸与笔等。

（2）热情接待　热情接待陆续到会的成员，并与之交谈，了解他们的姓名、兴趣等，开始建立良好的人际关系，为正式讨论提供方便与基础。

（3）开场白　是正式讨论之前的一个简短介绍，说好开场白可以拉近演讲者与参与者的距离。主持人向小组成员说明讨论的主题和目的，对任何一个问题都可以自由发言，他们的意见和看法将用于今后的健康教育和医疗卫生工作中。随后主持人、记录员进行自我介绍与职责介绍，小组成员自我介绍、彼此熟悉，使参与者在讨论时不感到拘束，能够畅所欲言。

（4）热身讨论　主持人询问参与者一些不太敏感而又可能感兴趣的问题，也可以组织参与者做游戏等，使参与者放松情绪，积极参与讨论和发言，然后逐步引入讨论主题。

（5）专题讨论　是专题小组讨论的核心。在主持人的带领下，所有参与者围绕主题的一系列问题展开讨论，收集信息，达到讨论的目的。主持人要鼓励每个参与者积极发言，要善于控制场面，以免出现偏题和产生争论的现象。

（6）结束讨论　首先进行小结，归纳总结大家讨论的意见，询问是否还有不同的观点，还可进一步讨论、补充和修正。在所有参与者没有什么再需说明和解释的情况下，对讨论的问题做简要总结。感谢参与者参加讨论并提供信息。

3. 总结　专题小组讨论结束后，主持人和记录员应及时与参与者交流意见和看法，并写出报告，内容包括：一般项目（时间、地点、人物），讨论过程与讨论中出现的问题，获得的信息与得到的结果，并提出今后是否还需进一步讨论问题的建议。

（二）专题小组讨论的优势和不足

1. 优势

（1）实用性强　不需要做大范围的人群调查，尤其在时间紧、经费少、难以开展其他方法研究时，仍能获得大量可信的资料，可表明某种趋势或形式。

（2）激发参与者思维　参与者面对面交流，激发参与者思维，可获得较深入的、无法预先知的想法。

（3）准确表达参与者态度　参与者自由坦率地表达自己的观点，避免了用调查表调查时调查对象为迎合调查者的回答而引起的偏倚。

2. 不足

（1）可能抑制参与者的表达　很难确定讨论参与者表达的观点对应于某个人的行为，有时小组环境也可能被少数人垄断而抑制讨论，难以保证每个参与者陈述的内容都是自己的观点和意见。

（2）资料收集及结果具有主观性　小组讨论的质量很大程度上取决于主持人的水平和技巧，且主持人和记录员对结果的分析解释，主观性较强。

（3）结果不具有统计学意义，不能外推　小组成员不是由概率抽样得到的，讨论的结果具有主观性，不具有统计学意义上的代表性，影响结果外推。

三、同伴教育

同伴是指年龄相仿、兴趣相近，或具有相同背景、共同经验、相似生活状况，或由于某种原因使其有共同语言的人，也可以是具有同样生理、行为特征的人。同伴教育是以同伴关系为基础开展的信息交流和分享，强调双方有相同或相似背景和经历，共同分享信息。WHO已经确认同伴项目是改变人们行为特别是青少年行为的有效方式，被广泛应用于艾滋病预防和性健康教育领域（图4-2）。同伴教育可分为正式的同伴教育和非正式的同伴教育。以下介绍正式同伴教育的特点及组织实施方法。

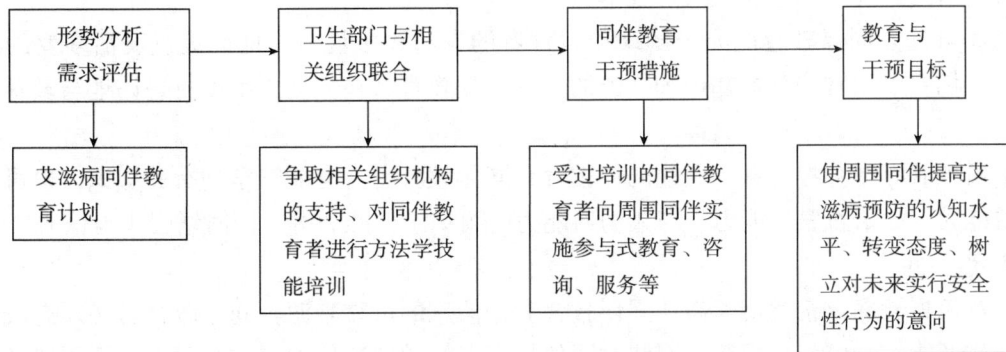

图4-2 艾滋病同伴教育模式图

（一）同伴教育的组织实施

1. 征募同伴教育者 征募合格的同伴教育者，是开展同伴教育的关键之一。同伴教育者应具备的条件：①思路敏捷、清晰、思想开放，具有感召力。②具备良好的人际交流技巧，如倾听技巧。③具有与目标人群相似的社会背景。④平易近人、值得信赖，能被目标人群接受和尊敬，并成为目标人群中的一员。⑤应持客观的态度、公正的立场；不做评判性的言论，也不在思想里有所偏左。⑥有实现目标的社会责任感。⑦充满自信，富有组织和领导才能。⑧有一定的时间和精力投入工作。⑨同伴教育所涉及的内容要符合社会健康观，同伴教育者在同伴中应成为行为的典范。

2. 培训同伴教育者 培训同伴教育者可以提高同伴教育者传授知识和观念的精准性、全面性和技巧性。通过培训，使同伴教育者：①了解项目目标，干预策略与活动方案，了解同伴教育在其中的作用。②掌握与教育内容有关的卫生保健知识和技能。③掌握人际交流基本技巧和同伴教育中使用的其他技术，如组织游戏、辩论、电脑使用、幻灯片反映等，以及如何与其他干预活动进行配合，提高教育效果。

3. 实施同伴教育 以一定的组织方式在社区、学校、工作场所等地开展同伴教育。在方法上可结合小组讨论、游戏、角色扮演等参与性强和互动性强的方法进行倡导、劝告等。此外，还应注意场地、桌椅、使用仪器设备等的准备和调试，保证同伴教育活动的质量。

4. 同伴教育评价 同伴教育评价的内容侧重于实施过程质量、同伴教育者的工作能力和同伴教育效果，可以采取研究者评价、同伴教育对象评价、同伴教育者自我评价等形式进行。

（二）同伴教育的优势和不足

1. 优势

（1）效果明显 同伴在传授信息方面比专业人员更加有优势，能实现其他教育方法难以被接受的教育如性教育等，用来教育那些运用传统教育方法难以接近的人群如同性恋、艾滋患者群等，取得良好的教育效果。

（2）可接受性 同伴间没有代沟，易沟通，交流自然，彼此信任，自由平等交流，受教育者更容易接受相关的信息。

（3）文化适宜性 同伴之间在年龄、兴趣爱好、生活环境等诸多方面的相似性，提供的信息符合某一文化特征人群的需要。

（4）经济性　同伴教育者一般为志愿者，包含的社会面广，教育面大，可发挥教育作用的时间长，且所需的其他资源较少，人均成本低。

（5）参与性　同伴教育能充分调动受教育者的参与积极性，为他们提供灵活多变的教育方式。应用人们习以为常的分享知识和技能的方法，受教育者在交流之中没有忌讳地与教育伙伴尽兴交流。

（6）同伴教育者自身受益　通过同伴教育，同伴教育者自身能够学到有关知识，也可提高其他方面的能力，如语言表达能力、与人沟通能力、组织工作能力等，同时增强了自信心。

2. 不足

（1）对同伴教育者素质要求高　同伴教育者是信息的可靠来源，同伴教育者必须有较强的表达能力、沟通能力、应变能力等，因此对同伴教育者的挑选和培训有较高要求，使同伴教育在向低年龄、低素质人群推广时受到较大限制。

（2）整体质量难以保证　同伴教育者素质不一，如知识有限、存在盲区、缺少其他相关学科知识等难以保证教育的整体质量。此外，场地、时间、资金等因素也使同伴教育者的培训质量受到不同程度的影响，也可能制约多种形式和内容的同伴教育的有效开展。

四、自我导向学习

自我导向学习是近年来成人教育领域中迅速发展的一种学习模式，这种模式依赖于终身学习思想的传播和学习化社会的构建思想。目前没有统一的概念，不同学者有不同的阐释，但一个共同的特点是自我导向学习模式是注重学习者的过程，这种学习过程在学习者个体的内部和外部同时发生，是近年来在社区人群、功能型社区等开展慢性病、职业病、常见病、多发病等健康教育活动中常用的干预方法。

有学者把自我导向学习分为三种学习模式：直线模式、交互模式和指导模式。直线模式主要代表为塔夫"自我计划学习"、诺尔斯"自我导向学习"；交互模式主要有3种模式，即斯皮尔（Spear）模式、布罗克特（Brokett）模式、西姆斯拉特（Hiemstra）模式；指导模式的主要代表为荣格（Grow）模式和哈蒙特&格林（Hammond & Gollins）模式。

依据学习内容的弹性和学习者之间的互动性，可以将自我导向学习分为4种类型：①独立式学习。②个人式学习。③集体式学习。④小团体式学习。

（一）自我导向学习的步骤

自我导向学习并非由学习者自己随意进行的学习活动，而是要有计划、有步骤，才能取得更好的效果。

1. 诊断学习需求，设立学习目标　多数学习者由认清和了解自己学习需求开始。学习者对自己所处的环境加以批判性反思，对自己的能力进行分析，诊断自己的学习需求，组成与社会及个人有关的学习契约，拟定学习计划，制定学习目标。

2. 寻找学习资源　适当的学习资源可以协助学习活动的顺利进行。学习资源包括两类：人力资源和非人力资源。人力资源主要包括亲朋好友、同学、同事、专家等。非人力资源主要有书本、电视、报纸杂志、影像等。

3. 执行并管理自己的学习　执行学习计划过程中，学习者必须考虑选用什么样的方法和如何安排学习时间。学习者可根据自己的偏好列出学习方式，如练习、阅读和讨论等。学习时间的安排上根据自己的实际情况，采用定时或不定时的方式。如将自己的学习时间固定在每周或每日的同一时间段进行，也可利用个人工作之余的零碎时间进行学习。

4. 反省并评价自己的学习 学习结果是否达到既定的目标，评价很重要。评价时可以由学习者自己依据学习目标进行测量，也可以事先拟定考核表（表4-1），由他人协助进行。学习者通过学习成果的检测和正确的评价，再诊断学习需要，形成良性循环，形成科学的认识。

表 4-1 自我学习计划者对学习结果的评价

	自己	团体	他人	非人力资源	混合
学习者					
获得的知识技能					
对学习的热衷程度					
每一计划所费时间数					

（二）自我导向学习法的优势和不足

1. 优势

（1）适合所有人群 自我导向学习是不受社会经济因素影响的一种学习方式，能为一般人所共享，学习者的学习机会不会受到影响。

（2）不受时间限制 在时间的安排上，学习者可根据自己的实际情况来安排定时或不定时学习，不受制于其他外在的条件。

（3）不受场所约束 自我导向学习可以利用各种资源来帮助学习，可以在任何场所如家庭、工作场所、图书馆、阅览室、学校及社区资源中心等进行。

（4）具有经济性 个人自我导向学习不必有学习场所、设备、薪酬等支出，是一种经济的学习方式。

（5）可以适应学习者的个别需要 学习者可以依据自己的学习需求、学习能力、实际情况而制定学习速度和学习方式。

（6）可以提高学习者自身的能力素质 学习者通过积极参与，利用各种学习资源，利用多种途径，在不同场所主动学习，形成浓厚的学习氛围，激发学习动力。自身学习能力、自我管理和控制能力等综合素质得到提高。

2. 不足 自我导向学习不同于一般的学习，他们在学习上投入的时间和精力有限；在学习的过程中会受到各种各样因素的干扰，这些因素来自社会、工作、生理、心理，如个体的生活经验、内在资源、态度、动机、技能的影响，也会受到外在环境中的资源、机会、情境等影响。

第三节 新媒体技术与健康教育

新媒体（new media）是新的技术支撑体系下出现的媒体形态，是相对于报纸、杂志、广播等传统媒体而提出的新概念。从数字的角度，有数字媒体如数字杂志、数字报纸、数字广播、数字电视、数字电影、数字教材（电子教材）等。从网络的角度，有网络媒体如网络电视、微课、慕课（MOOC）、网络课程、资源共享课程等。从触摸的角度，有触摸媒体如平板电脑、平板电视、手机媒体、电子书包、云书包等。

一、新媒体的特点

以数字技术为基础的新媒体，其最大特点是方便、迅捷、广泛、交互等，打破了媒介间的壁垒，消融了媒体介质之间，地域、行政之间，甚至传播者与接受者之间的边界。

（一）信息海量、形式多样、易检索

新媒体信息海量，从理论上讲，只要满足计算机条件，一个新媒体即可满足全世界的信息存储需要。新媒体形式多样，可融文字、音频、画面为一体，从而使内容变成"活物"。如众多新闻媒体"两微一端"的传播话语既有文字、视音频等多种形式共存，又有书面语言和口头语言的交织，尤其是年轻群体创造的种种流行语，更有技术语言与人文语言的混合使用。新媒体的"易检索性"体现在受众可以随时存储内容，也可以无限次复制与检索，查找以前内容和相关内容，可以在任何时候查询和点播。

（二）多元互动，人格化交往

新媒体交互性强，独特的网络介质使得信息传播者与接受者的关系平等，通过新媒体的互动，发出更多的声音，影响信息传播者。比如微博信息的转发和评论；网站网络互动，通过用户与用户互动、用户与网站互动和网站与网站互动等，大大拓宽了人际传播，使人们可以方便、快捷地进行远程间的人际交流。诸多媒体的"两微一端"开始以人格化的称谓进行身份构建，如《新京报》公号自称"新君"，《人民日报（海外版）》旗下微信公众号侠客岛自称"岛君"等。

（三）信息发布及时便捷，信息发布实时

新媒体具备无时间限制，随时可以加工发布的特点。新媒体用强大的软件和网页呈现内容，可以轻松地实现 24 小时在线。

（四）精准推荐，媒体个性化突出

由于技术的原因，传统媒体几乎都是大众化的。而新媒体却可以做到面向更加细分的受众，可以面向个人。如多数网站都有用户注册、信息订阅、个人定制、个人邮箱、个人博客等。个性定制是新闻客户端所特有的功能，新闻客户端也由此做到了贴近化和个性化。微信公众号和客户端可以通过推荐引擎技术解读用户阅读习惯从而实现精准推荐。每个新媒体受众最终接收到的信息内容组合可以是一样的，也可以是完全不同的。

（五）传授关系改变，传播主体多元化

传授关系改变，与传统媒体的"主导受众型"不同，新媒体是"受众主导型"。受众有更大的选择，可以对信息进行检索，可以自由阅读，可以放大信息等。

传播主体多元化，从技术层面上讲，传播者和受传者地位同等。用户既是接受信息的受众，也是信息的传播者，受众选择性增多。这打破了只有新闻机构才能发布新闻的局限，充分满足了信息消费者的需求。但值得注意的是，事实上受众作为传播者是在一定的条件下实现，如通过个人博客、个人空间、网络聊天室、网络 BBS 等来实现。

二、新媒体与健康教育

我国新媒体传播的硬件技术和支持条件已经成熟，新媒体领域的相关行业与国外发展同步，成为健康教育重要的新工具。

（一）新媒体在健康传播中的应用

1. 利用新媒体进行医疗信息和健康信息的传播 如"迈向无烟中国"项目中，互联网、手机成为重要传播媒体，传播吸烟和"二手烟"的危害等。

2. 利用新媒体进行健康咨询 如医学科普咨询、专科疾病咨询、心理咨询等。

3. 医疗卫生人员之间利用新媒体进行信息互动和交流 如学科新技术、新进展等。

4. 普通公众或患者之间利用新媒体分享健康信息 交流与健康（疾病）相关的经验、情感体验，预防疾病及并发症知识等，促进健康。

（二）应用较多的新媒体

1. 微博 中国的微博网站始于 2007 年，2009 年 10 月新浪微博正式面向公众开放。国家卫生和计划生育委员会"健康中国微博、微信""中国健康教育官方微博"等也面向公众开放。

2. 微信 支持发送语音短信、视频、图片和文字，可以群聊。利用微信推送健康信息，如"健康中国行·全民心血管健康行动"，应用微电影、微信、APP 等新媒体沟通技术，提升健康教育的规模和宣传效果。

3. 移动客户端 是健康信息对外传播的平台，可与微信、微博相互结合，以矩阵的形态共同协用，发挥新媒体的知识科普、政策宣传、信息服务、公共引导的健康教育功能。

此外，要推动新媒体和传统媒体全面融合，将传统媒体在内容方面的优势和新媒体在传播、技术等层面的优势有机结合，搭建新的交流平台、构建新的互动模式、拓展新的传播渠道，从而提高健康教育的效果。

三、新媒体传播存在的问题

（一）内容设置重复雷同

有的网站内容设置雷同，抄抄写写，简单编辑，缺乏创新性和新颖性，无法吸引大众的注意力。

（二）信息的真伪性、科学性和准确性难以辨认

信息内容良莠不齐，信息的真伪性、科学性和准确性难以辨认。《新媒体蓝皮书：中国新媒体发展报告》调查显示，与人们安全健康相关的三大主题：健康养生类、食品安全类和人身安全类，对大多数人来说十分重要，当遇到真伪难辨的信息时，70.3% 的受访者都表示"宁可信其有"。

（三）不良信息传播速度快，易造成不良后果

人们接受信息后尤其是食品安全、健康养生等实用信息，在自己相信之余，也希望能分享给亲朋好友，使他们也从中受益。该行为是出于利他目的，但实际可能使人不自觉地成了谣言传播

的帮手。由于互联网速度快，一些不良虚假信息很快在网民中大面积播撒，造成不良的后果。

（四）功能设置流于形式

功能设置有名无实，流于形式，如一些健康网站上的专家会诊、远程会诊等大多无法发挥作用。

【思考题】

1. 针对糖尿病患者，应该怎样制作健康教育材料？
2. 如何比较各种健康教育干预方法的优缺点？

随着社会的发展及护理实践内容的不断扩大，护理学科的内涵和护理知识体系不断扩展，护理教育水平不断提高，以及护理研究领域的不断深入，推动了护理学成为一门独立的学科。护理的对象不再仅限于患者，而是扩展到处于疾病边缘的人及健康人，研究任务也已从注重恢复人体正常的单一功能的护理活动，转向以满足人的身心健康为目的的教育活动和保健活动，出现了临床护理与预防保健相结合的护理趋势。

健康教育作为一种治疗手段引入护理，形成了介于护理学与健康教育学之间的应用交叉学科——护理健康教育学，它通过综合应用医学、护理学、教育学、心理学、行为学、传播学和社会学等学科领域的相关理论、方法对教育对象进行有目的、有计划、有评价的教育活动，维护和促进个人高水平的健康，面向家庭、面向社区，以达到最终提高整个人类社会健康水平的目的。

第一节 护理健康教育概述

一、护理健康教育的定义

护理健康教育（health education in nursing）是护理与健康教育学相结合的一门综合性应用学科，它以患者、家属及社会人群为研究对象，利用护理学与健康教育学的基本理论和方法，通过对患者、家属及社会人群有目的、有计划、有评价的教育活动，帮助他们提高促进健康、恢复健康、预防疾病、减轻痛苦的能力，以达到健康行为的建立和健康水平提高的目的。

护理健康教育是健康教育大系统中的一个重要分支，是由护士进行的，针对患者、家属及健康人群开展的具有护理学专业特色的健康教育活动。

二、护理人员在健康教育中的角色

国际护士会和我国《护士注册法》中明确规定："健康教育是护士应尽的义务。"由于工作性质的关系，护士分布在医疗卫生系统的各个专业领域，护士与患者及社会人群接触最密切，接触时间也最长，为护士履行健康教育义务提供了机会。随着医疗卫生保健事业的发展，护士人数每年都以较快的速度增长，而且护士分布于医院的所有科室，丰富的人力资源为健康教育的实施提供了保障。系统的专业培训和大量的临床实践使护士积累了丰富的疾病护理经验，为护士开展健康教育奠定了基础。

现代护理学中，护士的职业角色不仅是单一的照顾者，还应成为教育者和社区健康的管理者、促进者。对护士而言，健康教育是运用预防医学、社会医学、教育学、传播学、健康心理学、健康行为学等基础学科知识，帮助护理对象理解自身行为对健康的影响，达到健康目标的有计划的教授 – 学习过程。护士在护理健康教育中担负着重要角色，主要表现在以下几个方面。

（一）教育者

健康教育是一种特殊的教学活动，护士通过健康教育服务，不仅传授知识，而且还要关注学习者的行为。护士通过健康教育提高教育对象自我保健的意识，帮助其做出健康抉择，建立起积极、正确的信念与态度，促进其自愿地采纳有益于健康的行为，改变危害健康的行为，从而达到防治疾病、建立健康生活方式的目的。

（二）咨询者

护士在健康教育活动中，运用讲座、小组讨论、同伴教育等干预方法，借助新媒体技术等现代传播手段，发挥咨询者的作用，为护理对象提供情感支持、健康指导和寻求解决健康问题的方法。

（三）组织管理者

护士是开展健康教育的具体组织者和实施者。健康教育计划的制定，教育方法、教育内容、教育场所的选择，教育工具的制作、应用和评价，教学进度的调控等都由护士来策划和决定。护士能否有效地组织和管理健康教育的整个过程，护士组织教学能力的强弱等对健康教育效果有直接影响。所以，护士必须掌握护理健康教育的基本原则和基本技能，充分调动学习者的积极性，努力减少不利于学习的各种因素，创造性地做好患者、家属和社会人群的健康教育组织工作。

（四）协调者

护理健康教育是一个完整的系统，虽然健康教育计划由护士来制定，但在实施过程中护士应协调各种资源，与个体、家庭、社区或组织机构保持良好的合作关系。既要积极争取各级领导的重视和支持，在经费、材料、时间等各方面给予保证，又要善于与医生、专职教育人员、物理治疗师、营养师等专业人员和其他部门合作，形成一个共同工作的团队，满足不同教育对象对健康教育的需求。特别在社区，要充分利用社区的人力、物力和财力资源，发动基层骨干和群众共同参与，促进健康教育活动深入、持久开展。

（五）代言者

护士有责任保持患者、家属及社会人群等对健康教育和健康促进活动的兴趣，有责任帮助他们获得有价值的卫生保健服务，有责任促进他们建立健康的生活方式和行为，有责任帮助他们理解从其他健康服务者那里获得的信息，并维护患者的利益不受侵犯或损害。

（六）研究者

护士在应用健康教育的理论知识，帮助护理对象提升健康水平的过程中，也应承担起研究者的角色。在健康教育过程的各个阶段，护士可通过流行病学等调查研究，比较不同方法评估分析教育对象的健康需求，确定哪些有关疾病与健康的行为问题需要改变，对健康教育计划在实施过程中和实施后的效果做出评价，探索不同的健康教育方法的效果，改革健康教育服务的方式，提高健康教育的质量，推动护理健康教育事业不断发展。

在抗击"新冠"疫情中，广大护士积极响应党中央号召，白衣执甲、逆行出征，英勇无畏地投入防控第一线，被誉为"新时代最可爱的人"。作为健康教育的专业力量，他们还把"课堂"搬进了"方舱"，"怎样认识病毒""如何正确洗手""做好肺康复""一起来练八段锦"……形式多样的教育活动助力疫情防控，推动群众养成良好的健康习惯，更好地促进自身健康，让健康教育成为远离疾病的良方。

第二节　护理健康教育程序

护理健康教育程序全过程可分为5个步骤，即评估教育对象需求、护理健康教育诊断、制定护理健康教育计划、实施护理健康教育计划、评价护理健康教育的过程和效果。

一、评估教育对象需求

护理健康教育的对象是患者、家属及健康人群等。评估教育对象需求，就是通过调查分析，了解教育对象需要学习什么的过程，这是明确教育目标与实施护理健康教育的必要前提。

（一）评估概述

评估是护理健康教育的第一步，是有计划、有目的、有系统地收集教育对象健康学习需求的关键一步。护理健康教育评估是一个持续不断的过程，它贯穿在健康教育活动的整个过程中，护士在日常工作中要有意识地、连续不断地观察和了解患者对疾病检查、治疗、护理、手术、用药等认识情况的反应，有目的地为患者健康教育诊断收集基本资料。

1. 护理健康教育评估应遵循的原则

（1）资料的可靠性　是指在同样情况下对患者进行两次评估，所得到的资料的相同程度，代表护士所收集到资料的稳定程度。例如，两次评估并询问患者是否掌握了血糖测试仪的使用方法，得到的都是"学会了"或"已经掌握"的回答，这种资料就具有可靠性。

（2）资料的真实性　是指一项评估实际上达到了多少应该达到的目的，对确定健康教育诊断起着至关重要的作用。例如，护士评估一位高血压病患者家属掌握测量血压操作技能程度时，家属说"已经掌握了该操作技能方法"，事后护士发现家属并没有掌握如何正确给患者测量血压，这种资料的错误会影响护理健康教育诊断的确立。因此，护士在日常工作中需通过收集、检验、对比等方法，对资料的真实性做出判断，去伪存真，以便得到真实准确的资料。

（3）资料的区别性　是指护士要能把收集到的资料与未能收集到的资料区别开来，以此了解患者对健康知识的掌握程度。例如，评估心力衰竭患者对活动强度知识了解的程度，若从评估中反映不出患者对床上活动、床下活动等强度的区别，护士应继续收集资料，进一步全面了解患者对活动强度的认知。

（4）资料的实用性　是指所收集的资料对确定护理健康教育诊断是否具有实用价值。例如，护士在为糖尿病患者做护理评估时，要收集与患者糖尿病相关的发病因素、生活习惯、用药情况等资料，正确引导并避免患者过多讲述与疾病无关的生活经历等。

2. 护理健康教育评估的注意事项

（1）学习需求的持续性　健康教育评估贯穿于患者从入院到出院的全过程，随着病情发展与转归，患者对健康教育需求亦发生变化，所以应根据患者的疾病特点和个体特征进行评估，及时满足患者的学习需求。

（2）评估方法力求科学、可靠　评估时不能仅凭护士的个人主观判断来确定患者的学习需求，可采用标准化的评估表，将患者学习需求评估与整体护理入院资料评估配合在一起编制使用，既节省时间，又便于综合分析患者的学习需求。

（3）评估内容力争全面、系统　评估的内容亦应全面、系统，不能以偏概全。从零散的资料中通过整理、归类，并综合分析提供健康教育诊断的评估资料。

（4）提高护士的评估能力　护士应具备必要的正确运用评估知识的能力、良好的沟通能力、发现问题和解决问题的能力，以保证评估中获得准确、可信的资料。

（二）护理健康教育评估的方法

1. 观察法　指护士通过观察患者的临床表现、阅读护理记录或医疗记录、分析健康问题的影响因素而获得资料的方法，也可以通过观察对方的态度反应和表情来收集所需的资料。

2. 访谈法　通过护士访谈患者及家属而获得他们对学习的需要、知觉、感受和愿望等叙述的主观资料。访谈法还可用于社区健康教育评估，通过访问社区居民、社区工作人员或在社区中具有影响力的人，了解社区的主要健康问题及需求等。

3. 问卷调查法　针对患者在不同治疗阶段可能出现的学习需求，设计开放式或封闭式调查问卷，列出患者学习项目，要求患者按照指导语进行选择。护士收集问卷后，对患者所选择的学习需求项目进行归纳、整理，确定患者的优势需求，为制定健康教育学习计划提供依据。

4. 心理测量法　主要适用于患者焦虑程度和态度的测量。焦虑测量可采用 Zung 焦虑自评量表，该量表共设计 20 个问题，患者按指导语要求自行填写，量表回收后将量表粗分转化为标准分，标准分 ≥ 50 分者诊断为焦虑。态度测量可根据美国社会心理学家 R·A·李克特创用的"总加量表法"自行设计态度量表。

5. 体格检查　指护士通过对患者进行全身体格检查了解患者的健康状况，提出影响患者健康的护理诊断，分析判断健康问题，以此制定有针对性的健康教育实施方案。

（三）护理健康教育评估的内容

护理健康教育评估与护理评估相似，但评估的着重点不同，前者主要考虑患者的学习需求，后者主要是对患者的身心健康问题的筛选。

1. 一般状况的评估　包括患者的性别、年龄、体重、身高、营养状况、过敏史、活动和锻炼、感知、意识、睡眠、疼痛状态等方面。通过评估护士可以明确患者的学习能力，当患者在剧烈疼痛、极度疲劳和意识丧失的情况下，不可能接受健康教育，护士应推迟施教时间直至患者健康许可时再进行健康教育。

（1）感知　通常指患者的听、说、视、读的能力。评估患者有无听力障碍、失聪，能否听清楚一般说话的声音，有无语言交流障碍，有无视力障碍甚至失明、复视和幻视等，评估患者的阅读能力和记忆力等。

（2）意识和定向力　评估患者的神志状态，尤其应注意刚入院的老年慢性病患者对周围环境不熟悉而存在不同程度的定向力问题，这类患者往往不能快速思考问题和接受教育指导。

（3）睡眠状态　睡眠缺乏会影响患者的学习能力和记忆力，所以护士在执行健康教育计划时需考虑睡眠对学习效果的影响。

（4）疼痛状态　轻微的疼痛会引起患者注意力分散，影响学习效果，所以护士在执行健康教育计划之前，需评估患者是否疼痛及其严重程度。

2. 心理状况的评估

（1）心理适应度　患者在疾病的不同阶段可出现不同的心理变化过程，从疾病初期的否认、怀疑，随着时间推移到逐渐接受事实，面对现实并积极咨询治疗方案，配合接受治疗，调整生活方式。护士在评估时需重点考虑患者对疾病的适应模式和对学习的认知能力，如对其所患疾病是惧怕还是绝望，患者目前最关心的问题是什么。另外，还应评估影响患者的心理因素，如患者的个性特征、对疾病的适应模式、对健康和疾病的价值观、对学习的态度和学习动机等，护士应及时发现患者的不良心理因素，有针对性地开展心理健康教育。

（2）学习需求评估　患者的学习受个人经历、疾病特征、学习能力和治疗因素等多方面影响，相同疾病的患者可能有不同的学习需求，不同疾病的患者也可能有相同的学习需求，在疾病发展的不同阶段也会不断产生新的学习需求，所以要求护士应根据患者对住院不同阶段诊疗护理的特点，适时评估患者的学习需求，做出个性化的判断。

（3）学习准备评估　学习准备评估重点是患者及其家属参与学习的情况。如患者身体状况是否允许其参与学习、家属是否准备参与学习、家属对学习的态度及焦虑程度、患者的自我护理能力、家属能否承担督促患者建立健康行为和进行家庭护理的责任等。

3. 精神状况的评估

（1）学习态度评估　态度是一种比较持久的内在情绪，它无法被直接观察到，但可以从人们的言语、行为及其他方面表现出来。学习态度评估主要指其方向和强度的评估，即患者的学习愿望、对健康教育是接受或反对、行动上是否做好了学习的准备、通过教育是否产生行为改变的效果等。

（2）精神信仰评估　患者的精神信仰可以通过其对疾病的态度来影响学习的意愿。护士在进行健康教育时既要尊重患者的宗教信仰，又要善于运用科学的解释改变一些错误的迷信思想。

（3）健康观念评估　人的健康观念决定了对疾病的认识与态度，不同的人有不同的健康观。通过健康观的评估，可以判断出人们的健康观念。健康教育的一个重要任务就是要转变人们有缺陷甚至错误的健康观念。

4. 社会文化背景的评估

（1）患者的社会人口学特征　如年龄、民族、文化程度、职业、经济状况、居住地及与致病相关的工作与生活条件及环境等。

（2）患者的行为与生活方式　如是否吸烟、是否喝酒、饮食习惯、睡眠习惯、运动情况等。

（3）患者的家属和社会关系　评估了解患者家庭成员、社会团体和宗教组织能否给患者提供帮助和支持，尤其应特别重视家属的关怀和护理在患者康复中的重要作用。评估家属对患者所患疾病的情感反应，可以影响患者疾病的康复和学习的积极性，护士有责任指导家属及亲友掌握一定的健康知识，有助于健康教育计划的制定与实施。

二、护理健康教育诊断

护理健康教育诊断是护理健康教育程序的第二步，是实施教育计划与教育措施的基础。护士通过对健康教育评估收集的资料进行整理与分析，针对患者、家属及社会人群的健康教育需求，列出健康教育现存的或潜在的健康问题，分析健康问题对教育对象的健康构成威胁的程度，分析开展健康教育可利用的资源，挑选出能够通过健康教育改善或解决的健康问题，找出与健康问题相关的行为、环境和促进行为改变的因素，确定健康教育诊断。

（一）护理健康教育诊断的基本思路

目前健康教育领域最有代表性、被广泛应用的健康教育诊断模式是 PRECEDE-PROCEED 模式，又称格林模式（图 5-1）。该模式的上半部分，即 PRECEDE（predisposing, reinforcing, and enabling constructs in educational diagnosis and evaluation）是指在健康教育诊断和评价中的倾向、强化和促成因素，下半部分即 PROCEED（policy, regulatory, and organizational constructions in educational and educational development）是指实施健康教育和环境干预中政策、管理、调控和组织构架。完整的 PRECEDE-PROCEED 模式不仅是健康教育诊断的模式，也是进行健康教育评价的模式，对健康教育全过程具有重要的指导意义。

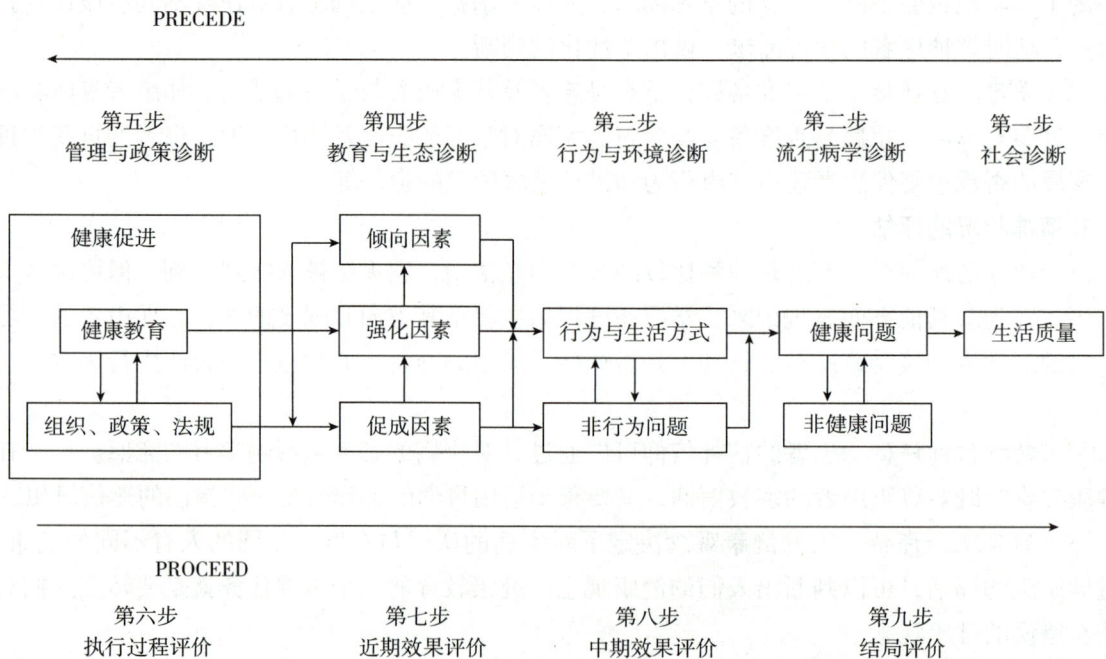

PRECEDE

| 第五步 | 第四步 | 第三步 | 第二步 | 第一步 |
| 管理与政策诊断 | 教育与生态诊断 | 行为与环境诊断 | 流行病学诊断 | 社会诊断 |

健康促进
健康教育
组织、政策、法规
倾向因素
强化因素
促成因素
行为与生活方式
非行为问题
健康问题
非健康问题
生活质量

PROCEED

| 第六步 | 第七步 | 第八步 | 第九步 |
| 执行过程评价 | 近期效果评价 | 中期效果评价 | 结局评价 |

图 5-1　PRECEDE-PROCEED 模式

在 PRECEDE 模式中将影响目标行为的因素归为三大类，即倾向因素、强化因素和促成因素。倾向因素是行为发生发展的内在基础或为行为改变提供理由、动机的先行因素，主要指个人知识、态度、信念、自我效能等；强化因素是在行为发生后，为行为的长期维持或重复提供持续奖励或激励的因素，主要来自父母、同伴、亲属及保健人员的赞扬等社会支持；促成因素是允许行为动机和意愿得以实现的先行因素，即实现或形成某行为所必需的技能、资源和社会条件，主要指医务人员、医疗费用、交通工具、相应的政策法规等行为改变的必需资源。通过分析三类因素中的具体因素与目标行为的联系，可以帮助从事健康教育的护士明确应该以哪些因素为干预重点，由此考虑应该采取何种干预策略。

（二）护理健康教育诊断的陈述方法

护理健康教育诊断可能是现存的健康教育问题，也可能是潜在的健康教育问题。护理健康教育诊断的陈述方法有 3 种：①问题（P）+健康史（E）+症状和体征（S），简称 PES。②问题（P）+健康史（E），简称 PE。③问题（P），简称 P。健康教育诊断的陈述可以沿用护理诊断的陈述方法，临床上通常采用：问题（problem）+原因（reason）的陈述方法，前半部分是指患者在临床上表现出来的健康知识或行为方面存在的问题，后半部分是产生这一问题的原因，例如"寻求健康行为：与手术后体能恢复有关"；"保持健康能力改变：与无力寻求健康保护组织有关"。

（三）护理健康教育诊断的优先排序方法

在临床实践中，护士可针对患者及家属的需求提出多项健康教育诊断，由于受时间、人力的限制，需要将健康教育诊断进行优先排序。健康教育诊断的排序可避免教育工作的盲目性，提高工作效率，可以帮助护士把有限的资源应用于患者和家属及治疗计划最关切的问题上，提高整体健康教育的水平。

护理健康教育诊断优先排序原则与护理诊断排序原则相同，在尊重教育对象意愿的基础上，根据其健康教育需求的紧迫性、重要性、可行性、有效性及现在可利用的健康教育资源，将健康教育诊断按首优、中优、次优进行排序。排序的方法有以下 3 种。

1. 按照马斯洛"人的基本需要层次论"排序 马斯洛"人的基本需要层次论"把人类的需要分成 5 个层次，即生理需要、安全需要、爱与归属的需要、自尊与被尊重的需要、自我实现的需要，由低级向高级发展，在满足了低一级层次的需要后向高一级层次发展。

2. 根据患者的治疗计划排序 治疗在先的，相对应的健康教育诊断也应优先考虑。

3. 根据患者的需求排序 护士应该把患者最关心的问题和最想了解的教育内容提出的健康教育诊断放在优先位置予以考虑。

三、制定护理健康教育计划

护理健康教育计划是为达到护理健康教育目标而设计的教学方案，目的是对教育对象实施健康教育的教学内容、教学步骤、教学结构和教学方法做出规定，使护士按照教学计划要求，有效地组织、实施健康教育活动。护士在确定了护理健康教育诊断后，应与患者及家属共同制定护理健康教育计划，使计划内容真实、可行。

（一）计划制定原则

科学的、设计周密的计划是健康教育活动进行的前提条件，也是质量控制和效果评价的依据，对健康教育活动的实施具有重大意义，因此在制定计划时需遵循 7 个原则。

1. 目标原则 健康教育计划必须有明确的目标，包括近期目标和远期目标，计划活动紧紧围绕目标开展，以保障计划目标的实现。

2. 整体性原则 在制定健康教育计划时要与卫生保健的总体目标一致，与整个卫生发展规划协调一致，同时全面理解和考虑健康教育项目本身。

3. 突出重点原则 健康教育计划必须重点突出，教学内容必须有针对性，符合患者利益，并与建立健康行为相结合。应结合患者的健康问题、健康行为和影响健康行为因素的特点，以及患者认知领域、情感领域和技能领域的个性特点选择适当的教学方法，提高患者的学习兴趣。

4. 前瞻性原则 健康教育计划的制定要面向未来，有一定的先进性，体现计划的激励作用，要考虑人群需求、社会资源、环境条件的长远变化。

5. 灵活性原则 制定计划时要预计在实施过程中可能发生的变故，例如有修改计划的指征，要预先制定相应的对策，以确保计划的顺利实施，即所谓"弹性计划"。

6. 从实际出发原则 制定计划应严格按照程序步骤，不仅要考虑患者的健康问题，还要关注患者学习需求、接受能力、知识水平、经济状况、风俗习惯、宗教信仰等。

7. 参与性原则　计划中涉及的患者、家属及社会人群都应积极参与健康教育活动，符合教育对象人群的特点和需要，以便得到对象人群的支持和宣传，使健康教育工作顺利开展，收到预期效果。

（二）计划制定步骤

制定健康教育计划是对计划干预活动本身的具体内容、干预方式和步骤进行研究设计的过程，核心是确定干预目标和对策。

计划制定的步骤包括：①选择和确定优先项目和优先干预的行为因素。②制定计划目标和具体指标。③选择健康教育干预策略。④设计干预内容、方法和日程。⑤确定教育组织网络和人员队伍。⑥确定干预活动的预算。⑦制定监测与评价方案、对项目计划进行评价。

（三）计划制定方法

1. 确定优先项目和优先干预的行为因素

（1）确定优先项目的原则　确定优先项目和优先干预的健康问题是为了用最少的投入获取最佳效益。确定优先项目一般需遵循以下原则。

①重要性原则：受累人群比例大、发病率高、致残致死率高的疾病最值得首先关注，该疾病的解决对改善人群生活质量或对社会发展有重要作用。

②可变性原则：该行为是导致疾病的主要原因，该疾病的危险因素存在有效的干预方法，通过健康教育干预能有效促使其发生预期改变。

③有效性原则：确定优先项目应从项目的资源、环境、政策、时间等方面进行分析，确定优先干预行为因素应关注干预的可行性和有效性。应选择便于执行，易于被干预人群所接受，现有的资源、政策和环境条件有利于活动实施的项目。

④成本－效益原则：应选择能用最低的成本达到最大的经济效益和社会效益的健康问题的健康教育项目。

（2）确定优先项目的方法　通常采用四格表的方法确定优先项目，将健康问题按照重要性、可变性填入四格表，处于第一格的为最优选择项目（表5-1）。

表5-1　确定优先项目选择四格表

		重要性	
		重要	不重要
可变性	可变	最优选择	一般不予考虑
	不可变	次优选择	不予考虑

2. 制定计划目标　确定优先项目后，就需要制定该项目的目标，包括总体目标（或远期目标）和具体目标（或近期目标），目标要求具有可测量性。

（1）总体目标　项目最终的方向和成就，一般用具体的语言描述计划的最终结果。

（2）具体目标　计划的具体目标是为实现总体目标而设计的具体的（special）、可测量的（measurable）、可完成的（achievable）、可信的（reliable）及有时间性的（time-bound），即SMART。健康教育的具体目标一般包括教育目标、行为目标和健康目标。教育目标改变的内容是影响健康相关行为的因素，如卫生保健知识、态度、信念、价值观和行为技能等方面。行为目标是健康教育计划预期改变的内容为健康相关行为，通常用某行为的发生率、改变率表示。健康目标一般是指人群健康状况的改变目标，如疾病有效控制率、发病率和死亡率等。

3.确定干预策略和场所

（1）确定干预策略　制定干预策略的目的是根据项目的目标、对象人群特征、环境条件和资源情况等选择最佳的干预途径、方法及时间、空间和人群组合。

①教育策略：健康教育工作是通过不同的教育策略使人们获得知识，树立正确的态度，建立健康行为。由于健康教育内容、场所、目标人群特征的不同，因此需采用多样的教育策略。常用的教育策略有三类：信息交流类，包括人际传播的授课、讨论和咨询，大众传播的电视、广播、影音及网络等；技能培训类，包括技能培训讲座、观摩、示范等；组织方法类，包括社区运动、社区活动等。

②社会策略：运用政策、法律规章制度，激励健康教育对象形成并巩固促进健康行为，规范和约束危害健康的行为。

③环境策略：改善和创造包括社会环境和物质环境在内的支持性环境，促进有益于健康的行为。

④资源策略：通过动员、筹集、分配、利用社区中有形和无形的资源、途径和方法，达到健康干预的目的。

（2）确定干预场所　干预场所是将干预策略付诸实施的有效途径，常见的健康教育干预场所有5种。

①教育机构：学校是开展健康教育的理想场所。由于学生具有同质性，可塑性强，所以教育机构组织开展的健康教育活动系统而正规，并且可在其行为形成阶段进行干预。

②卫生机构：包括医院、诊所、康复机构等，可充分发挥专业人员优势，是开展健康教育的重要场所。

③工作场所：包括工矿企业、企事业单位等，工作人员有共同的工作目标，工作环境相对一致，在工作场所开展健康教育、行为干预等具有有利的组织条件。

④公共场所：包括街道、商场、车站、公园等，公共场所人员流动性大、密度高、背景复杂，适合开展对各类人群具有普遍意义的健康教育项目。

⑤居民家庭：家庭是构成社会的基本单元，家庭成员之间有密切关系，便于沟通联络，有利于健康教育活动的深入开展。

4.确定干预内容、方法和日程

（1）确定干预内容　健康教育干预的内容应根据目标而确定，知识、态度、信念、价值观的教育即为各类健康教育计划内容的共同点。

（2）确定干预方法　根据健康教育计划的目标人群和项目目标，依据不同健康教育场所的特点，确定目标人群健康教育干预的综合方法。

（3）确定干预日程　项目的技术路线涵盖了健康教育干预的日程安排，科学的时间进度有利于按时完成项目各阶段的实施工作。

四、实施护理健康教育计划

护理健康教育的实施是将计划付诸行动、获取效果的过程，也是促进患者康复、预防疾病和保持健康的必要手段。实施护理健康教育计划首先要有明确的实施目标，建立融洽的护患关系，还应注意计划的实施需要患者及家属的积极参与，保证信息的双向沟通，在教育过程中要适当使用辅助材料或自制教具，以增强患者的参与性与教学效果的直观性和趣味性。

（一）实施计划的步骤及准备

1. 实施计划的步骤　完成健康教育计划后，通过有效的实施使计划目标得以实现，获得预期的教育效果。健康教育计划实施的 SCOPE 模式是对实施工作的理论性总结，SCOPE 模式将实施工作归纳成 5 大环节，包括制定实施工作时间表（schedule）、控制实施质量（control of quality）、建立实施的组织机构（organization）、组织和培训实施工作人员（person）、准备所需的实施物品（equipment）。

（1）制定实施工作时间表　时间进度表是整个执行计划的核心，也是实现目标管理的依据。制定时间表首先要考虑患者健康的需要，还要考虑日常护理工作与健康教育的有效结合。

（2）控制实施质量　在健康教育计划的实施过程中进行质量控制是保证计划顺利实施和取得预期效果的重要环节。做好实施记录是保证实施质量的重要手段，通过实施记录可反映实施过程、内容及教育效果的情况，为进一步评估创造条件。

（3）建立实施的组织机构　有效的组织保障是开展和实施健康教育活动的重要前提。在制定完成了实施计划并开始实施活动时，首要的任务是建立实施工作的领导机构和具体承担实施任务的执行机构，同时还要确定协作单位，建立协作关系。

（4）组织和培训实施工作人员　健康教育计划的实施需要有相适应的人员。护士是医院健康教育中最重要的实施人员，实施人员应掌握与实施计划有关的知识与技能，同时还应制定培训计划和培训方法，加强对实施人员的培训，提高实施工作人员的综合能力。

（5）准备所需的实施物品　在健康教育计划实施过程中，要根据教育对象、教育策略、教育场所的不同，选择所需设备和健康教育材料，如模型、标本、音像资料、操作器材、宣教材料等。

2. 计划实施前的准备

（1）实施前护士的准备　在实施健康教育计划前，护士应对教育内容、教学设备等做好充分准备，以便达到预期实施目标。

①分析健康教育评估内容：根据评估内容了解患者以往曾接受过的教育内容、学习情况等，避免不必要的重复，有针对性地开展健康教育活动。

②明确教育内容：护士应根据本次健康教育的目标，在满足患者健康教育需求的基础上确定教育内容，还应注意突出强化教育内容的重点。

③选择教学工具：可以采用教育手册、药品说明书、教学光盘视频、实物教具等开展健康教育活动。

④时机的选择：选择适当的教育时机是健康促进教育成功的条件。护士要特别注意观察患者接受教育的能力，尤其是心理适应能力，只有患者心理做好接受教育的准备时，才能取得较好的教育效果。

⑤提供良好的学习环境：良好的学习环境和轻松的学习氛围有助于提高患者学习的积极性，所以最好选择随意、轻松、有利于交流和讨论的环境实施健康教育活动。

（2）实施前患者的准备

①生理上的准备：实施前对患者生理进行评估，确定患者是否具有接受教育的能力。

②认识上的准备：实施前评估患者对健康教育重要性的认识程度，是否有意愿参与学习活动。

③情感上的准备：实施前评估患者心理适应度是否在最佳状态，是否愿意接受健康教育知识，是否愿意通过学习来改变不良生活方式。

④家属的准备：实施前评估家属在情感和认识上是否有准备，是否能给予患者一定的帮助和支持，是否有时间与患者共同学习。

（二）护理健康教育实施的技巧

1. 抓住与患者交往的时间 护士应该清楚了解患者的健康教育诊断和计划，在与患者交往时，有效利用时间，随机根据患者需求进行健康教育。

2. 利用家属探视的时间 在患者疾病康复、治疗和预防中需要家属的积极参与。护士可以将一些健康教育的内容安排在家属探视的时间进行，让患者与家属共同参与健康教育的学习。

3. 有效利用教学资源 护士在进行健康教育时，应尽可能利用各种教学资源，如音像资料、教学模具、宣传材料等，增加教育内容的感性认识，提高健康教育的效果。

4. 发挥健康教育团队作用 健康教育工作是一项团队工作，因此在进行健康教育时应积极依靠其他医技人员，如营养师与患者讨论饮食计划、理疗师指导患者正确使用拐杖等。

5. 及时记录和评价 在健康教育实施过程中，应注意观察患者或家属对教育内容的理解和掌握情况，及时记录、反馈和评价，适时对教育内容和教育方法进行调整。

6. 根据不同人群实施个性化的健康教育 不同年龄阶段患者的健康教育方法和手段应有明显区别，护士应根据患者年龄、认识水平、行为特点和不同健康需求，有针对性地选择健康教育方法，促进教育计划的有效实施。

（三）护理健康教育实施的质量控制

1. 对工作进程的监测 实施工作的进程是反映实施质量的重要方面。对工作进程的监测包括计划内的各项活动是否按照实施时间表上的预计时间进行，已经完成的活动是否在预计的时间之内等。

2. 对活动内容的监测 主要监测实际开展的活动在内容上、数量上是否如计划所要求，包括了解活动的组织准备工作、内容是否符合要求、参加的人员和部门是否符合要求等。

3. 对活动开展状况的监测 主要是对实施人员工作状况、目标人群参与状况和相关部门配合状况等进行监测。具体包括了解实施人员是否按计划进入岗位、是否按要求接受了培训，是否掌握了相关知识和技能、工作态度如何，了解目标人群的参与率及目标人群对项目活动的态度，了解与活动实施相关的各个部门是否能够在领导机构的协调下与实施机构相互配合，为实施活动提供帮助。

4. 对人群知信行及有关危险因素的监测 健康教育干预的重要目的在于提高人群在维护健康、预防疾病方面的知信行水平，减少危险因素。监测活动提供的反馈信息可以了解项目实施的质量，也可作为调整干预方法的重要依据。

5. 对经费开支的监测 对健康教育活动经费开支情况进行监测有利于及时调整分项预算、控制整体预算，保证计划顺利实施。

五、评价护理健康教育的过程和效果

评价是批判性思维在护理健康教育程序中的具体应用，是将教育结果与预期目标进行比较，对教育活动做出客观判断的过程。评价的目的是测定患者达到学习目标的程度，以便修订原有计划，改进教育工作。

（一）护理健康教育评价目的

1. 确定健康教育计划的先进性与合理性 考虑健康教育计划是否符合患者的需要，在某一时间实施是否合理，教育的内容是否具有先进性。

2. 确定预期目标的达成度 通过评价，确定健康教育计划是否达到预期目标，其可持续性如何。

3. 确定计划的执行情况 干预活动的数量和质量，确定干预活动是否适合目标人群，各项活动是否按计划进行及资源利用情况。

4. 确保教育质量 通过不断监测教育活动过程，以建立和维护教育质量的保证体系。

5. 提出进一步的计划设想 健康教育计划需要在不断的评价过程中，对教育计划进行重审，不断修订完善，确保最终达到预期目标。

（二）护理健康教育评价内容

1. 过程评价 过程评价起始于健康教育计划实施开始之时，贯穿于计划执行的全过程。完善的过程评价资料可以为解释健康教育的结果提供丰富信息，在计划执行阶段，过程评价还可以有效监督和保障计划的顺利实施。

（1）过程评价的内容

①针对个体的评价内容：包括哪些个体参与了健康教育项目；在项目中运用了哪些干预策略和活动；这些活动是否在按计划进行，计划是否做过调整；目标人群对干预活动的反应。

②针对组织的评价内容：包括项目涉及了哪些；各组织间是如何沟通的；是否需要对参与的组织进行调整；是否建立了完整的信息反馈机制。

③针对政策和环境的评价内容：包括项目涉及哪一级政府；在项目执行过程中有无政策环境方面的变化；在项目进展方面是否与决策者保持良好的沟通。

（2）过程评价的指标 包括项目活动执行率、干预活动覆盖率、干预活动暴露率、目标人群满意度、活动费用使用率等。

$$项目活动执行率=\frac{某时段已执行项目活动数}{某时段应执行项目活动数}\times100\%$$

$$干预活动覆盖率=\frac{参与某种干预活动的人数}{目标人群总人数}\times100\%$$

$$干预活动暴露率=\frac{实际参与该干预活动人数}{应参与该干预活动的人数}\times100\%$$

$$活动费用使用率=\frac{某项干预活动的实际费用}{该项干预活动的预算费用}\times100\%$$

（3）过程评价的方法 包括查阅档案资料、目标人群调查和现场观察3种方法。

2. 效应评价 效应评价是要评估健康教育项目导致的目标人群健康相关行为及其影响因素的变化。

（1）效应评价的内容

①倾向因素：在项目执行前后目标人群的卫生保健知识、健康价值观、对健康相关行为的态度，对疾病易感性和严重性的信念等发生了什么变化。

②促成因素：目标人群实现促进健康行为所需要的政策、环境、条件、服务、技术等。

③强化因素：与目标人群关系密切的人、社会舆论等对目标人群采纳促进健康行为的支持程度、个人感受等方面在项目前后的变化。

④健康相关行为：项目实施前后目标人群健康相关行为发生了什么改变，各种变化在人群中的分布情况。

（2）效应评价的指标　包括卫生知识知晓率、卫生知识合格率、信念持有率、行为流行率、行为改变率等。

$$卫生知识知晓率=\frac{知晓（正确回答）某卫生知识人数}{被调查者总人数}\times100\%$$

$$卫生知识合格率=\frac{卫生知识达到合格标准人数}{被调查者总人数}\times100\%$$

$$信念持有率=\frac{持有某种信念的人数}{被调查者总人数}\times100\%$$

$$行为流行率=\frac{有特定行为的人数}{被调查者总人数}\times100\%$$

$$行为改变率=\frac{在一定时期内改变某特定行为的人数}{观察期开始时有该行为的人数}\times100\%$$

3. 结局评价　结局评价是着眼于评价健康教育项目实施后导致的目标人群健康状况乃至生活质量的变化。评价的内容包括以下几方面。

（1）健康状况

①生理和心理健康指标：如身高、体重、体质指数、血压、血脂、血色素等生理指标在干预后的变化；心理健康指标如人格、抑郁等变化。

②疾病与死亡指标：如某病发病率、患病率、死亡率、婴儿死亡率、孕产妇死亡率、平均期望寿命等在实施健康教育项目后的改变。

$$某病发病率=\frac{某年（期）内发生某病新病例数}{同年（期）暴露人口数}\times100\%$$

$$某病患病率=\frac{某时间内某病病例数}{同期暴露人口数}\times100\%$$

$$某病死亡率=\frac{某年因某病死亡人数}{同年平均人口数}\times100\%$$

$$婴儿死亡率=\frac{某年婴儿死亡总数}{同年出生总数}\times100\%$$

（2）生活质量　对于生活质量的测量可以运用生活质量指数、美国社会健康协会指数、日常活动量表、生活满意度指数等。

（三）护理健康教育评价方法

1. 观察法　主要用于对患者行为及操作技能的评价，常用于观察患者的非语言交流信息所表现情感方面的学习目标是否达到。

（1）直接观察法　利用护士的感觉来观察患者。患者的健康行为可分为外显健康行为和内在行为。外显健康行为包括遵医嘱服药、主动配合治疗、有良好的卫生习惯等。内在行为可表述为情绪愉快、关系和谐、适应环境等。

（2）间接观察法　借助可供参考的资料如录像、患者家属的描述和病历记录等进行观察。

2.直接提问法　主要用于对患者知识掌握程度和情感方面的测评。直接提问应使用开放式提问的方式，让患者或家属尽量地阐述，以了解其对知识的掌握程度。

3.书面测验法　用问卷或表格的形式对患者进行知识、技能和教育质量的测评，获得患者对健康教育的知晓率、技能掌握率和健康教育覆盖率等。

（四）影响健康教育评价结果的因素

1.时间因素　也称为历史因素，是指在健康教育计划的执行和评价过程中发生的重大的、可能对目标人群行为产生影响的因素。

2.测试或观察因素　在评价过程中，需要对项目实施情况、目标人群健康相关行为、健康状况等进行观察和测量。测量与观察的真实性、准确性取决于测试者、测量工具、测量对象三方面。

3.回归因素　指由于偶然因素，个别测试对象的某特征水平过高或过低，在以后又恢复实际水平的现象。可采用重复测量的方法来减少回归因素对项目效果的影响。

4.选择因素　在评价阶段如果干预组和对照组选择不均衡，则可引起选择偏倚，从而影响观察结果的正确性。一般可通过随机化或配对的方法选择对照，防止或减少选择偏倚对评价结果正确性的影响。

5.失访　指在实施健康教育计划或评价过程中，目标人群由于各种原因不能继续被干预或评价。应努力减少失访，并对应答者和失访者的主要特征进行比较，鉴别是否为非随机失访，从而估计失访是否会引起偏倚及偏倚的程度。

第三节　护理健康教育的范围

随着医院服务功能的拓展，健康教育已成为医护人员的主要职能之一。护理人员主要就职于医院和社区，从患者入院、住院、出院，以及到社区都与患者联系密切，将健康教育贯穿于其中，从疾病、心理、饮食、活动等多方面进行健康教育指导，在促进康复、预防疾病方面起到了非常重要的作用。

一、医院健康教育

（一）概述

医院健康教育的概念形成于 20 世纪 50 年代，我国于 20 世纪 80 年代开始将健康教育工作列入医院的工作内容。医院健康教育作为医院的重要职能，是提高广大民众健康素质、防治疾病、提高医疗质量的重要策略，也是现代医学包括护理学发展的必然趋势。

1.医院健康教育概念　泛指各级各类医疗卫生机构和人员在临床实践的过程中伴随医疗保健活动而实施的健康教育。医院健康教育的概念有狭义和广义之分。

　　狭义的医院健康教育是以患者为中心，以到医院接受医疗保健服务的患者及其家属为服务对象所实施的健康教育活动。其教育目的是针对患者的健康状况和疾病特点，通过健康教育实现防治疾病、促进身心康复。

　　随着医院结构和服务功能的不断扩大，医院健康教育的内涵由狭义向广义扩展。广义的医院健康教育是以健康为中心，以医疗保健机构为基础，为改善患者及其家属、社区居民和医院职工的健康相关行为所进行的有组织、有目的、有计划的健康教育活动。其目的是预防疾病、维护与促进健康、提高人群的生活质量。医护人员既是实施健康教育的主体，也是健康教育的接受者，应不断提高自身的保健意识和能力，采纳健康行为，促进自身健康。

2. 开展医院健康教育的意义

　　（1）是实现医院功能转变的先导和基础　随着健康观念及医学模式的转变，医院的服务功能不仅仅是单纯的诊疗疾病，服务模式由单一的医疗型向促进健康、提高生命质量的医疗 – 预防 – 保健型转化，健康教育在其中起着促进和先导作用。当人们患病或有健康问题来就医时，往往伴随着对健康教育的需求增加，是对其进行健康教育的最佳时机。

　　（2）是提高护理服务质量和有效治疗的手段

　　①通过健康教育提高患者的依从性：依从性又称为遵医行为，是指依从医嘱，为防治疾病而采取的行动，如遵医嘱服药、饮食疗法、主动配合治疗等。通过护士耐心细致的健康教育，对患者进行各种治疗、检查方法的指导和解释，可增进患者及陪护人员对医护人员的信任感，提高对疾病的正确认识，提高其医疗依从性，积极配合治疗，促进早日恢复健康。

　　②健康教育可满足患者心理需求、对患者进行心理保健：健康教育在患者的治疗过程中，对心理有相当大的影响，甚至占主导地位。对疾病的一无所知或一知半解，往往会使患者及家属出现恐惧、精神紧张、焦虑、悲观失望等情绪反应，进而导致生理、心理的异常。通过护士的有效交流与沟通，满足患者的健康信息需求，可消除患者不良心理反应，解除患者及家属的顾虑，帮助他们建立信心与动力，学会自我心理保健方法。

　　③健康教育本身也是一种治疗方法：健康教育对各种疾病治疗的增效作用已成为共识，如治疗高血压，除药物治疗外，必须采取戒烟限酒、合理膳食、适量运动、调节心理等非药物疗法。科学的健康教育能指导患者学习和掌握非药物疗法的相关知识和技能，改变患者不健康的行为与生活方式，消除或降低危险因素，防治疾病，促进康复。

　　（3）是促进医院精神文明建设和改善医患关系、社会公共关系的纽带　医院是医治疾病的场所，也是精神文明、人道主义充分体现的场所。健康教育可以促进医护人员与患者的互相理解，在向患者和家属进行健康知识传播的同时，也带给他们关爱和温暖，增强患者对医护人员的信赖感和安全感，密切医患关系，大大减少医患纠纷的发生，提高患者对医院的满意度，从而创造温馨和谐的就医环境，也促进了医院精神文明建设。

　　（4）是促进人民健康、提高社会经济效益的重要手段和途径　医院健康教育可有效促进人民健康水平的提高，降低疾病发生率和复发率。健康教育可纠正人们盲目追求高层次、高技术医疗的观点，选择既经济又有效的检查和治疗方法，减少家庭的医疗费用。通过健康教育使患者密切配合治疗和护理，从而缩短住院日数，加速床位周转率，可使医院在不增加床位的基础上，扩大服务容量，为更多患者服务，提高社会经济效益。

（二）医院健康教育的内容与方法

　　医院健康教育的内容包括两个方面，一方面是以患者为中心的临床健康教育，另一方面是以健康为中心的社区群体的健康教育活动。医院健康教育有医护人员教育、患者教育和社会性宣传教育等不同的形式，针对不同内容的教育对象进行不同内容的健康教育。

1. 医护人员教育　对医护人员开展的健康教育，应侧重于转变医护人员、行政领导的卫生观念，掌握健康教育的设计、实施及效果评价，提高健康咨询的能力与技巧。专职健康教育人员需要系统学习健康教育的基本理论和方法，掌握健康促进基本理论、必要的传播手段和沟通技巧。对医护人员进行职前教育或在职教育，将健康教育学纳入继续教育的内容，采取业务学习、专题讲座等形式，普及有关健康教育的知识和技能，提高开展健康教育工作的热情和技巧。如门诊护士要掌握与患者沟通、解答疑问、发放宣传材料、播放视频等方法，责任护士要掌握针对不同患者的入院、住院、出院健康教育方法。

2. 患者教育　是医院健康教育的重点，大致可分为门诊教育、住院教育和随访教育。

（1）门诊教育　是指对患者在门诊治疗过程中实施的健康教育活动。针对门诊患者变动性、流动性非常大的特点，门诊教育宜侧重于普及性。通常有 4 种方式。

①候诊教育：指在患者候诊期间，针对候诊知识及该科的常见疾病防治所进行的教育。主要形式有宣传栏、标语牌、宣传册、低音广播、闭路电视等。注意教育内容的精炼、新颖，以吸引患者的注意力，达到健康教育的目的。

②随诊教育：指医护人员在诊治过程中，根据患者的病情及有关问题进行的简短讲解和指导。这种教育方法具有较强的针对性和灵活性，但不宜太详细，以免影响诊疗速度，造成候诊患者的不满。可以配合一些健康教育文字材料，给予患者适宜的健康教育处方，补充完善口头教育的内容，便于患者保存阅读。

③门诊咨询教育：指医护人员对门诊患者及家属提出的疾病与健康问题进行解答。包括院内专科咨询及综合性咨询，综合性咨询涉及专业内容跨度比较大。咨询是一种针对性很强的对话教育形式，医护人员要有较强的专业水平，可以配合一些有针对性的宣传材料，便于患者携带回去继续阅读了解相关知识。

④门诊专题讲座及短期培训班：指医院针对专科疾病及大众需求在门诊进行的系统讲座、行为指导、技能培训。可以将患有同类疾病的患者或需接受相同保健服务的人集中起来进行教育活动。如针对糖尿病患者举办糖尿病联谊会、针对哮喘患者举办哮喘讲座。这是一种针对性强、灵活便捷、有实效的医院健康教育形式，尤其利于对慢性病患者的有效干预及长期管理。

（2）住院教育　是指患者在住院治疗期间接受的健康教育，可分为入院教育、病房教育和出院教育 3 个方面。

①入院教育：指患者在入院时，由医护人员对患者及家属进行的宣传教育。主要内容包括住院规章制度及服务内容，如探视制度、安全防范制度、生活环境、注意事项等。通常采用口头教育或宣传栏，发放印制的小册子，也可通过微信将相关内容发给患者，旨在使患者和陪护人员尽快熟悉住院环境，稳定情绪，遵守住院制度，积极配合治疗。

②病房教育：指在患者住院期间进行的经常性的健康教育，是健康教育的重点。医护人员根据各自工作的特点，针对患者病情和需求，对患者及家属、陪护人员进行较系统、深入的教育和指导。教育方式多种多样，可采用集体教育、一对一教育、同伴教育等。可在病房内设立健康咨询室，为住院患者提供健康教育资料，包括书籍、挂图、标本、视频等。可建立微信群、使用手机客户端等，方便医患之间、患者之间的互动。

③出院教育：指患者病情稳定或康复出院前所进行的教育。在患者出院前通过口头或健康教育处方形式，向患者及家属说明住院治疗的结果、病情现状和预后，强调巩固疗效、继续用药、

定期复查、防止复发等注意事项，进行生活方式和家庭护理方面的指导，帮助患者建立出院后的健康生活习惯。同时，还应征求患者及家属对医院和医护人员的意见，不断改进医院健康教育工作。出院教育是患者出院后进一步巩固治疗效果、防止疾病复发、促进康复的重要手段。

（3）随访教育　又称为出院后教育，是住院教育的延伸和继续，也是医院开展社区卫生服务的一项内容。教育对象主要是出院后有复发倾向、需长期接受健康指导的慢性病患者，还有经常需要做放化疗、带管道回家等复杂治疗护理的患者。出院后教育不同于出院教育，它不是一次性的而是一个连续的追踪过程。通过书面指导、定期或不定期家庭访视、电话短信询问、互联网平台、微信公众号等多种多样的方式，针对患者病情发展和需求，对患者的饮食起居、给药方法、康复锻炼、管道维护、复诊等方面给予患者长期动态的健康教育。

3. 社会性宣传教育　利用大众传播媒介，对全社会进行广泛的健康宣传教育，是医院健康教育工作的一项重要责任。在各种卫生宣传日或发生重大疫情和突发公共卫生事件的情况下，组织医护人员参加各种社会健康教育活动。如开展街头卫生宣传，深入社区进行健康教育讲座和培训班。在报纸、电视台、网络等媒体开辟专栏节目，提供卫生科普稿件，举办科普展览等。

二、社区健康教育

社区是居民工作和日常生活的地方，社会中的各种现象和特征都可通过社区反映出来。社区拥有一定的资源，如卫生服务机构、健身设施、学校等，能有效开展各类社区活动，也有利于组织实施健康教育活动。随着医学模式与健康观念的转变，护士不仅要对已患疾病的人提供治疗康复和护理，还需要对健康人群提供预防保健护理知识。它对进一步完善社区卫生服务功能，促进社区健康教育的开展，倡导健康生活方式，防治社区常见疾病具有重要意义。

（一）社区健康教育概述

社区健康教育是社区卫生服务的重要职能之一，是我国卫生保健事业的重要组成部分。

1. 社区健康教育的概念　社区健康教育指以社区为单位，以社区人群为对象，以促进社区居民健康为目标，有组织、有计划、有评价的健康教育活动。其目的是发动和引导社区居民树立健康意识，关心自身、家庭和社区的健康问题，积极参与社区健康教育的制定与实施，养成有利于健康的行为和生活方式，提高自我保健能力和群体的健康水平。

2. 社区健康教育的对象　社区健康教育的对象是辖区内居民和社区所辖各单位、学校、商业及其他服务行业的职业人群。以社区为范围，以家庭为单位，以妇女、儿童、老年人、残疾人和服务行业从业人员为重点人群。

社区健康教育可以是以全社区为范围，由于社区内的全体人群差异较大，规模大，使得健康教育工作复杂程度高。社区健康教育也可以在社区内特定的区域内进行，针对数量较小的对象人群，可将社区居民分为健康人群、高危人群、患者群及患者家属或陪护照料者等四类人群，由于规模小，使健康教育工作易于实施与管理，也容易产生强烈而深刻的变化，还具有示范和榜样作用，起到以点带面的效果。

（二）社区健康教育的内容与方法

1. 社区健康教育的内容

（1）以疾病或健康问题为中心的健康教育　一方面针对常见病、慢性病开展社区健康教育，另一方面针对传染病的防治教育。主要内容包括对疾病的预防、早期发现、早期诊断、早期治疗、家庭急救与护理等知识。

（2）以特殊人群为中心的健康教育　针对儿童、孕产妇、老年人等特殊人群开展不同内容的社区健康教育。

（3）树立健康观念和培养健康行为的健康教育　健康观念是指个人和群体对健康的认知态度和价值观，对人们的行为和生活方式有深远的影响。健康观念的健康教育包括现代健康理念，健康对人类生存和发展的重要性，政府、社区、家庭、个人对维护健康承担的责任等内容。

（4）防范意外伤害事件及突发公共卫生事件的健康教育　加强安全教育，防止交通事故、煤气中毒、溺水、跌倒等意外伤害事件的发生。针对地震、火灾等突发事件，加强社区居民应对突发事件知识的普及，增强公共安全意识，提高应急避险和自救互救能力。如熟悉社区环境、了解紧急避险安全区域、保证安全通道畅通、不堵塞消防通道等。

（5）以社区卫生问题为中心的健康教育　针对社区环境的各类公共卫生问题，如环境卫生、饮用水安全、食品安全等。

（6）宣传普及医疗卫生法律法规及相关政策。

2. 社区健康教育的方法　社区健康教育的方法灵活多样，不同人群、不同问题采用不同的健康教育方法。

（1）建立固定的健康教育　在街道、社区内设立健康教育宣传橱窗、电子屏，张贴医疗卫生法律法规及相关政策、健康知识宣传材料、宣传画，表彰采纳健康行为的人和事，公示社区存在的健康问题及采取的措施等。注意标题鲜明、内容新颖、文字通俗、字迹清晰、经常更换。

（2）提供健康教育资料　发放健康教育资料、手册，播放卫生科普音像资料等。结合各服务性商店、单位的特点，制作公益性灯箱广告和电子显示屏，是一种简便有效的形式，利于长期坚持。健康教育资料应制作精良、图文并茂，具有吸引力和教育性。

（3）举办健康知识讲座　定期开展健康知识讲座、小型健康教育展览。可成立社区健康教育学校，采用授课、讨论、录像等方式，引导社区居民学习掌握健康知识及健康技能。

（4）开展公共健康咨询活动　利用各种健康主题日，开展健康咨询活动，同时组织各种文体健身活动，或联合文艺团体演出卫生宣传节目。针对辖区重点健康问题，发放宣传材料，通过通俗化、艺术化的手段宣传健康知识。如举行无烟家庭表彰仪式、建立小区文体俱乐部、癌症患者（糖尿病、高血压患者）康复俱乐部等。

（5）开展个体化健康教育　对于不同疾病患者或不同健康问题，有针对性地进行个别咨询、入户指导，建立个人健康档案，培训健康技能的教育。

（6）利用新媒体进行健康教育　利用新媒体如手机客户端、社区微信群等，使健康教育信息的传播更灵活更便利，令更多人随时接收到健康教育知识，也便于及时反映社区的健康问题，社区居民共同查找原因、献计献策，提出解决问题的策略。

三、重点人群健康教育

儿童、妇女和老年人等特定人群是健康教育的重点。针对他们的特点及易出现的健康问题，开展有针对性的健康教育。

（一）儿童健康教育

1. 儿童健康教育的意义

（1）儿童健康教育是保证儿童身心健康发展的重要条件　儿童时期是人类发展的关键时期，

是学习和掌握生活技能及社会规则、形成良好习惯和养成健康生活方式的重要时期，将为其一生的身心健康奠定基础。

（2）儿童健康教育是实现全民基础保健的有效途径　儿童与家庭和社会有着天然而密切的联系。儿童健康教育使儿童获得了健康意识、健康知识和健康行为，不仅儿童本身可以茁壮健康成长，而且对其父母、亲友和社会都产生良好的影响，并有助于促进大家行为的改变。

（3）儿童健康教育是预防和控制慢性疾病发生的重要途径　大量研究证实，很多成年期的慢性病都与儿童期及以后长期的不良生活方式有密切的关系。很多疾病都是可以预防的，其中培养良好的生活习惯和行为至关重要。因此，从小培养健康生活方式、减少患病危险因素，对预防和控制慢性疾病发生具有深刻而久远的意义。

2. 儿童健康教育的内容与方法　儿童处于不断生长发育的动态变化过程中，生理、心理特点与成人不同，常见的健康问题有其特异性。针对目前儿童存在的主要健康问题，根据各个年龄阶段的生理、心理发育特点，充分考虑儿童的学习特点和认知规律，合理地设置健康教育的内容和方法。

（1）儿童健康教育的内容

①合理膳食指导：合理膳食是预防儿童营养不良及肥胖的有效策略之一。膳食指导对象包括儿童和儿童家长及照顾者。对儿童可进行浅显易懂的营养知识、平衡膳食方面的健康教育。培养良好的进食习惯，不暴饮暴食、不挑食、不偏食等。对儿童家长及照料者指导，主要向其介绍儿童各阶段的生理特点、营养需要、进食特点，传授科学喂养的知识、方法和技巧。

②卫生习惯的培养与教育：对儿童传授个人卫生知识，使儿童懂得个人卫生习惯对健康的影响，养成良好的卫生习惯。如养成饭前便后洗手、早晚刷牙等基本卫生习惯。

③预防常见病的健康教育：儿童期易患沙眼、龋齿、脊柱弯曲等常见病。教育儿童学会正确的刷牙方法、少吃糖果糕点、合理用眼、采用正确读写姿势等。通过健康教育使儿童及家长懂得预防接种的重要性，主动配合按计划进行免疫预防接种。

④心理健康教育：随着年龄的增长、思维方式的变化、社会阅历的扩展，儿童会遇到各种心理问题。有效的心理健康教育可帮助儿童认识自己，提高儿童心理素质，培养乐观、自信的健全人格，促进儿童身心健康成长。通过普及心理健康知识，使儿童学会自我保护和调整情绪的方法，培养应对挫折的能力。

⑤预防意外伤害、应急避险安全教育：意外伤害已经成为威胁儿童健康和生命的主要问题，教育儿童及家长认识常见的危险标识，掌握地震、火灾时逃生与求助的知识，家用电器的安全使用知识，遵守基本交通规则，发生紧急情况或意外伤害时会拨打求助电话。

（2）儿童健康教育的方法　儿童健康教育应结合不同年龄儿童身心发育特点，采取科学性与实用性的方法，要考虑儿童的可接受性，由浅入深、由易到难、由简到繁、循序渐进地进行。有效的健康教育方法能促使儿童养成良好的行为和卫生习惯，为儿童一生的身体健康奠定基础。

学龄前儿童，一般进入托幼机构，健康教育多数以团体、小组形式开展。儿童的注意力容易分散，按照不同年龄段，可以多种方法相配合。如通过看图片、讲故事、做游戏、唱儿歌、演节目、看动画片、画墙报等儿童喜闻乐见的方式进行健康教育，做到生动活泼、丰富多彩、引人入胜、寓教于乐。可以邀请家长参加，请家长和儿童做游戏、健康知识有奖竞赛等，往往有事半功倍的效果。

对学龄期儿童可以通过举办班会、制作手抄报、观看视频、板报等多种宣传教育形式进行健康教育，可与《品德与生活》等学科的教学内容有机结合，还可以利用课外社会实践活动、健康主题日宣传等方式传授健康知识和技能。

（二）妇女健康教育

1. 妇女健康教育的意义　妇女是家庭生活管理和卫生保健的主角，妇女的健康不仅关系到自身的地位和发展，同时影响着整个家庭的健康和幸福，对全民健康有积极的促进作用。

（1）促进妇女自身健康　妇女的一生要经历月经期、围婚期、围生期、哺乳期、更年期等不同的生理时期，各期都有独特的生理、心理特点，存在不同的健康问题。通过开展健康教育可以使妇女了解各个时期的特点，掌握相关的卫生保健知识和技能，能够正确对待和处理不同阶段出现的身心问题，顺利度过各个时期。

（2）提高家庭健康水平　妇女肩负着家庭生活、教育、管理及教养下一代的重要责任。妇女健康知识的储备和健康行为的形成，直接影响着自身和家庭成员的健康水平、生活习惯、性格品质、心理状态等。因此，加强妇女健康教育，不仅能促进自身的健康，而且对改变家庭成员健康水平、生活质量具有重要而特殊的意义。

（3）促进社会健康发展　随着经济发展和社会进步，妇女参与各种职场工作、社会活动、经济建设、政治活动的机会增加，妇女在家庭和社会的地位不断提高。因此，妇女的身心健康水平对社会经济和社会面貌产生了直接的影响，在促进社会和谐健康发展中起到积极重要的作用。

2. 妇女健康教育的内容与方法　妇女健康教育应针对不同时期妇女的生理特点及生活状况，采取不同的内容与方法进行健康教育，做到有的放矢、实用有效。

（1）不同时期妇女健康教育的内容

①月经期：健康教育内容包括月经的生理知识、正确认识月经、月经初潮教育、经期的卫生保健、痛经防治等。月经期可能出现心理、情绪和行为的变化，应进行经前期紧张症的心理卫生教育，以及月经期饮食、睡眠和活动注意事项等保健常识的教育。

②青春期：开展青春期的心理卫生、性教育、婚姻道德、避孕节育、艾滋病防治等教育，避免女性出现行为偏差导致不良性行为、未婚先孕、感染性病等问题，避免吸烟、酗酒、吸毒等不良嗜好。青春期女性往往注重形体美，还要开展包括美学的健康教育，使其形成正确的美学观念，保持健康体型，避免盲目追求减肥而造成的营养不良等后果。

③妊娠期：妊娠期的健康教育是保障妇女及下一代健康、提高出生人口身体素质、实现优生优育的重要手段。对孕妇及家人进行妊娠的生理卫生知识及妊娠期营养、活动、休息等保健知识的教育，包括孕前保健、孕期合理营养、孕期用药注意事项、定期产前检查意义、孕期自我监护内容及方法等知识。

④围生期：围生期是指怀孕 28 周到产后 1 周的时期，内容包括分娩时产妇和婴儿用品的准备，分娩先兆、临产表现及分娩的过程，产后营养及产后休养注意事项，产后常见问题的预防、早期发现及处理方法，新生儿护理、喂养及保健等知识。

⑤哺乳期：健康教育的重点内容是宣传母乳喂养的优点，鼓励和支持母亲坚持母乳喂养，指导母乳喂养的方法和技巧。如确实无法进行母乳喂养者，指导其采取正确的人工喂养方法。哺乳期健康教育还包括添加辅食的正确方法、对婴儿的日常护理、早期教育等内容。

⑥更年期：健康教育的重点内容是更年期生理、心理卫生保健及社会适应的教育。指导更年期妇女建立合理的生活目标，养成良好的生活规律和卫生习惯，合理安排日常生活，注重平衡营养、适量运动、定期体检，尤其要重视心理卫生的教育，学习心理调节的方法。

（2）合理膳食教育　妇女多数在家庭中承担着主妇的角色，主导着家庭的饮食结构。通过健康教育使妇女掌握营养知识，进而保证家庭全体成员的营养与平衡膳食。妇女根据家人不同营养需求与健康状况，科学合理地安排饮食，做到饮食有规律，保证食品卫生与安全。

（3）家庭卫生保健知识及安全教育　妇女是家庭保健活动的主角，是家庭健康教育的主要对象。教育内容包括常见病防治和预防意外伤害等，如家庭饮食卫生、夏季预防中暑、家庭环境卫生等。妇女应懂得一些意外伤害的预防和急救知识。

（4）健康生活方式教育　妇女是家庭健康的主要管理者，教育妇女倡导科学文明、健康向上的生活方式，抵制不良行为，培养家庭成员养成良好的生活方式和行为习惯、保持乐观情绪等。

（5）妇女常见疾病的健康教育　一些常见的妇科疾病严重影响着女性的健康和生活，如痛经、乳腺增生、子宫肌瘤等。指导妇女掌握乳房的自我检查方法，定期检查对防治妇科病及妇科肿瘤的重要意义，性病、艾滋病的传播感染途径及防治知识，强调性伴侣同时治疗的重要意义等。

（6）妇女健康教育的方法　做好妇女健康教育要注意教育的策略与方法，考虑教育对象的年龄、职业、文化背景、婚姻状况、生殖状态、性格倾向等，根据不同个体或群体的特点选择适宜的健康教育方法。

①开展专题讲座：选择女性关心、感兴趣的健康问题，邀请有关专家，开展系统的专题讲座。如针对突出健康问题开展经期卫生保健、妇女常见疾病的自我诊断、更年期心理调适、青春期健康问题等讲座。

②利用各种传播媒介：通过电视、报纸、网络、杂志、科普书籍、宣传栏目等大众传媒方式宣传、普及卫生保健知识。

③开展健康教育咨询：在各级医疗机构、妇幼保健院设立妇女健康教育咨询门诊，满足妇女的不同健康教育需求，可以提供相关知识的咨询和指导。

④利用主题活动日：利用"三八"妇女节、"五好家庭"评比等各种主题活动日，在活动中加入妇女健康教育内容，容易引起妇女的兴趣。配合社区的美化环境检查、评比等活动，开展相关的妇女健康教育活动，往往会取得良好的效果。

⑤举办短期学习班：组织有同类健康教育需求的女性办理短期学习班，如新婚生活学习班、产前学习班、母乳喂养学习班、科学育儿学习班等。学习班是有共同需求和相同目的的妇女聚集在一起，利于提高和巩固健康教育的效果。

⑥提供保健服务：妇女健康教育应将宣传教育、咨询、服务、综合管理融为一体，在妇产科门诊、婚检机构、孕检机构、社区卫生服务中心等不同场所，为特定人群提供有针对性的服务，如免费婚前体检，对贫困妇女进行免费妇科检查、治疗等生殖保健服务，使健康教育最终达到提高女性群体健康水平的目的。

⑦利用新媒体：利用手机客户端、微信群等新媒体方式，传播健康教育信息。对于腼腆的女性可添加微信好友，有利于隐私性质问题的咨询和个别指导，避免了面对面的尴尬。微信群也便于妇女之间的经验交流和相互促进。

（三）老年人健康教育

目前我国是世界上老年人口最多的国家，也是人口老年化速度较快的国家之一。庞大的老年人群已经改变了社会人口组成结构，对家庭生活和社会经济产生着深刻影响。提高老年人的身心健康水平对社会经济发展具有不可低估的作用，是健康教育的重要任务之一。

1. 老年人健康教育的意义

（1）提高老年人生活质量　通过有计划、系统的健康教育，以及配合医学、社会、环境、家庭方面的措施，使老年人提高健康意识，自觉并能够采纳有利于健康的行为和生活方式，减少影响健康的危险因素，预防疾病、促进健康、改善生活质量。

（2）提高社会文明程度　老年人的健康和社会地位是衡量一个国家社会文明程度和社会保障程度的重要标志。通过健康教育提高老年人的身心健康水平，使老年人有机会和能力参与各种适宜的社会活动。既可保持健康心态、锻炼身体、延缓衰老，又能为社会贡献经验和发挥余热。

（3）提高家庭生活质量　老年人健康教育和保健措施能够有效预防和减少老年慢性病、残疾等，一方面降低医疗费用支出、减少陪护人员费用，另一方面老年人能够融入家庭活动、与家庭成员和谐生活，从而提高了家庭生活质量。

2. 老年人健康教育的内容与方法

（1）老年人健康教育的内容

①饮食教育：饮食是老年人维持健康、抵御疾病的重要因素，指导老年人按照平衡膳食的原则科学合理地饮食，包括饮食的种类、数量、质量和良好的用膳习惯等。

②运动教育：进行适度的运动可提高老年人的健康水平和生活质量。要教育老年人运动的原则、方法和注意事项。老年人应根据自己的健康状况和兴趣爱好，选择适宜的活动项目，不宜做过度激烈、紧张的活动和比赛，适宜做有氧运动，如步行、慢跑、打太极拳等，选择在空气新鲜、环境安全的地方活动。

③生活方式和行为习惯教育：生活起居要有规律，合理安排衣食住行，按时就寝、避免久坐久卧、避免过度疲劳等。教育老年人认识不良行为习惯，如吸烟、酗酒、室内空气不流通、滥用药物等与疾病的关系，从而自觉抵制不良行为。

④预防意外伤害教育：老年人是意外伤害事件发生的高发人群，最常见摔倒跌伤、坠落、交通事故等。预防意外伤害要针对老年人的居住环境、社区环境、活动场所、心理指导等多方面进行健康教育。家里的地砖、洗漱用具、便器等，以及社区的路面、健身器械等要适合老年人使用，建立适宜老年人居住、活动、出行、交通的居家和社区环境。

⑤常见病防治教育：对老年人及家人普及常见病的防治知识，包括引起疾病的主要病因、早期症状及临床表现、早发现早治疗的意义、合理用药、自救或他救方法等。

⑥心理健康教育：老年人的心理问题是由多方面原因造成的。心理健康教育能够帮助老年人合理安排生活和作息时间，调整对自己和他人的期望值，培养开朗、乐观、豁达的性格，保持稳定的情绪、良好的心情。

⑦死亡教育：生命的终止是人类不可抗拒的自然规律，是每个人必须面对的问题。由于中国传统文化忌讳提及死亡的话题，很多人对死亡缺乏精神准备，面临死亡充满恐惧和焦虑。要指导老年人正确认识生命过程，在心理上对死亡做好充分准备，协助老年人合理安排自己的晚年生活，保持乐观的心态，树立正确的生命观。

（2）老年人健康教育的方法　在健康教育时要根据老年人特点采取适宜的方式，如口头宣传教育和讲座时要适度减慢语速、提高音量，重要的信息应重复几次，才能达到预期的教育目标。

①利用传统大众媒介：许多老年人习惯读报纸、听广播、看电视等，这些传统媒介对老年人是适宜的。要注意老年人的生理特点，实施过程中注意细节如报纸书刊要选用大的字号、加宽行间距、字迹清晰，广播的播音员要吐字清晰、语速放慢、适当重复等，可以有效提高健康教育的传播效果。

②举办主题讲座：举办促进健康行为的主题讲座，如怎样合理安排退休生活、怎样进行自我心理调适、如何安全地进行运动等。主题讲座注意与老年人进行双向交流，以吸引其注意力、引起兴趣。可安排与老年人生活贴近的人或事现身说法，可现场讨论，允许老年人插话提问，使现场气氛活跃，增强教育效果。

③制作宣传手册：制作并发放老年人的健康教育宣传手册，手册要便于老年人阅读、理解、使用。在内容上要贴切老年人的需求，在形式上要图文并茂，文字简单易懂，手册不宜过大、过重，要拿取方便、便于携带。

④组织文体娱乐活动：组织老年人开展形式多样的文化体育娱乐活动，如文艺汇演、诗歌朗诵、书画比赛、读书会、地方戏、广场舞等。在各种活动中传授健康知识，开展健康咨询，及时解答老年人的健康问题和心理问题。

⑤鼓励参加老年大学：鼓励老年人参加老年大学，在老年大学中，开设健康生活方式与防治疾病的健康教育课程，有计划、有系统地针对老年人存在的身体、心理问题进行健康教育。在课堂上可以利用实物、模型等教具进行演示，有利于老年人获得感性认识，增强健康教育的效果。

⑥进行技能培训：大多数老年人患有慢性病，需要进行长期自我监测和自我治疗，如测量血糖、注射胰岛素、监测血压等。对老年人及家属、陪护人员要进行自我监测、自我治疗的技术培训，使他们掌握这些技术和注意事项。

⑦建立互助小组：将患有同类疾病或有同类健康问题的老年人组织到一起，形成互助小组，在专业人员的协助下，互相说出存在的问题或困惑，相互帮助想办法、出主意，献计献策。在小组活动中，每个人既是受教育者，同时也是教育者。互助小组的形式对老年人的心理问题和行为矫治往往有显著效果。

⑧进行家庭访视：家庭访视可以与老年人深入细致地交谈，详细了解其健康需求，利于开展针对性较强的健康教育。通过家庭访视，及时解答老年人的健康问题，可以同时建立老年人健康档案，进行慢性病管理，使健康教育具有可行性、有效性、长期性。

【思考题】

1. 如何理解护理人员在健康教育中的角色？
2. 如何对健康教育对象需求进行评估？
3. 联系实际，谈一谈护理健康教育实施的方法与技巧。
4. 社区健康教育的内容和方法有哪些？
5. 如何针对儿童、妇女开展健康教育？
6. 老年人健康教育注意事项有哪些？

第一节　呼吸系统疾病患者的健康教育

一、肺炎患者的健康教育

肺炎是指肺实质包括终末气道、肺泡和肺间质的炎症，可由微生物、理化因素等引起。细菌性肺炎是最常见的肺炎，也是常见的感染性疾病之一，临床表现以咳嗽伴有咳痰、咽痒、头痛、恶寒发热、全身不适为主要特征。本病属于中医学"风温肺热病"等范畴，常见证候有邪犯肺卫证、痰热壅肺证、痰浊阻肺证、正虚邪恋证。

（一）病因

引起肺炎的病因很多，最常见的是感染，如细菌、病毒、真菌、寄生虫，还有理化因素、免疫损伤、过敏等。受凉、劳累、年老体弱、抵抗力下降等与肺炎的发生密切相关。

（二）典型临床表现

1. 发热　为肺炎的典型表现。部分患者体温可在数小时内上升至 39 ～ 40℃，呈稽留热型，常伴有头痛、全身肌肉酸痛、食量减少等。

2. 咳嗽与咳痰　初期为刺激性干咳，继而咳白色黏液痰或带血丝痰，部分患者 1 ～ 2 天后，可咳黏液血性痰、铁锈色痰或脓性痰，好转后痰量增多，痰黄而稀薄。

3. 胸痛　部分患者患侧剧烈胸痛，呈针刺样，随着咳嗽或深呼吸而加剧，可放射至肩或腹部。

4. 呼吸困难　由于肺实变通气不足，气体交换障碍而引起呼吸困难，呼吸浅而快，病情严重时可出现发绀的症状。

（三）住院患者的护理健康教育

1. 生活起居指导

（1）保持病室环境安静、清洁、舒适、空气流通，室温 18 ～ 20℃，湿度 50% ～ 60%。集中安排治疗和护理活动，以免影响患者休息。

（2）发热患者应卧床休息，保证睡眠充足，以减少组织耗氧，缓解头痛、肌肉酸痛等症状，有利于机体恢复元气。在日常生活上，给予或帮助患者床旁进食、洗漱、更衣等。

（3）高热时采用温水擦浴、冰袋、冰帽等物理降温，以逐渐降温为宜，防止虚脱。小儿要预防惊厥，汗出较多时，协助更换衣物、床单，保持皮肤干燥、清洁和舒适。注意保暖，避免受凉。

（4）鼓励患者多饮水，饮水量每天为 1500～2000mL，以促进排便，同时也有利于稀释痰液，补充因发热出汗和呼吸急促而丢失的水分。做好口腔护理，每日 2 次，饭后及咳痰后及时漱口，也可采取中药漱口或中药口腔护理，保持口腔卫生，防止继发感染。

（5）高热者可选择针刺退热，运用泻法，取大椎、风池、风府等穴；头痛者可按摩太阳、鱼腰、百会等穴及前额部；四肢疼痛者，可按摩局部；鼻塞、流涕者，可按摩迎香穴；对于胸痛的患者，可以采取患侧卧位休息。

（6）教会患者有效咳嗽、咳痰的方法，以清除呼吸道分泌物。痰液黏稠不易咳出、年老体弱、排痰无力者，可给予翻身、叩背、雾化吸入等协助排痰。背部叩击时，注意手法：从肺底自下而上、由外向内；频率为每一肺叶叩击 1～3 分钟，每分钟 120～180 次；时间以 5～15 分钟为宜，在餐后 2 小时至餐前 30 分钟完成，避免治疗中发生呕吐。

2. 饮食指导

（1）饮食指导原则　给予清淡、高热量、丰富维生素、易消化饮食，鼓励每天保持足够的饮水量，避免食用刺激性食品。

（2）高热患者饮食禁忌　宜食富含高蛋白、高维生素、易消化的流质或半流质饮食，如牛奶、藕粉、鸡蛋羹、细软面条、肉粥类等食物。忌食温热生痰之品，如龙眼肉、羊肉、狗肉、虾肉、柑、胡椒等。恢复期多食时令蔬菜、瓜果，以补充维生素 A、维生素 C。

（3）饮水量　如果患者心肺功能正常，鼓励多饮水。汗出较多者可补充糖盐水、果汁、西瓜汁、番茄汁等。

（4）中医辨证施膳

①邪犯肺卫证：发热，咳嗽，头痛，咽痛，头胀，恶风寒，口渴，痰少，无汗或汗少而不畅，舌红，苔白或微黄，脉浮数或弦滑。宜食宣肺透表、清热解毒之品，如薄荷、冬瓜子、桑叶等。可选食桑叶薄荷饮。忌食辛辣、肥甘厚腻之品。

②痰热壅肺证：身热，汗出，咳嗽，咳痰黄稠，或痰呈铁锈色，或伴有胸闷痛，口干欲饮，舌红苔黄，脉滑数。宜食清肺化痰、理气止咳之品，如山药、薏苡仁、雪梨等。可选食拌鱼腥草。忌食辛辣、肥甘厚腻之品。

③痰浊阻肺证：咳嗽，咳声重浊，胸闷，咳白黏痰，常伴有疲倦，纳呆，腹胀，大便溏，舌淡红，苔白腻，脉滑。宜食燥湿化痰、宣肺止咳之品，如白萝卜、薏苡仁、枇杷等。可选食薏苡仁粥等。忌食辛辣、肥甘厚腻之品。

④正虚邪恋证：疲倦乏力，少许咳嗽，少痰，纳呆，腹胀，舌淡红，苔白腻，脉滑。宜食益气养阴、消散余邪之品，如莲子、桂圆、瘦肉、蛋类、鱼肉、山药、海参等。可选食桂圆山药羹等。忌食生冷、刺激性食品。

（5）其他　忌烟酒，不喝浓茶或咖啡。吸烟使鼻咽部及呼吸道的黏膜受刺激，分泌物增多，引起剧烈的咳嗽；酒精度数高的烈性酒，使全身的血管扩张，降低抗御外邪能力，加重病情，故应禁烟酒。中药多含酸性或生物碱，易与茶叶中的鞣酸产生沉淀反应，使药物变质，治疗中最好不饮茶水，更不可以茶水送药。

3. 心理指导

（1）医护人员要主动关心、询问患者，了解其心理状态，进行有效的沟通。态度和蔼，言语亲切，对待患者一视同仁，真诚相待。

（2）医护人员要针对患者病情讲解医学知识，使其对所患疾病的原因、发展和转归真正了解，从而解除疑虑，消除患者恐惧、焦虑心理，树立战胜疾病的信心，争取患者的配合。

（3）可采用中医移情易性的方法。如有些患者胡思乱想，焦虑难抑，可教其练习八段锦、呼吸操、太极拳等。对于紧张易急躁的患者，还可利用五行音乐疗法，让患者聆听《春江花月夜》等曲目，以舒缓紧张急躁情绪。

4. 用药指导

（1）遵医嘱静脉应用抗生素控制感染，如使用青霉素、头孢类抗生素时，在给药期间应密切观察有无过敏反应，一旦发生皮肤瘙痒、心跳加速、呼吸困难等症状应立即报告医护人员。

（2）盐酸氨溴索注射液，使用时缓慢静脉滴注，告知患者及家属勿自行调节，使用注射泵给药时推注时间至少10分钟。应避免同时服用强力镇咳药，如可卡因、咳必清（喷托维林）、右美沙芬等。

（3）口服止咳糖浆，应注意4点：①不要用水稀释，服后不宜立即饮水。②避免污染瓶口。③存放在阴凉避光处。④与其他药服用时宜最后口服。

（4）中药汤剂宜温热服，中西药应间隔半个小时，服用退热药酌加衣被，或进食少许热粥或米汤，以培汗源，助邪外达。服药期间根据治疗药物服用注意事项、禁忌，做好饮食调整，以免影响药效。

（四）康复期患者的护理健康教育

1. 指导患者注意休息，防寒保暖，生活规律，劳逸结合，避免受凉、劳累，戒烟酒。传染病流行期间，不去公共场所，出门可戴口罩、帽子，勤洗手必要时可接种相关疫苗。

2. 宜高热量、高蛋白质、高维生素、易消化的清淡饮食，少量多次饮用温开水。

3. 积极参与体育锻炼，可根据自身情况选择运动种类、强度，宜循序渐进，以不感疲劳为宜。

4. 保持心态平和，情绪稳定，及时调整不良心理状态。

5. 遵医嘱定时定量服药，勿私自停药或减量。可遵医嘱进行"三伏贴""三九贴"疗法，减少复发率。

6. 患者出院后定期门诊复查。慢性病、长期卧床、年老体弱者，应注意经常改变体位、翻身、叩背，咳出气道痰液，出现发热、心率加快、咳嗽、咳痰、胸痛等症状时，应及时就诊。

二、慢性阻塞性肺疾病患者的健康教育

慢性阻塞性肺疾病（chronic obstructive pulmonary disease，COPD），简称慢阻肺，是一种具有气流受限特征的肺部疾病，气流受限不完全可逆，呈进行性发展。慢阻肺的急性加重期属于中医学"喘病"范畴，稳定期属于中医学"肺胀"范畴。急性加重期常见证候有外寒内饮证、风热犯肺证、痰浊壅肺证、肺气郁闭证，稳定期常见证候有肺脾气虚证、肺肾气虚证、肺肾气阴两虚证。

（一）病因

慢阻肺发病因素包括个体易感因素和环境因素两方面，两者相互影响。个体易感因素为蛋白酶–抗蛋白酶缺乏，最主要的环境因素是吸烟，还与接触职业粉尘和化学物质（烟雾、过敏原、

工业废气等）及空气污染密切相关。

（二）典型临床表现

慢阻肺起病缓慢，病程长，一般在冬春寒冷季节发作或加重，气候变暖时可自行缓解，反复急性发作病情逐渐加重。

1. 慢性咳嗽 通常为首发症状，早期咳嗽呈间歇性，晨起明显，之后早晚或整日均有咳嗽，夜间不显著。少数患者无咳嗽症状，但肺功能显示明显气流受限。

2. 咳痰 咳少量黏液性痰，晨起较多，合并感染时痰量增多。少数患者咳嗽不伴咳痰。

3. 气短或呼吸困难 是 COPD 的标志性症状，早期仅在劳累或重体力活动时出现，之后逐渐加重。

4. 喘息和胸闷 重度患者出现喘息症状，胸闷常于劳力后发生。

5. 全身性症状 病情较重者可出现全身症状，如腹胀纳呆、食欲减退、体重下降、四肢肌肉萎缩和功能障碍、精神焦虑和（或）抑郁等。

（三）住院患者的护理健康教育

1. 生活起居指导

（1）保持病室空气新鲜、温湿度适宜，温度保持在 18 ~ 22℃，湿度控制在 50% ~ 60%。减少不良的环境刺激，避免寒冷或干燥空气、烟尘、花粉及刺激性气体等。

（2）根据呼吸困难、喘憋气短的程度及伴随症状，帮助患者取适宜体位，如高枕卧位、半卧位或端坐位，必要时安置床上桌，以利患者休息。在日常生活上，给予或帮助患者床旁进食、洗漱、更衣、翻身、大小便等。

（3）持续性咳嗽、痰液黏稠时，在心肾功能正常的情况下，宜频饮温开水，饮水量每天 1500 ~ 2000mL，以达到湿化气道、稀释痰液的目的。可按揉天突、丰隆等穴，以豁痰利气。

（4）保持口腔卫生，每日清洁口腔 2 次，咳痰及进食后及时漱口，有助于预防口腔感染、增进食欲。

（5）指导患者掌握有效的咳嗽、咳痰方法，鼓励患者深呼吸，以减轻呼吸困难。教会恢复期患者腹式呼吸，开始时每日 2 次，每次 10 ~ 15 分钟，以后逐渐增加次数和时间，争取成为自然呼吸习惯；缩唇呼吸，吸与呼时间比例为 1∶2 或 1∶3，呼气流量能使距口唇 15 ~ 20cm 处蜡烛火苗倾斜而不灭为度，以后可逐次延长距离至 90cm，并逐渐延长时间，以提高肺活量，改善呼吸功能。

（6）鼓励患者多运动，以促进肠蠕动，减轻腹胀。病情较轻可鼓励患者下床活动，可每日散步 20 ~ 30 分钟，或做呼吸操、八段锦等。病情较重者指导其在床上进行翻身、四肢活动等主动运动，或协助患者做被动运动。每日顺时针按摩腹部 10 ~ 20 分钟，根据病情需要，可选择足三里、中脘、内关等穴位进行按揉。

2. 饮食指导

（1）饮食指导原则 以低盐、低脂、清淡、易消化、富含维生素的食物为主，适量补充无机盐。

（2）饮食禁忌

①忌辛辣、刺激、生冷、油腻、海鲜发物等。

②避免食用或饮用易产气的食物和饮品，如豆类、薯类和碳酸饮料等，这些食品会导致腹

胀，从而加重患者的呼吸困难。不宜饮用含咖啡因的饮料，忌烟酒。

③避免食用高盐食物，如包装食品、膨化食品、油炸食品，尤其是罐装浓汤和方便面。

（3）中医辨证施膳

①外寒内饮证：受凉后出现头痛，身痛，发热，畏寒，咳嗽，气急，喉中痰声辘辘，痰液色白清稀，胸闷气憋。舌质淡红，苔薄白，脉滑，脉浮紧或弦紧。宜食宣肺止咳、疏风散寒之品，如葱、姜、杏仁等。可选食生姜粥。

②风热犯肺证：发热，恶风或恶热，头痛，肢体酸痛，咳嗽，咽痛，气急，痰黄质稠。舌质红，苔薄白或黄，脉滑或脉浮数。宜食宣肺化痰、疏风清热之品，如薄荷、冬瓜子、桑叶等。可选食桑叶薄荷饮。

③痰浊壅肺证：咳嗽喘息，咳吐痰涎，量多色灰白，胸肋膨满，气短，不得平卧，心胸憋闷。苔白腻，脉弦滑。宜食清肺化痰、理气止咳之品，如山药、薏苡仁、雪梨等。可选食薏米山药粥。

④肺气郁闭证：常因情志刺激而诱发，发时突然呼吸短促，息粗气，胸闷，咽中如窒，但喉中痰鸣不甚，或无痰声。平素多忧思抑郁，失眠，心悸。苔薄，脉弦。宜食开郁宣肺、降气平喘之品，如杏仁、白果等。可选食白果杏仁粥。

⑤肺脾气虚证：咳嗽，喘息，气短，动则加重，神疲，乏力或自汗，恶风，易感冒，纳呆或食少，胃脘胀满或腹胀或便溏。舌体胖大或有齿痕，舌苔薄白或腻，脉沉细。宜食健脾补肺之品，如山药、胡萝卜、核桃、鸡肉等。可选食鸡肉胡萝卜汤。

⑥肺肾气虚证：喘息，气短，动则加重，乏力或自汗，易感冒，恶风，腰膝酸软，耳鸣，头昏或面目虚浮，小便频数，夜尿多或咳而遗尿。舌质淡，苔白，脉沉细或细弱。宜食补益肺气、肾气之品，如枸杞子、黑芝麻、木耳、桂圆、牛肉等。可选食黑芝麻粥。

⑦肺肾气阴两虚证：喘息，气短，动则加重，自汗或乏力，易感冒，腰膝酸软，耳鸣，头昏或头晕，干咳或少痰，咳嗽不爽，盗汗，手足心热。舌质淡或红，舌苔薄少或花剥，脉沉细或细数。宜食益气养阴之品，如莲子、蛋类、鲜藕、雪梨、银耳、老鸭等。可选食雪梨银耳汤。

（4）其他　宜少量多餐，每餐不宜过饱，每日进餐4～6次。进食过饱易导致膈肌上抬，加重呼吸困难。

3. 心理指导

（1）本病缠绵难愈，患者精神负担重，易出现焦虑、抑郁、烦躁等情绪，应多与患者沟通，了解其心理状态，及时予以心理疏导。

（2）责任护士应主动介绍疾病知识，使患者了解引起慢阻肺的原因和转归，解除患者疑虑。坚持呼吸功能锻炼，鼓励患者积极治疗，消除消极、悲观的态度，克服对疾病的恐惧心理，保持情绪稳定，改善依从性。

（3）鼓励病友间多沟通，交流防治疾病的经验。指导患者学会自我排解烦恼及忧愁，通过适当运动，如下棋、猜谜、欣赏音乐、书法绘画、垂钓种花等陶冶情操，移情易性，保持乐观开朗的情绪。

（4）鼓励家属多陪伴患者，给予患者情感支持，增强其治疗疾病的信心。

（5）可采用中医的情志相胜疗法，对抑郁、焦虑的患者，用喜悦之事使患者心境豁达，振奋精神。也可利用五行音乐疗法，聆听以商音为主的商调式乐曲，如《阳春白雪》，抒发情感，放松情绪。

4. 用药指导

（1）支气管舒张剂主要有 β_2 受体激动剂、抗胆碱药及甲基黄嘌呤类，根据药物作用及患者病情选用。长效制剂支气管扩张起效快，作用时间长，安全高效，患者易耐受，但不易被胃肠吸收，主要不良反应为口干。甲基黄嘌呤类主要是氨茶碱类药物，在空腹时（餐前半小时至 1 小时，或餐后 2 小时）口服，吸收较快。静脉输液时，应避免与维生素 C、促皮质激素、去甲肾上腺素、四环素族盐酸盐配伍。如有低氧血症、发热、充血性心力衰竭或肝功能不全等，茶碱的清除率下降，应减少茶碱的剂量。常见的不良反应为恶心、胃部不适、呕吐、食欲减退，也可见头痛、烦躁、易激动，应定期监测茶碱的血清浓度。

（2）痰热清注射液具有增强免疫力、止咳化痰、抑菌抗炎及清热解毒等作用。其中含有多种中药成分，易引起过敏反应，联合用药时，应使用生理盐水做间隔液。痰热清不良反应主要有过敏性休克、寒战、高热、过敏性皮疹、晕厥等症状。严格控制输液速度，成人每分钟 30～60 滴。如出现不良反应，应立即停止输液，并及时通知医护人员。

（3）教会患者定量吸入器、干粉吸入制剂的正确使用方法，知晓所用药物的名称、用法、用量及注意事项。遵医嘱按时按量用药，不可自行增减药量或停药。

（4）中药汤剂宜温服。中西药服用应间隔半个小时，服药期间根据治疗药物服用注意事项、禁忌，做好饮食调节，以免影响药效。

（四）康复期患者的护理健康教育

1. 顺应四时，根据气温变化，及时增减衣物，勿汗出当风，在呼吸道传染病流行期间，避免去人群密集的公共场所，以免感受外邪，诱发或加重病情。

2. 尽可能避开吸烟环境和粉尘刺激性环境，鼓励吸烟患者与戒烟成功者进行控烟交流。

3. 饮食宜高热量，保证充足蛋白质、维生素和微量元素的摄入，避免摄入过多碳水化合物及产气食物，多吃绿叶蔬菜及水果，食物烹饪以蒸、煮为宜，食物宜软烂，利于消化吸收，同时忌辛辣、生冷、动火之品，少吃油腻肥甘，戒烟酒。

4. 调畅情志，宜平淡静志，保持心情愉快，有利于疾病的康复。

5. 劳逸结合，起居有常，保证充分的休息和睡眠。坚持做深呼吸、腹式呼吸和缩唇呼气等呼吸功能锻炼，同时坚持进行五禽戏、太极拳或八段锦等传统养生操的锻炼，每周进行 3 次以上，每次 15 分钟，以达到改善心肺功能、控制临床症状、减少复发次数、增强体质、提高生活质量的目的。活动时注意呼吸、心率变化，逐渐增加运动量，不可操之过急，根据个人病情进行。疲劳时不可勉强运动。

6. 慢阻肺患者病情易反复发作，应遵医嘱规律用药，不随意增减药量或停药，也不要凭经验服药，以免延误病情。

7. 坚持长期家庭氧疗。每天给予持续低流量鼻导管吸氧 10～15 小时以上，氧流量每分钟 1～2L，湿化瓶使用纯净水或蒸馏水，每天更换，1～2 周更换吸氧管。用氧期间防止明火，吸氧过程中禁止吸烟。

8. 可遵医嘱进行"三伏贴""三九贴"疗法，减少慢阻肺的急性发作。

9. 患者出院后定期到门诊复查，如出现明显气促、呼吸困难、动则加重、不能平卧、发绀，甚至嗜睡等现象时，应及时就诊。

三、支气管哮喘患者的健康教育

支气管哮喘是由多种细胞和细胞组分参与的气道慢性炎症性病变。临床主要表现为反复发作的喘息、气急、胸闷或咳嗽等，常在夜间及凌晨发作或加重，多数患者可自行缓解或经治疗后缓解，同时伴有可逆的气流受限和气道高反应性，随着病程的延长可导致气道重塑。《黄帝内经》有"喘鸣""喘喝"之称，本病属于中医学"哮病"范畴。发作期常见证候有风哮证、寒哮证、热哮证、虚哮证，缓解期常见证候有肺气虚证、脾气虚证、肺肾两虚证。

（一）病因

1. 基本病因　遗传因素、亲属患病率高于群体患病率，且亲缘关系越近患病率越高，患者病情越重。

2. 诱因　环境因素如花粉、尘螨等各种特异和非特异性吸入物，感染因素如细菌、病毒、寄生虫等，食物药物因素如鱼、虾、蟹、蛋类、阿司匹林、抗生素等，其他因素如运动、妊娠、气候变化等。

（二）典型临床表现

发病前常有鼻咽痒、打喷嚏、流清涕和咳嗽等先兆症状，随即出现胸闷，呼气性呼吸困难，伴有哮鸣音，严重时强迫体位或端坐呼吸，干咳或咳大量白色泡沫痰。哮喘常在夜间及凌晨发作或加重，症状可在数分钟内发作，持续数小时或数天，可自行或在使用支气管舒张药后缓解。

患者仅以咳嗽为唯一症状称为咳嗽变异性哮喘。在运动时出现胸闷、咳嗽和呼吸困难等症状称为运动性哮喘。

根据临床表现可分为急性发作期、慢性持续期和缓解期。

1. 急性发作期　喘息、气促、咳嗽、胸闷等症状突然发生或加剧，常伴有呼吸困难，以呼气流量降低为特征。

2. 慢性持续期　没有急性发作，但长时间内有不同频度和（或）不同程度的喘息症状。

3. 缓解期　症状、体征消失，肺功能恢复到急性发作前的水平，并持续 4 周以上。

（三）住院患者的护理健康教育

1. 生活起居指导

（1）保持病室安静、整洁，空气流通，温湿度适宜。病室内不宜摆放花草，患者避免使用皮毛、羽绒或蚕丝织物，避免吸入刺激性气体、粉尘和烟雾等。热哮证患者病室应凉爽通风；寒哮证患者病室宜阳光充足，温度宜偏暖。注意胸背部保暖，防止肩部受凉，避风寒。

（2）根据喘息气促和呼吸困难的程度，协助患者取舒适体位，重者取半卧位或坐位，端坐呼吸者可使用床上桌支撑，以减少体力消耗。鼓励患者缓慢深呼吸，以减缓呼吸困难。在日常生活方面上，给予或帮助患者床上进食、更衣、洗漱、翻身、大小便等。

（3）哮喘发作时，常会大量出汗，应勤换衣物、床单，保持皮肤干燥、清洁和舒适。指导患者咳嗽时坐起、身体前倾，运用有效的咳痰方法尽量将痰液咳出。痰液黏稠时可小口频饮温开水，若无心肾功能不全，鼓励患者每天饮水 1500 ～ 2000mL，定期为患者翻身、叩背，以促进痰液排出。协助并鼓励患者咳嗽后用温水漱口，保持口腔清洁。

（4）指导患者掌握腹式呼吸和缩唇呼吸锻炼方法，以增加潮气量，改善呼吸功能。二者相互配合，每天锻炼 2 次，每次 10 ～ 15 分钟，以后逐渐增加次数和时间，逐渐习惯。每次锻炼时，放松全身肌肉，宜在饭后 1 ～ 2 小时进行，不宜空腹及饱餐时进行。呼吸功能锻炼不可操之过急，要循序渐进，长期坚持锻炼。

（5）自我保健：

①穴位按摩：可选择膻中、迎香、风池、三阴交、足三里等穴位按摩。

②足底按摩：取肾、肺、脾、喉、气管等反射区，每个反射区按摩 3 分钟，每日 3 次。

③叩齿保健：指导患者叩齿，每日早晚各一次，每次 3 分钟左右。叩齿时可用双手指有节律的搓双侧耳孔，提拉双耳郭直到发热为止。

2. 饮食指导

（1）饮食指导原则　清淡、易消化，不宜过饱、过甜、过咸；避免摄入易引起过敏的食物，如海鲜类、蛋白，忌食辛辣刺激油腻之品；戒烟酒。

（2）饮食禁忌

①哮喘发作时，少吃胀气或难消化的食物，如豆类、瓜类、山芋、土豆等，以避免腹胀压迫胸腔而加重呼吸困难。

②戒烟酒，不喝浓茶和咖啡。烟雾因素可减缓鼻黏膜纤毛的蠕动速度，难以阻挡细菌、病毒及灰尘的侵入，诱发哮喘。饮甜酒、烈性白酒和曲酒，能助火生痰，均对哮喘不利。

（3）饮水量　鼓励患者多饮水，因哮喘发作时，呼吸加快，汗出较多，痰液过干易阻塞呼吸道。若心肾功能正常，每天饮水量 1500 ～ 2000mL 左右，有利于湿润呼吸道，稀释痰液，缓解哮喘。

（4）中医辨证施膳

①风哮证：时发时止，发时喉中哮鸣有声，反复发作，止时又如常人，发病前多有鼻痒、咽痒、打喷嚏、咳嗽等。舌淡苔白，脉浮紧。宜食祛风涤痰、降气平喘之品，如杏仁、萝卜等。可选食杏仁粥。

②寒哮证：喉中哮鸣如水鸡声，呼吸急促，喘气逆，痰多且色白、多泡沫，易咳，口不渴或渴喜热饮，恶寒，天冷或受寒易发。肢冷，面色青晦。舌苔白滑，脉弦紧或浮紧。宜食豁痰利窍、宣肺散寒之品，如葱、姜、胡椒等。可选食椒目粉配菜。

③热哮证：喉中痰鸣如吼，痰液黄稠，胸闷，气喘息粗，甚则鼻翼翕动，烦躁不安，发热口渴，或咳吐脓血腥臭痰，胸痛，大便秘结，小便短赤。舌质红，苔黄腻，脉滑数。宜食化痰定喘、清热宣肺之品，如梨汁、杏仁等。可选食雪梨川贝冰糖饮。

④虚哮证：喉中哮鸣如鼾，声低，气短息促，动则喘甚，发作频繁，甚至持续喘哮，咳痰无力，舌质淡或偏红，或紫暗，脉沉细或细数。宜食降气化痰、补肺纳肾之品，如木耳、核桃等。可选食核桃粥。

⑤肺气虚证：平素自汗、怕风，常易感冒，每因气候变化而诱发哮喘，发病前喷嚏频作，鼻塞流涕，舌苔薄白，脉濡。宜食补肺益气之品，如燕窝、百合、花生、胡桃仁等。可选食百合粥。

⑥脾气虚证：平素痰多，倦怠乏力，食少便溏，每因饮食失当而引发哮喘，舌苔薄白，脉细缓。宜食健脾益气之品，如南瓜、银耳、山药等。可选食莲子银耳汤。

⑦肺肾两虚证：气短息促，动则为甚，吸气不利，痰液质黏起沫，脑转耳鸣，腰膝酸软，心慌，不耐劳累，或五心烦热，颧红，口干，舌质红，少苔，脉细数；或畏寒肢冷，面色苍白，舌苔淡白，质胖，脉沉细。宜食补肺益肾、纳气平喘之品，如黑豆、百合等。可选食百合粥。

3. 心理指导

（1）耐心倾听患者的主诉，善于体谅患者疾苦，态度和蔼，言语可亲，真诚相待，避免不良情绪刺激，使患者保持良好的精神状态，促使疾病早日痊愈。

（2）介绍疾病的原因、诱因、转归等相关知识，缓解紧张、恐惧心理，及时做好正面引导，减轻患者心理压力，积极配合治疗。

（3）告知患者情志因素对疾病的影响，鼓励家属多陪伴患者，给予心理情感支持。

（4）采用中医的情志相胜疗法，对悲观、焦虑的患者，用喜悦之事使患者心境豁达，振奋精神。也可利用五行音乐疗法，聆听以商音为主的商调式乐曲，如《阳春白雪》《金蛇狂舞》等，抒发情感，使人情绪放松。

4. 用药指导　指导患者遵医嘱正确用药，了解所用药物的名称、用法、用量及注意事项。指导患者及家属正确掌握药物吸入的方法、剂量。

（1）β_2 受体激动剂：指导患者遵医嘱用药，短效 β_2 受体激动剂不宜长期、单一、大量使用。由于 β_2 受体激动剂无明显抗炎作用，长期使用易引起 β_2 受体功能下降和气道反应性增加，出现耐药性，故长效 β_2 受体激动剂应与吸入性糖皮质激素等抗炎药联合使用。其主要不良反应有心悸、骨骼肌震颤、低血钾等。

（2）糖皮质激素：吸入药物治疗的全身不良反应少，少数患者可出现声音嘶哑、咽部不适和口腔念珠菌感染。在使用吸入激素类药物后应及时漱口，避免激素残留在口腔引起真菌感染。口服药物宜在饭后服用，减少药物对胃肠道的刺激。按时规律用药，遵医嘱适时调整药物，不可自行增减药量或停药。

（3）茶碱类：氨茶碱用量过大或静脉使用速度过快可发生中毒症状，当出现恶心、呕吐、心律失常、血压下降、呼吸中枢兴奋或抽搐等症状时，应及时告知医务人员给予处理。

（4）寒哮证中药汤剂宜热服，热哮证宜偏凉服，补虚汤药宜温服。服用含麻黄的中药时，注意观察汗出和血压、心率等生命体征的变化情况。服药期间根据治疗药物服用注意事项、禁忌，做好饮食调整。

（四）康复期患者的护理健康教育

1. 居住环境应安静，温湿度适宜，保持室内清洁、空气流通。保证充足的休息与睡眠。

2. 避免诱发因素，保持情绪稳定，避免强烈的精神刺激和剧烈运动，避免过度换气，学会有效控制诱发哮喘发作的各种因素，加强过敏原识别与规避；在易过敏的季节应佩戴口罩；对螨虫过敏的哮喘患者应及时晾晒和更换被褥。预防感冒，天气寒冷或感冒流行季节避免去公共场所，必要时可预防接种流感疫苗。

3. 饮食宜清淡、少刺激、富含营养及各种微量元素，忌生冷肥甘厚味、海鲜发物、辛辣食物等。过敏性体质患者宜少食异性蛋白类食物，一旦发现某种食物可诱发支气管哮喘发病，应避免进食。

4. 保持良好的心理状态，学会放松疗法，缓解不良情绪，减轻心理压力，提高治疗的信心和依从性。

5. 根据自身情况，参加竞争力不强的耐力、耐寒锻炼，如游泳，打羽毛球，练习呼吸吐纳功太极拳和八段锦等，以增强体质。坚持腹式呼吸和缩唇呼吸功能锻炼，以提高肺活量，改善呼吸功能。

6. 哮喘难以速愈和根治，虽然缓解期自我感觉没有症状，但是气道的高反应性还持续存在，因此必须坚持长期用药，并按医嘱规律使用气雾剂和干粉吸入剂等药物。可遵医嘱进行"三伏贴""三九贴"疗法，减少支气管哮喘的复发。

7. 出院后定期门诊复查。患者应知晓哮喘发作的先兆表现和病情加重的征象，及时进行自我简单处理。告知患者随身携带扩张支气管的气雾剂，哮喘发作时保持镇静，勿惊慌，立即吸入 β_2 受体激动剂类气雾剂（2～4喷），依据病情可以每20分钟重复一次。1小时后若症状仍未缓解，应及时就医。

【思考题】

1. 针对肺炎导致高热的患者，应如何计划实施健康教育？
2. 针对慢阻肺稳定期的患者，应如何计划实施健康教育？
3. 针对支气管哮喘急性期的患者，应如何计划实施健康教育？

【案例分析】

李某，男，76岁，退休职工。2022年11月10日就诊。

主诉：反复咳嗽、咳痰10余年，气急5年，再发3天。

现病史：患者10余年前无明显诱因反复出现咳嗽、咳痰，当地医院诊断为"慢性支气管炎"，经药物（用药不详）治疗后症状好转。此后症状反复发作，不规则用药。5年前逐渐出现气急症状。3天前受凉后咳嗽再次加重，痰多色白，胸闷气急明显，2天前出现发热，具体体温不详，自服清开灵、头孢类抗生素，症状有所缓解，1天前恶寒发热症状加重，遂来我院急诊。就诊时体温38.7℃，为进一步诊治，收住入院。

既往史：否认高血压、糖尿病等慢性疾病史，否认传染病史，否认药物过敏史。

入院症见：神志清，面色无华，半坐卧位，呼吸急促，口唇略发绀，胸部胀闷，咳嗽，咳痰，痰多色白。情绪焦虑郁闷，胃纳差，睡眠一般，二便正常。舌暗，苔薄腻，脉滑。T 38.6℃，P 98次/分，R 25次/分，BP 128/71mmHg。

1. 该患者目前所患何病？辨证当属何证？
2. 请对该患者进行健康教育。

第二节　循环系统疾病患者的健康教育

一、冠状动脉粥样硬化性心脏病患者的健康教育

冠状动脉粥样硬化性心脏病是冠状动脉粥样硬化使血管腔狭窄、阻塞和（或）因冠状动脉功能性改变（痉挛）导致心肌缺血、缺氧或坏死而引起的心脏病，简称冠心病。本病属于中医学"胸痹"范畴，常见证候有心血瘀阻证、寒凝心脉证、痰浊内阻证、心气虚弱证、心肾阴虚证、心肾阳虚证。

（一）病因

本病病因尚未完全明确，危险因素主要为血脂异常，高血压，吸烟，糖尿病和糖耐量异常，肥胖，缺少体力活动，进食过多的动物脂肪、糖和钠盐，以及社会心理因素等。多见于40岁以上的人群，男性发病居多。冠心病的发作常与情绪激动、过度体力活动、季节变化、饱食、大量

吸烟和饮酒等有关。

（二）典型临床表现

根据病理解剖和病理生理变化的不同，近年趋于将本病分为急性冠脉综合征和慢性冠脉病（慢性缺血综合征）两大类。前者包括不稳定型心绞痛、非 ST 段抬高性心肌梗死、ST 段抬高性心肌梗死和冠心病猝死；后者包括稳定型心绞痛、冠脉正常的心绞痛、无症状性心肌缺血和缺血性心肌病。此处重点介绍心绞痛和心肌梗死。

稳定型心绞痛以发作性胸痛为主要临床表现，典型的疼痛主要发生在胸骨中、上段之后，或心前区，界限不是很清楚，向上放射至左肩、左臂内侧，甚至小指和无名指。疼痛出现后常逐渐加重，持续 3～5 分钟，休息或含服硝酸甘油可缓解。心尖部听诊有时可闻及收缩期杂音。

不稳定型心绞痛的胸痛部位、性质与稳定性心绞痛相似，但疼痛逐渐加剧、频繁，持续时间延长，去除诱因或含服硝酸甘油不能缓解。

心肌梗死的临床表现与梗死的部位、大小、侧支循环情况密切相关。患者常在发病前数天有乏力、胸部不适、活动时心悸、气急、烦躁、心绞痛等前驱症状。其中，疼痛为最早出现、最突出的症状，性质剧烈，持续时间长，硝酸甘油疗效差，诱发因素不明显，常伴有大汗、烦躁不安、恐惧及濒死感，剧烈疼痛常伴有恶心、呕吐、上腹胀痛等胃肠道症状，并有血压下降和休克的表现；一般在疼痛发生后 24～48 小时出现全身症状，表现为发热、心动过速、白细胞计数升高和血沉加快；心律失常多发生在起病的 24～48 小时，24 小时内最多见；在起病最初的几天内，部分患者会发生心力衰竭，主要为急性左心衰。

（三）住院患者的护理健康教育

1. 生活起居指导

（1）保持环境安静，通风良好，温湿度适宜。

（2）避免劳累、饱餐、情绪激动、寒冷、便秘、感染等诱发因素。

（3）起居有常，注意劳逸结合。发作时应立即卧床休息，缓解期适当休息，保证充足的睡眠，住院期间避免不必要的体力活动。

（4）保持大便通畅。指导患者增加富含纤维素的食物，多食新鲜蔬菜及水果，无糖尿病者每天清晨给予蜂蜜加温开水同饮，顺时针按摩腹部，养成定期排便的习惯，排便时避免用力，必要时使用开塞露或缓泻剂协助排便。

2. 饮食指导

（1）饮食指导原则　宜清淡，少食多餐，低热量、低脂、低胆固醇、低盐饮食，多食易消化、富含粗纤维和维生素的食物。

（2）控制体重　在饮食调节的基础上，结合运动和行为治疗等综合疗法。

（3）限制钠盐摄入量　每日应控制在 6g 以下，适当减少钠盐的摄入有助于降低血压，减少体内水钠潴留。

（4）进食次数　宜少量多餐。避免饱餐，因饱餐可导致膈肌上抬，加重呼吸困难，同时消化食物时血液需要量增加，导致心脏负担加重。

（5）中医辨证施膳

①心血瘀阻证：宜食活血化瘀、通络止痛之品，如禽类、鱼类、核桃、花生、葵花籽等低脂、低胆固醇的食物。可选食桃仁粥。忌过饱，以免增加心脏负担。

②寒凝心脉证：宜食温通阳气、驱散阴邪之品，如干姜、川椒等以温运中阳，或酌情饮用少量米酒、山楂或低度葡萄酒。可选食二姜葱白粥、薤白粥等。忌食萝卜、茶叶等耗气之品，以及生冷寒冷、肥甘厚味、黏滑滋腻的食物。

③痰浊内阻证：宜食豁痰化浊、通阳开结之品。以素食为主，可配食橘子、萝卜、薏苡仁之类以健脾化痰。慎食辛辣刺激之品，忌食肥甘厚味、过咸食物。

④心气虚弱证：宜食益气通络、补气养阴之品，如大枣、桂圆等。可选食山药粥、莲子羹、黄芪粥、百合粥。忌饱食。

⑤心肾阴虚证：宜食滋阴降火之品。可选食首乌百合粥。

⑥心肾阳虚证：宜食益气温阳、活血通络之品。可选食牛肉汤、羊肉汤等。宜细软饮食，忌过饱。

（6）其他　积极劝导患者戒烟限酒，并实施戒烟限酒计划。

3. 心理指导

（1）指导患者注意情志调摄，保持情绪稳定，避免情绪波动及外界不良刺激。

（2）鼓励患者表达内心感受，针对性地给予其心理支持。

（3）指导患者掌握自我排解不良情绪的方法，如音乐疗法、谈心释放法、转移法等。

4. 用药指导

（1）心绞痛发作时，可给予患者舌下含服硝酸甘油，用药后注意观察胸痛变化情况，如果在服药后3～5分钟仍不缓解，可遵医嘱重复给药，每隔5分钟舌下给药1次，连续3次，仍未缓解者，则应考虑急性冠脉综合征的可能，要立即报告医生。对于心绞痛发作频繁的患者，可遵医嘱给予硝酸甘油静脉滴注，但应控制滴速，并告知患者及其家属不可自行调节滴速，以防发生低血压。部分患者用药后，出现面部潮红、头部胀痛、头晕、心动过速、心悸等不适，应告知患者及其家属是由于药物具有扩张血管的作用所致，以解除顾虑。

（2）中药注射剂应单独输注，须使用一次性精密输液器；与西药注射剂合用时，应使用生理盐水间隔，注意观察有无不良反应。

（3）使用活血化瘀药注意观察患者有无出血倾向。常用药物有丹参、丹红、红景天、血栓通、参芎、银杏叶提取物、红花、灯盏细辛、苦碟子等注射液。

（4）中药汤剂一般饭后温服。速效救心丸舌下含服，麝香保心丸、丹参滴丸舌下含服或口服，须密闭保存，置于阴凉干燥处。三七粉用少量温水调服，或装胶囊服用。活血化瘀类中成药宜饭后服用，如冠心丹参胶囊、通心络胶囊、血栓通胶囊、银杏叶片、血府逐瘀口服液等。宁心安神类药睡前半小时服用，如枣仁宁心胶囊、琥珀粉等。补益类药饭前服用，如滋心阴口服液、补心气口服液等。

（四）康复期患者的护理健康教育

1. 室内宜安静，温湿度适宜，空气清新。注意劳逸结合，保证充足的睡眠。

2. 合理调整饮食，宜低盐、低脂，少食辛辣食物，多食蔬菜、水果。少量多餐。

3. 指导患者出院后的运动康复锻炼。制定个体化运动方案，可选择散步、打太极拳、慢跑、做保健操、骑自行车等，每周运动3～4天，开始时每次10～15分钟，逐渐延长到每天30分钟以上，避免剧烈活动、竞技性活动。

4. 指导患者保持良好的心理状态，正确对待自己的病情。

5. 指导患者遵医嘱服药，不要擅自增减药量，注意自我监测药物的不良反应。外出时随身携带硝酸甘油以备急需。硝酸甘油见光易分解，应放在棕色瓶内存放于干燥处，以免潮解失效，药瓶开封后每6个月更换1次。可选用当归、红花等中药泡洗。可遵医嘱进行穴位贴敷、穴位按摩、耳穴压豆等治疗，以减少胸闷、胸痛，心悸、气短的发作次数和持续时间。

6. 出院后定期复查，告知患者应定期复查心电图、血糖、血脂等。当出现心悸、胸闷、胸痛、心绞痛等情况时，应及时就诊。

二、原发性高血压患者的健康教育

原发性高血压是指以体循环动脉血压升高为主要临床表现的综合征，是常见的心血管疾病之一。长期血压升高可引起心、脑、肾等脏器的损害。绝大部分高血压患者以头痛、眩晕为主要症状。本病属于中医学"眩晕"范畴，古有眩冒之名，常见证候有肾气亏虚证、痰瘀互结证、肝火亢盛证、阴虚阳亢证。

（一）病因

本病病因是在遗传的背景下由多种后天环境因素相互作用，正常血压调节机制失代偿所致。其中遗传因素约占40%，环境因素约占60%。环境因素包括饮食和精神应激。饮食因素主要有高盐、低钙、低钾、高蛋白饮食及饮酒；精神应激因素包括从事精神紧张度高、长期处于噪声环境的职业等，其他因素主要有阻塞性睡眠呼吸暂停综合征、服用避孕药等。其中，高盐饮食、超重和肥胖是血压升高的重要危险因素。

（二）典型临床表现

原发性高血压的常见症状主要有头痛、头晕、疲劳、心悸、耳鸣等，但并不一定与血压水平呈正相关。高血压时体征一般较少，除血压升高外，心脏听诊可闻及主动脉瓣区第二心音亢进及收缩期杂音。

原发性高血压的并发症主要与高血压导致重要靶器官的损害有关。脑血管并发症最常见，包括脑出血或缺血性脑卒中、高血压性脑病等；心脏并发症可出现高血压性心脏病、急性左心衰、冠心病；肾脏并发症可出现高血压肾病、慢性肾衰竭；其他的并发症主要包括眼底改变及视力和视野异常、主动脉夹层、鼻出血等。

高血压急症表现为血压突然、显著升高，同时伴有心、脑、肾等重要靶器官功能的损害，包括高血压脑病、脑梗死、颅内出血、急性左心衰竭、主动脉夹层动脉瘤、急性冠状动脉综合征、子痫等。高血压亚急症表现为血压显著升高，但不伴有靶器官的损害，表现为头痛、胸闷、鼻出血和烦躁不安等。

（三）住院患者的护理健康教育

1. 生活起居指导

（1）病室保持安静、舒适，空气新鲜，光线不宜过强。阳虚者注意保暖，阳亢者居室宜凉爽通风。

（2）头晕轻者可适当休息，不宜过度疲劳。头晕急性发作时，应卧床休息，闭目养神，减少头部晃动，切勿摇动床架，症状缓解后方可下床活动，动作宜缓慢，防止跌倒。指导患者掌握直立性低血压的预防方法及处理措施。

（3）保持大便通畅，养成良好的排便习惯，防止大便干燥，大便燥结时可使用开塞露或缓泻剂。禁止憋气、用力，以防心脑血管意外发生。

2. 饮食指导

（1）饮食指导原则　高维生素、高钙、低脂肪、低胆固醇、低盐清淡饮食。

（2）控制钠盐摄入量　每人每日摄盐量不应超过6g。

（3）中医辨证施膳

①肾气亏虚证：宜食富含营养之品，如甲鱼、淡菜、银耳等。日常可将黑芝麻、核桃肉捣烂加适当蜂蜜调服。

②痰瘀互结证：素体肥胖者适当控制饮食，不宜过饱；急性发作呕吐剧烈者暂时禁食，呕吐停止后可给予半流质饮食。可配合食疗，如荷叶粥等。少食肥甘厚腻、生冷荤腥的食物。

③肝火亢盛证：饮食以清淡为主，宜食山楂、淡菜、紫菜、芹菜等。

④阴虚阳亢证：饮食宜清淡和富于营养、低盐，多食新鲜蔬菜水果，如芹菜、萝卜、海带、雪梨等，可配合菊花泡水代茶饮。

（4）其他　戒烟限酒。《中国高血压防治指南》建议男性每日饮酒精不超过30g，女性应不超过15g。

3. 心理指导

（1）肝阳上亢情绪易激动者，应向患者讲明情绪激动对疾病的不良影响，指导患者学会自我情绪控制。

（2）眩晕较重、心烦焦虑者，减少探视人群，给患者提供安静的休养空间，鼓励患者听舒缓音乐，分散心烦焦虑感。

（3）向患者介绍相关疾病知识及治疗成功的经验，增强患者信心，通过健康信念模式激发患者的内在动机，自觉地采取行动并获得预期的结果。同时，运用授权教育让患者了解控制血压的重要性，鼓励患者积极面对疾病，帮助患者训练自我控制的能力，参与自身治疗及护理。

4. 用药指导

（1）噻嗪类利尿剂可引起低血钾，告知患者长期服用应定期监测血钾，出现腹胀、乏力等情况时及时通知医护人员。指导患者多吃含钾丰富的食物，如香蕉、橘子、鲜橙汁等。螺内酯最常见的不良反应为高血钾，长期应用者也应注意监测电解质情况，避免多食以上食物。

（2）美托洛尔、比索洛尔等β受体阻滞剂较为常见的不良反应为低血压、心动过缓。低血压一般在首剂或加量的24～48小时发生，告知患者在服药后应卧床2～3小时，无异常后，方可下床活动。长期应用者突然停药可发生反跳现象，故应告之患者不得随意停药，按医嘱逐渐减量。

（3）硝苯地平、维拉帕米和地尔硫卓等钙通道阻滞剂的主要不良反应为头痛、心悸、踝部水肿、牙龈增生等。

（4）氯沙坦、缬沙坦等血管紧张素Ⅱ受体拮抗药不良反应少见，偶有腹泻。告知患者出现不良反应时不要紧张，及时告知医生，以调整治疗方案。

（5）卡托普利、依那普利等血管紧张素转换酶抑制剂常见副作用为持续性干咳，多见于用药早期，症状不严重可坚持服药，2～3个月后咳嗽消失。若干咳严重，不能耐受者应告知医生更换药物。

（6）内服中药与西药的服药时间应间隔1～2小时。另外，肾气亏虚证中药宜温服，肝火亢盛证宜凉服。眩晕伴有呕吐者宜用姜汁滴舌后再服药，并采用少量频服的方法。

（7）强调长期药物治疗的重要性，告知患者降压药的名称、剂量、用法及不良反应，嘱患者必须遵医嘱按时、按量服药，不得擅自突然停药。

（8）硝普钠遇光易被破坏，静脉滴注时应用避光纸包裹，现配现用，12小时更换药液；硝普钠扩张血管作用非常强而快，静脉滴注2～3分钟即发生作用，有恶心、不安、头痛及低血压等副作用，因此在使用过程中需严格控制输液速度，告知患者及家属勿自行调节滴速。严密监测血压。嘱患者输液过程中不要突然坐起或站立，以防出现低血压而晕倒。当因输液过快出现严重副作用时，应立即平卧，减慢或停止输液。因硝普钠代谢较快，所以休息片刻可逐渐缓解。

（四）康复期患者的护理健康教育

1. 居住环境安静，避免噪音，温湿度适宜。避免过度劳累和寒冷刺激。

2. 注意休息，做到生活规律，不要熬夜。失眠者可用酸枣仁代茶饮；患者睡前可行中药足浴，肝火亢盛证选用夏枯草、桑叶、天麻、钩藤等；肾气亏虚证选用吴茱萸、熟地黄、白芍等；痰瘀互结证选用竹茹、半夏、石菖蒲等。

3. 超重和肥胖患者要控制体重。

4. 预防便秘。告知患者多饮水，多吃富含纤维素的食物。每日清晨可给予蜂蜜加适量温开水同饮，以预防便秘。适当按摩腹部，以促进肠蠕动。

5. 饮食以清淡素食为主。要定时定量，不应暴饮暴食，少食或不食动物脂肪和胆固醇含量高的食物，如肥肉、动物内脏、蛋黄、鱼子；辛辣刺激性食物也应少吃或不吃；炒菜宜选用植物油，如花生油、菜籽油、豆油；也可以选食一些具有降脂作用的食物，如海带、海参、芝麻等。

6. 指导患者根据自己的身体情况选择适当的有氧运动，如散步、打太极拳、跑步、登山等，注意运动有度，劳逸结合，避免时间过长的剧烈活动。一般要求每周3～5次，每次持续20～60分钟即可，常用的运动强度指标为运动时的最大心率＋年龄＝170左右为宜。但严重的高血压患者应卧床休息，高血压危象者则应绝对卧床，并协助其生活护理。

7. 保持心情平静，避免情绪激动及过度紧张、焦虑，教会患者按摩百会、风池等穴。当有较大的精神压力时应向他人倾诉，将压力宣泄；加强自身修养，保持乐观情绪。

8. 教会患者及家属正确的血压监测方法，并做好记录，以供临床治疗参考。

9. 患者出院后定期到门诊复查。患者的随访时间应根据心血管风险分层进行安排，低危或中危者，每1～3个月随诊1次，高危者至少每1个月随诊1次。告知患者当出现血压持续升高或头晕、头痛、恶心等症状时应及时就医。

三、心力衰竭患者的健康教育

心力衰竭是各种心脏疾病导致心室充盈和／或心肌收缩力下降，致心排出量不能满足机体生理需要，临床上以肺循环和（或）体循环瘀血及组织灌注不足为主要特征的一种综合征。本病属于中医学"心衰"范畴，古有心衰、心水之名。急性加重期常见证候有阳虚水泛证、阳虚喘脱证、痰浊壅肺证；慢性稳定期常见证候有心肺气虚、血瘀饮停证，气阴两虚、心血瘀阻证，阳气亏虚、血瘀水停证，肾精亏损、阴阳两虚证。

（一）病因

本病病因主要为原发性心肌损害和心脏负荷过重。其中，原发性心肌损害包括冠心病心肌缺血、心肌坏死、糖尿病心肌病等；心脏负荷增加包括高血压、主动脉狭窄、二尖瓣关闭不全、先天性心脏病等。其诱发因素为感染、心律失常、血容量增加、过度劳累或情绪激动、治疗不当、原有心脏病变加重或并发其他疾病。

（二）典型临床表现

心衰时由于肺循环瘀血而引起不同程度的呼吸困难，最早为劳力性呼吸困难，逐渐发展为夜间阵发性呼吸困难、端坐呼吸，同时由于心排血量减少引起乏力、易疲倦、心悸等。右心衰时由于体循环瘀血而表现为腹胀、水肿、肝脏肿大、颈静脉怒张等。

心力衰竭严重程度分级标准，目前主要采用美国纽约心脏病学会根据患者自觉的活动能力的心脏分级方案：

Ⅰ级：患者患有心脏病，但活动量不受限制，平时一般活动不引起疲乏、心悸、呼吸困难或心绞痛。

Ⅱ级：心脏病患者的体力活动受到轻度的限制，休息时无自觉症状，但一般体力活动下可出现疲乏、心悸、呼吸困难或心绞痛。

Ⅲ级：心脏病患者体力活动明显受限，小于平时一般活动即引起上述症状。

Ⅳ级：心脏病患者不能从事任何体力活动，休息状态下出现心衰的症状，体力活动后加重。

（三）住院患者的护理健康教育

1. 生活起居指导

（1）协助患者取舒适卧位，加强生活护理，限制探视。指导患者制定适宜的作息时间表，在保证夜间睡眠时间的基础上，尽量安排有规律的起床和入睡时间，如果患者心衰较重，可取高枕或半卧位姿势睡眠。形寒肢冷者注意保暖。心衰病稳定期可用艾叶煎水浴足，温阳通脉促进血液循环。

（2）强调动静结合，根据心功能情况进行适当活动和锻炼。病情缓解且医生允许后，患者可在陪同下进行适度下床活动，活动中若出现明显胸闷、气促、眩晕、面色苍白、发绀、汗出、极度疲乏等症状时，应停止活动，就地休息。

①心功能Ⅳ级：绝对卧床休息。1～2天病情稳定后从被动运动方式活动各关节到床上主动活动，再到协助下床坐直背扶手椅，逐步增加时间。在日常生活活动方面，帮助床上进食、洗漱、翻身、坐盆大小便等。

②心功能Ⅲ级：卧床休息，严格限制一般的体力活动。从床边站立、移步、扶持步行练习，到反复床边步行、室内步行。在日常生活方面，从帮助患者进行床边进餐、坐椅、上厕所、坐式沐浴，到患者自行顺利完成。

③心功能Ⅱ级：多卧床休息，中度限制一般的体力活动，避免比较重的活动。从室外步行、自行上1层楼梯，逐步过渡到通过步行测验，制定步行处方。在日常生活活动方面，能自行站位沐浴，蹲厕大小便，进行轻松文娱活动，如广播操、健身操、太极拳等。

④心功能Ⅰ级：不限制一般的体力活动，但必须避免重体力活动。增加午睡和晚上睡眠时间。

（3）恢复期可采用静坐调息法，可起到降低基础代谢率，减少心脏耗氧量的作用。

（4）保持大便通畅。心衰时由于患者卧床休息，活动量减少，肠蠕动减慢，患者易发生便秘。因此，可指导患者多食富含纤维素的新鲜蔬菜及水果，餐后顺着结肠、直肠的方向环形按摩腹部，养成定期排便的习惯。排便时避免用力，必要时使用开塞露或缓泻剂协助排便，以免用力大便加重患者心衰或诱发心脏骤停。

2. 饮食指导

（1）饮食指导原则　多食低盐、低脂、清淡、易消化、富含维生素和微量元素的食物。

（2）控制液体摄入量　24小时入量比出量少200～300mL为宜，以减轻心脏负荷。尿少肢肿者选择有利尿作用的食品，如芹菜、海带、赤小豆、西瓜等，也可用玉米须煎水代茶饮。

（3）控制钠盐摄入量　限制量视心衰的程度而定，轻度者每日供给食盐不超过5g，中度者每日不超过3g，重度者每日不超过1g。告诉患者低钠饮食不仅是限制盐、酱油的摄入，还要限制含钠量高的食品如腌制小菜、面包、海产品等。

（4）进食次数　宜少量多餐，每日进餐4～6次，每晚进食宜少。避免饱餐，因过饱可导致膈肌上抬，加重患者呼吸困难，同时消化食物时所需要的血液增加，也可导致心脏负担加重。

（5）中医辨证施膳

①心肺气虚、血瘀饮停证：宜食甘温，补益心肺、活血化瘀之品，如莲子、大枣、蜂蜜、花生等。可选食红糖银耳羹等。忌生冷肥腻之品。

②气阴两虚，心血瘀阻证：宜食甘凉，益气养阴、活血化瘀之品，如山药、银耳、百合、莲子、枸杞子等。忌食辛辣、温燥、动火之品。

③阳气亏虚，血瘀水停证：宜食温热，益气温阳、化瘀利水之品，如海参、鸡肉、羊肉、桃仁、木耳、大枣、冬瓜、玉米须等。可选食莲子山药饭等。忌生冷、寒凉、黏腻食物。

④肾精亏虚，阴阳两虚证：宜食温，填精化气、益阴通阳之品，如芝麻、黑豆、枸杞子、鹌鹑、牡蛎、鸽肉、桑椹等。可选食山药鸡蛋羹等。忌辛辣寒凉之品。

⑤阳虚水泛证：宜食温阳利水、泻肺平喘之品，如牛鞭、海参、羊肉、冬瓜等。

⑥痰浊壅肺证：宜食宣肺化痰之品，如橘皮薏苡仁粥等。

（6）其他　严格控制烟、酒，不喝浓茶或咖啡。酒精对心脏有抑制作用，可诱发心房纤颤。吸烟是导致缺血性心脏病的一个重要危险因素，应指导患者戒烟。

3. 心理指导

（1）指导患者注意调摄情志，宜平淡静志，避免七情过极和外界不良刺激，不宜用脑过度，保持情绪稳定，避免焦虑、紧张及过度兴奋。

（2）劝慰患者正确对待因病程较长造成的焦虑、易急躁的情绪变化，帮助患者保持心情愉快，消除因此产生的紧张心理，树立战胜疾病的信心和勇气，以利于疾病的好转或康复。必要时让亲属陪伴，给予亲情支持。

（3）可采用中医以情胜情、借情移情的方法。如对焦虑的患者，依据中医"喜胜忧"，让患者多参加或听些高兴的事情，也可根据辨证按摩内关、神门、心俞等穴位。对紧张易急躁的患者，还可利用五行音乐疗法，来舒缓紧张，克制急躁情绪。

4. 用药指导

（1）硝普钠用药指导详见第六章第二节。

（2）服用洋地黄制剂时，应严格遵守医嘱，不可随意增减剂量或停药。教会患者服药前测量脉搏，若脉搏<60次/分，应立即停药并报告医生。如出现恶心、呕吐、食欲减退、黄视或绿视等毒性反应时，及时告知医护人员给予处理。

（3）告知患者在服用利尿剂尿量多时，应多食大枣、橘子、香蕉等含钾高的食物。当出现嗜睡、肌肉无力、腹胀、恶心等低血钾症状时，应报告医护人员，并遵医嘱服用补钾药物。

（4）中药汤剂宜浓煎，少量多次温服。攻下逐水药宜白天空腹服用。红参、西洋参宜另煎，宜上午服用，服药期间不宜进食辛辣刺激之品，以免影响药效。慢性稳定期患者服用中成药宜在饭后半小时，以减少对胃黏膜的刺激。服药期间根据治疗药物服用注意事项、禁忌，做好饮食调整。

（四）康复期患者的护理健康教育

1. 居住环境应安静，保持室内空气新鲜、温湿度适宜，注意通风换气。保证充足的睡眠，每天最好睡够 8 小时。

2. 避免诱发心力衰竭恶化的各种因素。呼吸道感染是诱发心衰的重要因素，天气寒冷或传染病流行时，不去公共场所，出门应戴口罩、帽子，必要时可预防接种流感疫苗。保持大便通畅，大便秘结时，可鼓励多食蜂蜜、水果、粗纤维蔬菜，予腹部按摩中脘、中极、关元等穴位，促进肠蠕动，帮助排便，必要时遵医嘱使用缓泻药。育龄妇女要做好避孕。

3. 饮食宜低热量、低盐、清淡、易消化、少食多餐，每日进食 5 ～ 6 次。避免进食产气食物。适当限制水分，一般患者每日进水在 1500 ～ 2000mL。

4. 根据自己身体情况选择运动的种类、强度，可选择散步、打太极拳、练八段锦、做保健操等，避免剧烈运动，活动量以不疲劳为宜。

5. 保持良好的心理状态，避免情绪过激，愉快积极的心情有利于疾病的康复。

6. 积极治疗已有疾病，严格控制高血压、冠心病、心肌病等。严格按医嘱服药，特别是长期口服利尿剂和地高辛的患者，不得随便改变药物的用法和用量，以免发生电解质紊乱、心律失常等不良后果。稳定期可行中药浴足，气虚、血瘀者可选用红花、金银花、当归、玄参、泽泻、生甘草等；阳虚、水停者可选用桂枝、鸡血藤、凤仙草、食盐、芒硝等。可遵医嘱进行"三伏贴""三九贴"疗法，减少慢性心力衰竭复发率。

7. 患者出院后定期到门诊复查，当出现疲倦、乏力、水肿、上腹饱胀或伴恶心、呕吐，劳动或夜间平卧时发生咳嗽、呼吸困难等情况，应及时就诊。

四、心律失常患者的健康教育

心律失常是指心脏冲动的频率、节律、起源部位、传导速度与激动次序的异常。本病属于中医学"心悸"范畴，常见证候有心虚胆怯证、心脾两虚证、心阳虚弱证、阴虚火旺证、心血瘀阻证、水气凌心证。

（一）病因

本病多发生于各种器质性心脏病患者，以冠状动脉粥样硬化性心脏病、心肌病、心肌炎和风湿性心脏病患者为多见，也可见于电解质、内分泌紊乱或自主神经功能失调的患者。麻醉、低温、胸腔或心脏手术、药物中毒、精神不安、过量烟酒等因素，亦可诱发心律失常。

（二）典型临床表现

本病最常见的症状是心悸不适，部分患者还可出现心前区重击感、头晕、乏力、胸闷，甚至晕厥、猝死。由于心律失常的类型不同，临床表现各异，主要有以下五种。

1. 冠状动脉供血不足　临床表现为心绞痛、气短、急性心力衰竭、急性心肌梗死等。

2. 脑动脉供血不足　临床表现为头晕、乏力、视物模糊、暂时性全盲，甚至于失语、瘫痪、抽搐、昏迷等一过性或永久性的脑损害表现。

3. 肾动脉供血不足　临床表现有少尿、蛋白尿、氮质血症等。

4. 肠系膜动脉供血不足 可出现胃肠道缺血的临床表现，如腹胀、腹痛、腹泻，甚至发生出血、溃疡或肠麻痹。

5. 心功能不全 临床表现为咳嗽、呼吸困难、倦怠、乏力等。

（三）住院患者的护理健康教育

1. 生活起居指导

（1）协助患者采取高枕卧位、半卧位或其他舒适体位。尽量避免左侧卧位，因左侧卧位时患者常能感觉到心脏的搏动而加重不适感。指导患者制定合理作息时间，不宜晚睡，睡前不宜过度兴奋。

（2）发作期静卧休息，缓解期适当锻炼，根据患者情况制定活动计划，活动量应据循序渐进的原则，以不引起胸闷、心悸等不适症状为度。活动中密切观察患者心率、呼吸、血压变化，如有头晕、气促、汗出、胸闷痛等症状要停止活动，立即休息，发生严重不适，应及时报告医生处理。

（3）保持大便通畅。指导患者养成每天定时排便的习惯，排便时勿过于用力屏气，保持排便通畅。指导患者多食润肠通便之物，腹部环形按摩，排便时避免用力，必要时使用开塞露或缓泻剂协助排便。

2. 饮食指导

（1）饮食指导原则 宜选择低盐、低脂、低热量、清淡、易消化、富含纤维素的食物。

（2）控制液体摄入量 尿少肢肿者可选用有利尿作用的食品，如芹菜、海带、赤小豆、西瓜等，也可用玉米须煎水代茶饮。

（3）控制钠盐摄入量 每日钠盐摄入量应控制在 6g 以下。饮食宜清淡而有营养，如鸡汤、鸭汤、豆类、蔬菜等。

（4）进食次数 宜少量多餐，病重者要进食流质或半流质食物，多饮山楂汁、橘子汁、椰子汁等。

（5）中医辨证施膳

①心虚胆怯证：宜食滋阴清热、养阴安神之品，如柏子玉竹茶、黑木耳大枣汤等。忌食辛辣香燥的食品。

②心脾两虚证：宜食健脾益气、养心安神之品，如猪心、羊心、龙眼肉、荔枝肉、莲子、大枣等。忌食辛辣、大寒之物。

③阴虚火旺证：宜食清淡养阴、降火而富于营养之品，如百合糖水、生地黄粥、西洋参茶等，亦可每日用莲子心 1.5g 开水冲泡代茶饮。

④水气凌心证：宜低盐或无盐，少食多餐。忌食肥甘厚味之品，如肥肉、动物内脏、脑等。

（6）其他 戒烟限酒，少饮浓茶、咖啡等，忌咸鱼、咸肉等咸食及辛辣刺激、肥甘油腻之品。

3. 心理指导

（1）调整心态，减轻紧张情绪，避免精神刺激。

（2）当心悸发作时，患者常心情恐惧，最好有人陪护，使其心情放松，情绪稳定。

4. 用药指导

（1）静脉注射给药时速度宜慢，一般 5～15 分钟内完成，必要时使用微量泵泵入；静脉滴入药物时尽量使用输液泵调节速度。告知患者及家属使用胺碘酮、利多卡因、维拉帕米等抗心律失常药物时，不能自行调节滴速。

（2）告知患者在服用洋地黄制剂时，应严格遵守医嘱，不可随意增减剂量或停药。教会患者服药前测量脉搏，若脉搏 <60 次／分，应立即停药并报告医生。如出现纳差、恶心、呕吐、头痛、乏力、黄绿视、心律失常等症状，及时报告医生，予以处理。

（3）内服中药时，阴虚火旺者，中药宜偏凉服；水气凌心者，中药汤剂宜热服，浓煎少量频服；其他证型的患者中药汤剂宜温服。利水药需浓煎空腹或饭前服用；安神定志类药物应早晚服用，睡觉困难者，可加酸枣仁、红糖煎水服；活血化瘀类中成药宜饭后服用。

（四）康复期患者的护理健康教育

1. 居住环境安静，避免嘈杂，保持室内空气新鲜、温湿度适宜。保证充足的睡眠时间，坚持每日午休，以 30 分钟为宜。

2. 注意寒暑变化，避免外邪侵袭而诱发或加重心悸。遇季节交替、温度变化大时，注意预防感冒。传染病流行时，不要去公共场所，出门应戴口罩，必要时可预防接种疫苗。

3. 避免因便秘而诱发心律失常。心律失常患者保持大便通畅，避免排便时过度屏气，以免兴奋迷走神经而加重心律失常。大便秘结时，可鼓励多食蜂蜜、水果、粗纤维蔬菜，也可腹部环形按摩中脘、中极、关元等穴位，必要时使用缓泻药。

4. 饮食宜低盐、低脂、低热量、清淡、易消化、富含纤维，少食多餐，适当限制水分，一般患者每日进水为 1500～2000mL。戒烟限酒，少饮浓茶、咖啡等刺激性的饮品。

5. 根据自己身体情况制定活动计划，坚持动静结合，循序渐进增加活动量。注意劳逸结合，轻症患者可进行适当体力活动，以不觉疲劳，不加重症状为度，避免剧烈运动及强体力劳动。

6. 保持情绪稳定，避免情绪过激，消除患者紧张心理。

7. 向患者及家属讲解心律失常的常见病因及防治知识。说明继续按医嘱服用抗心律失常药物的重要性，嘱患者不可自行减量、停药或擅自更改其他药物，同时告知患者用药可能出现的不良反应，如有异常及时就诊。可行中药泡洗、穴位贴敷、穴位按摩、耳穴压豆等治疗，以减轻心律失常发作时的症状与次数。

8. 教会患者自测脉搏的方法，重视疾病的自我监测。对反复发生严重心律失常，危及生命者，教会家属心肺复苏术以备应急。

9. 患者出院后定期复查，当出现心悸、胸闷、胸痛、气短乏力、夜寐不安等情况时，应及时就诊。

【思考题】

1. 心律失常患者内服中药时的注意事项有哪些？
2. 冠状动脉粥样硬化性心脏病患者口服用药应该注意什么？
3. 原发性高血压患者的饮食调节有哪些？
4. 如何指导患者正确服用抗高血压药物？
5. 针对心功能Ⅳ级的心力衰竭患者，应该如何计划实施健康教育？

【案例分析】

魏某，女，65 岁，退休职工。2023 年 2 月 13 日就诊。

主诉：反复头晕 5 年，再发加重 3 天。

现病史：患者 5 年前开始常于无明显诱因下出现头晕，无头痛，无视物旋转，无恶心呕吐，时测血压高，后多次测静息状态下血压均高于正常水平，血压最高达"180/90mmHg"，就诊诊断为"高血压病"，予以口服"苯磺酸左氨氯地平片 2.5mg qd"降压治疗。此次入院前 3 天，患者在无明显诱因下头晕症状再发加重，伴头痛，双目胀痛，无心慌胸闷，无胸痛及肩背放射痛，无视物旋转，无呕吐，无黑矇晕厥，无夜间阵发性呼吸困难，睡眠可，二便正常。

既往史：平素健康状况良好，正常预防接种，有脑梗死病史 5 年；否认冠心病、糖尿病、肺结核、肝炎等病史；否认外伤手术史和输血史；无食物及青霉素药物过敏史。

入院症见：患者神志清楚，动作协调，形体肥胖，营养中等，颈静脉无充盈，双肺呼吸音清，未闻及干湿啰音。舌质红，少苔，脉弦。T 36.7℃，P 76 次 / 分，R 17 次 / 分，BP 158/76mmHg。

1. 该患者目前所患何病？辨证当属何证？
2. 请对该患者进行健康教育。

第三节　消化系统疾病患者的健康教育

一、消化性溃疡患者的健康教育

消化性溃疡主要指发生在胃和十二指肠的慢性溃疡，因溃疡形成与胃酸、胃蛋白酶的消化作用有关，故称消化性溃疡。溃疡的黏膜缺损超过黏膜肌层，不同于糜烂。本病属于中医学"胃疡"范畴，常见证候有肝胃不和证、脾胃气虚证、肝胃郁热证、脾胃虚寒证、胃阴不足证等。

（一）病因

消化性溃疡的发生是对胃和十二指肠黏膜有损害作用的侵袭因素与黏膜自身防御因素之间失去平衡的结果。其主要致病因素有幽门螺杆菌感染、胃酸和胃蛋白酶作用、非甾体类抗炎药物、胃和十二指肠运动功能障碍、遗传因素、吸烟、应激和心理因素等。消化性溃疡的发作常与情绪激动、体力活动增加、季节变化、饮食失调等有关。

（二）典型临床表现

本病主要症状为上腹疼痛，胃溃疡多位于剑突下正中或偏左，疼痛多在餐后 0.5 ～ 1 小时出现，经 1 ～ 2 小时缓解，至下餐进食后再次出现，疼痛节律为进食—疼痛—缓解；十二指肠溃疡常在上腹正中或稍偏右，疼痛常在餐后 2 ～ 4 小时，如不服药或进食则持续至下次进餐后才缓解，疼痛节律为疼痛 - 进餐 - 缓解，故又称空腹痛，约半数患者于午夜出现疼痛，称午夜痛。此外，常伴反酸、嗳气、上腹胀、食欲减退等其他胃肠道症状，以及失眠、多汗、营养不良、消瘦和贫血等全身症状。溃疡活动期可有上腹部固定而局限的轻压痛，十二指肠溃疡压痛点常偏右，缓解期无明显体征。常见出血、穿孔、幽门梗阻、癌变等并发症。

（三）住院患者的护理健康教育

1. 生活起居指导

（1）保持环境安静，通风良好，温湿度适宜。
（2）避免过度劳累、情绪激动、饮食失调、吸烟、饮酒、寒冷等诱发因素。

（3）起居有常，注意劳逸结合。溃疡活动期、症状较重或有并发症者，应卧床休息，以缓解疼痛；溃疡缓解期，要积极参加体育活动，如散步、打太极拳、练气功等，以不感到劳累和诱发疼痛为原则。

2. 饮食指导

（1）饮食指导原则

①饮食宜选择营养丰富、清淡、易消化的食物。

②规律进食：活动期要少量多餐、定时定量、细嚼慢咽。避免急食、饱食。

③可选择粥、馒头、面条、蛋汤、鱼、肉、牛奶、豆浆等营养丰富、易消化的食物。其中牛奶和豆浆应安排在两餐之间服用，因其富含钙，能刺激胃酸分泌，故不宜多饮。

（2）饮食禁忌

①大出血或呕吐剧烈暂禁食，出血停止 24 小时后开始进流质饮食，病情好转可进半流或无渣饮食，如蒸蛋、稀饭、面条等，以后逐渐过渡到普食。

②忌烟酒、咖啡、浓茶及油炸、辛辣之品，避免进食坚硬、粗糙、纤维过粗的食物。

（3）烹调方法　宜蒸、煮、炖、烩、煲，忌炸、煎、烤、拌、炒。

（4）中医辨证施膳

①肝胃不和证：胃脘胀痛，或攻撑窜动，牵引背胁，情绪波动诱发或导致疼痛加重，嗳气、矢气则痛舒，胸闷叹息，大便不畅，舌苔薄白，脉弦。宜食疏肝理气之品，如香橼、佛手、山楂、桃仁、山药、萝卜、生姜等。忌食壅阻气机之品，如豆类、红薯、南瓜等。可选食金橘山药粟米粥。

②脾胃气虚证：胃脘隐痛，绵绵不休，空腹痛甚，得食则缓，喜温喜按，劳累或受凉后发作或加重，少气懒言，倦怠乏力，四肢不温，舌质淡，苔白，脉虚缓无力。宜食补中健胃之品，如鸡蛋、瘦猪肉、羊肉、大枣、桂圆、白扁豆、山药、茯苓。可选食莲子山药粥。

③肝胃郁热证：胃脘灼痛，烦躁易怒，烦热不安，胁胀不舒，泛酸嘈杂，口干口苦，舌红，苔黄，脉弦或数。宜食疏肝清热之品，如栀子、杏仁、薏苡仁、莲子、菊花等。可选食菊花饮。

④脾胃虚寒证：胃痛隐隐，绵绵不休，空腹为甚，得食则缓，喜热喜按，泛吐清水，神疲乏力，手足不温，大便溏薄，舌淡苔白而胖，边有齿痕，脉弱或迟缓。宜食温中健脾之品，如猪肚、鱼肉、羊肉、鸡肉、桂圆、大枣、莲子、生姜等。忌食生冷寒凉之品。可选食桂圆糯米粥。

⑤胃阴不足证：胃脘隐隐灼痛，似饥而不欲食，口燥咽干，五心烦热，消瘦乏力，口渴思饮，大便干结，舌红少津，脉细数。宜食健脾和胃之品，如蛋类、莲子、山药、白扁豆、百合、薏苡仁、枸杞子等。忌油炸食物、狗肉、酒类等助火之品。可选食山药百合大枣粥。

3. 心理指导

（1）告知患者情志因素对疾病的影响，指导患者保持情绪稳定，避免疲劳过度、紧张、焦虑、压抑、失眠等。

（2）疼痛发作时，可采用分散注意力的方法，如深呼吸、听音乐，或用松弛法等缓解疼痛。

（3）指导患者学会应对压力，通过高雅、动静结合的活动调整心态。

4. 用药指导

（1）质子泵抑制剂　常用药物有奥美拉唑、兰索拉唑、泮托拉唑等。奥美拉唑可引起头晕，特别是用药初期，应嘱患者用药期间避免开车或其他高度集中注意力的工作。

（2）H_2 受体拮抗剂　常用药物有西咪替丁、雷尼替丁、法莫替丁。此类药物应在餐中或餐后即刻服用。如需同时服用抗酸药，两药应间隔 1 小时以上。长期大量服用者，不可突然停药，以防反跳作用。长期服用西咪替丁，可产生男性乳腺发育、阳痿及性功能紊乱。少数患者还可出现一过性肝功能损害和粒细胞缺乏，可出现头痛、头晕、疲倦、腹泻及皮疹等反应。

（3）胃黏膜保护剂　常用药物有硫糖铝、枸橼酸铋钾。硫糖铝片宜在进餐前1小时服用，睡前再服用一次，可有便秘、口干、皮疹、眩晕、嗜睡等不良反应。因其含糖量较高，糖尿病患者应慎用。枸橼酸铋钾餐前半小时服用，因其可使齿、舌变黑，可用吸管直接吸入。部分患者服药后出现便秘和大便变黑，停药后可自行消失，少数患者有恶心、一过性血清转氨酶升高等。

（4）抗酸药　如氢氧化铝凝胶，应在饭后1～2小时和睡前服用。服用片剂时应嚼服，乳剂给药前应充分摇匀。抗酸药应避免与奶制品同时服用，因两者相互作用形成络合物。不良反应为磷缺乏症，表现为食欲减退、软弱无力、骨质疏松等。此外，长期服用还可引起严重便秘、代谢性碱中毒与钠潴留，甚至造成肾损害。

（5）抗菌药物　阿莫西林服用前应询问患者有无青霉素过敏史，应用过程中注意有无迟发性过敏反应出现。甲硝唑可引起恶心、呕吐等胃肠道反应，应在餐后30分钟服用。

（6）其他　中药汤剂宜温服，中西药应间隔半小时。服药期间根据治疗药物服用注意事项、禁忌，做好饮食调整，以免影响药效。

（四）康复期患者的护理健康教育

1. 向患者及其家属讲解引起和加重溃疡病的相关因素。

2. 指导患者保持乐观的情绪、规律的生活，避免过度紧张与劳累。指导患者建立合理的饮食习惯和结构，戒除烟酒，避免摄入刺激性食物。

3. 嘱患者慎用或勿用致溃疡药物，如阿司匹林、咖啡因、泼尼松等。指导患者按医嘱正确服药，学会观察药效及不良反应，不随便停药，以减少复发。

4. 嘱患者定期复诊，若上腹疼痛节律发生变化并加剧，或者出现呕血、黑便时，应立即就医。

二、上消化道出血患者的健康教育

上消化道出血是指屈氏韧带以上的消化道，包括食管、胃、十二指肠、胰、胆道病变引起的出血，以及胃空肠吻合术后的空肠病变出血。上消化道大量出血一般指在数小时内失血量超过1000mL或循环血容量的20%，主要临床表现为呕血和（或）黑便，常伴有急性周围循环衰竭，严重者导致失血性休克。上消化道出血是临床常见急症，属于中医学"血脱"范畴，常见证候有胃热炽盛证、脾不统血证、气随血脱证等。

（一）病因

本病主要病因有消化性溃疡、肝硬化食管胃底静脉曲张破裂、急性糜烂出血性胃炎、胃癌及食管贲门黏膜撕裂综合征、胆囊或胆管结石、胰腺癌，某些全身性疾病如白血病、血友病、尿毒症等亦可引起出血。本病常因大剂量使用糖皮质激素、非甾体类抗炎药物，或因严重感染、大手术、脑血管意外等引起的应激状态，或进食过粗硬或刺激性食物、酗酒、情绪紧张、过度劳累等原因诱发。

（二）典型临床表现

呕血与黑便是上消化道出血的特征性表现。患者可出现头昏、心悸、乏力、出汗、口渴、晕厥、四肢厥冷等一系列组织缺血的表现。严重者呈休克状态，表现为面色苍白、脉搏细数、血压下降、呼吸急促、精神烦躁不安或意识不清等。大量出血后，多数患者在 24 小时内出现发热，一般不超过 38.5℃，可持续 3 ～ 5 天。

（三）住院患者的护理健康教育

1. 生活起居指导

（1）大出血时，绝对卧床休息，取舒适体位或去枕平卧位，下肢略抬高，以保证脑部供血。呕吐时，头偏向一侧，保持呼吸道通畅，避免误吸或窒息，保持安静和情绪稳定。

（2）出血停止后，病情稳定，可做室内活动，勿劳累。

（3）保持呼吸道通畅，必要时可给予吸氧。

2. 饮食指导

（1）饮食指导原则　急性大出血伴恶心、呕吐者应禁食。少量出血无呕吐者，可进温凉、清淡流质饮食。出血停止后可予营养丰富、易消化、无刺激性的流质、半流质、软食，少食多餐，逐步过渡到正常饮食。

（2）饮食禁忌　对食管胃底静脉曲张破裂出血者，应禁食禁水，出血停止后限制蛋白质摄入，以防诱发肝性脑病。

（3）中医辨证施膳

①胃热炽盛证：脘腹胀闷，甚或作痛，吐血黯红，常混有食物残渣，口臭，便秘或大便色黑，舌红，苔黄，脉滑数。出血停止后可予清淡、易消化的流质、半流质饮食，宜食鲜藕汁、马齿苋汁等，忌辛辣、肥甘之品及粗糙饮食。

②气随血脱证：吐血缠绵不止，时轻时重，血色暗淡，伴神疲乏力，心悸气短，面色苍白，舌淡，脉细弱。饮食宜选富有营养和易于消化的流质或半流质食物，宜食莲藕、大枣、桂圆、山药、莲子等。

③脾不统血证：吐血反复不止，时轻时重，血色黯淡，胃脘隐痛，喜按，神疲畏寒，心悸气短，自汗，便溏色黑，面色苍白，舌质淡，脉弦数。饮食不宜过凉，以防伤脾。

3. 心理指导

（1）向患者解释情绪激动对出血的不良影响，指导患者学会自我控制情绪。

（2）关心安慰患者，以解除其紧张、恐惧情绪，帮助患者树立战胜疾病的信心。

（3）解释各项检查及治疗措施，听取并解答患者及其家属的提问，以减轻其疑虑，缓解不良情绪。

4. 用药指导

（1）抑制胃酸分泌药物，常用药物有雷尼替丁、法莫替丁、奥美拉唑，相关药物指导见消化性溃疡患者的护理健康教育。

（2）止血药常用血管加压素和生长抑素。血管加压素可引起患者出现面色苍白、恶心、头痛、心悸、腹痛等不良反应，大剂量使用血管加压素易导致子宫痉挛、冠状动脉收缩、血管收缩，因此孕妇及冠心病、高血压患者禁用。

（四）康复期患者的护理健康教育

1. 居住环境安静，温湿度适宜。

2. 生活起居要规律，劳逸结合，保持乐观情绪，维持身心健康。

3.指导患者注意饮食卫生和饮食规律，进食营养丰富、易消化的食物，避免过饥或暴饮暴食，避免粗糙、刺激性食物，或过冷、过热、产气多的食物。

4.指导患者及家属掌握有关疾病知识，避免服用对胃黏膜有刺激的药物，避免腹压升高，避免长期精神紧张、过度劳累等。

5.指导患者及家属学会早期识别出血征象及应急措施。出现头晕、心悸等不适，或呕血、黑便时，立即卧床休息，保持安静，立即送医院治疗。慢性病者定期门诊随访。

三、肝硬化患者的健康教育

肝硬化是一种由不同病因引起的慢性进行性弥漫性肝病。病理特点为广泛的肝细胞变性和坏死、再生结节形成、结缔组织增生，致使正常肝小叶结构破坏和假小叶形成。主要表现为肝功能损害和门静脉高压，晚期出现严重并发症。本病属于中医学"鼓胀"范畴，常见证候有湿热蕴结证、寒湿困脾证、肝肾阴虚证、脾肾阳虚证。

（一）病因

肝硬化是常见疾病，主要病因有病毒性肝炎、慢性酒精中毒、药物或化学毒物、慢性肠道感染、胆汁淤积、血吸虫病性肝硬化、循环障碍、自身免疫性肝炎等。

（二）典型临床表现

肝硬化的病程发展通常比较缓慢，临床上根据是否出现腹水、上消化道出血或肝性脑病等并发症，分为代偿期和失代偿期肝硬化。

1.代偿期肝硬化　以乏力、食欲减退、低热为主要表现，伴有恶心、厌油腻、腹胀、上腹隐痛及腹泻等。患者营养状况一般，常见特征有肝轻度大，质偏硬，可有轻度压痛，脾轻至中度大。肝功能多在正常范围内或轻度异常。

2.失代偿期肝硬化　主要为肝功能减退和门静脉高压所致的全身多系统症状和体征。

（1）肝功能减退

①全身症状和体征：乏力、消瘦、不规则发热、面色灰暗黝黑（肝病面容）、皮肤干枯粗糙、水肿、舌炎、口角炎等。

②消化道症状：食欲减退甚至厌食、上腹饱胀不适、恶心、呕吐、腹泻、黄疸。

③出血倾向和贫血：鼻衄、牙龈出血、皮肤紫癜、胃肠出血等倾向，轻到中度贫血等。

④内分泌失调：男性患者常有性欲减退、睾丸萎缩、毛发脱落及乳房发育；女性患者可有月经失调、闭经、不孕等。此外，还有蜘蛛痣、肝掌、皮肤色素沉着等表现。

（2）门静脉高压　表现为脾大、侧支循环建立和开放（食管下段胃底静脉曲张、腹壁静脉曲张、痔核形成）、腹水。

（三）住院患者的护理健康教育

1.生活起居指导

（1）保持病房整洁，空气清新，起居有常，避免劳累，保证充足的睡眠。

（2）嘱患者多卧床休息，大量腹水者卧床时可取半卧位，以使膈下降，有利于呼吸运动，减轻呼吸困难和心悸。卧床时抬高下肢，阴囊水肿者可用托带托起阴囊，以利水肿消退。

（3）积极治疗原发疾病，戒酒，纠正不良生活习惯。

（4）病情稳定可进行适当体育锻炼，如气功、太极拳、八段锦、五禽戏等。

2. 饮食指导

（1）饮食指导原则　高热量、高蛋白质、高维生素、低盐、易消化饮食。

①补充高热量食物，可保证肝内有足够的糖原贮备。

②补充高蛋白食物，蛋白质来源以豆制品、鸡蛋、牛奶、鱼、鸡肉、瘦猪肉为主。血氨升高时应限制或禁食蛋白质，病情好转后逐渐增加进食量，以植物蛋白为主。

③控制钠和水的摄入量：腹水者应低盐或无盐饮食，钠限制在每天 1.5 ～ 2.0g，进水量限制在每天 1000mL 左右。少食用高钠食物，如咸肉、酱菜、酱油、罐头食品、含钠味精等。

④尽量采取蒸、煮、炖、烩的方法烹调食物。

⑤食管胃底静脉曲张患者应进软食，切勿混入糠皮、硬屑等，避免食用带刺鱼、带骨鸡和较硬的食物，进餐时细嚼慢咽，以免引起上消化道出血。

（2）中医辨证施膳

①湿热蕴结证：腹大坚满，脘腹撑急，烦热口苦，渴不欲饮，小便短黄，大便秘结或溏垢，两目、皮肤发黄，舌尖边红，苔黄腻或灰黑，脉弦滑或数。饮食宜偏凉，宜食清热利湿类之品，如西瓜、梨子、番茄、藕、冬瓜、苦瓜、黄瓜、薏苡仁、绿豆、赤小豆、鲤鱼等。

②寒湿困脾证：腹大胀满，按之如囊裹水，颜面微浮，下肢浮肿，脘腹痞胀，精神困倦，怯寒懒动，食少便溏，小便短少，舌苔白滑或白腻，脉缓。宜食健脾利湿之品，如大枣、山药、莲子、薏苡仁、甘薯、鲤鱼、鲫鱼、赤小豆等。

③肝肾阴虚证：腹大胀满，或见青筋暴露，面色晦暗，唇紫口燥，心烦失眠，牙龈出血，鼻衄时作，小便短少，舌质红绛少津，脉弦细数。宜食滋补肝肾之品，如百合、枸杞子、栗子、木耳、鸭肉、甲鱼、瘦肉等。

④脾肾阳虚证：腹大胀满，朝轻暮重，面色苍黄，脘闷纳呆，神疲怯寒，肢冷或下肢浮肿，食少便溏，小便短少不利，舌质淡紫，脉沉弦无力。宜食温补脾肾之品，如韭菜、胡桃、山药、羊肉、牛肉、鸡肉等。

3. 心理指导

（1）对于焦虑的患者，针对病情加强健康教育，使患者和家属对疾病有正确的认识，不思少虑，防止思多伤脾。

（2）对于恐惧或急躁易怒的患者，加强与患者沟通，介绍成功病例，增强患者治疗的信心；向患者说明疾病和情志的关系，鼓励患者积极面对疾病，提高患者治疗的依从性；采用移情易性、澄心静志疗法，以疏导情志，稳定情绪。

（3）对于情绪低落或悲观失望的患者，鼓励患者说出其内心感受和忧虑，或者通过休息、放松、娱乐、与人交谈等方式宣泄自己的不良情绪。

4. 用药指导

（1）避免使用红霉素、巴比妥类、盐酸氯丙嗪等损害肝脏的药物。

（2）抗肝纤维化药物治疗需要长期服用，应注意观察有无胃肠道反应。

（3）嘱患者遵医嘱用药，不可滥用药物。

（4）食管胃底静脉曲张服药时，应把药片研成粉状。

（5）脾虚湿盛者中药汤剂宜浓煎，少量频服；湿热内阻者中药宜温服。合并食管静脉曲张者中药汤剂宜温服。

（四）康复期患者的护理健康教育

1. 指导患者和其家属掌握本病的有关知识和自我护理方法，帮助患者树立治病信心，指导患者积极配合治疗和护理，延缓疾病发展。

2. 生活起居有规律，活动量以不加重疲劳感为度。指导患者注意调节情绪。注意保暖和个人卫生，预防感染。

3. 向患者介绍饮食注意事项，以高热量、高蛋白、高维生素、易消化的食物为主，做到定时定量有节制。早期多吃豆制品、水果、蔬菜，适当进食糖类、鸡蛋、鱼类、瘦肉。血氨偏高者，限制蛋白质摄入。食管静脉曲张者，避免进食辛辣刺激、高纤维素和坚硬、生冷食物。

4. 指导患者按医嘱用药，禁忌盲目和滥用药物，以免加重肝脏负担，不利于肝脏恢复。向患者详细介绍所用药物的名称、剂量、给药时间和方法，教会其观察药物疗效和不良反应。

5. 指导患者及家属识别病情变化，出现性格、行为改变等可能为肝性脑病的前驱症状时，或消化道出血等其他并发症时，应及时就诊。定期门诊随诊。

6. 戒烟、戒酒。

四、急性胰腺炎患者的健康教育

急性胰腺炎是指多种原因导致胰酶在胰腺内被激活，引起胰腺组织自身消化、水肿、出血甚至坏死的炎症反应。临床主要表现为急性上腹痛，发热伴恶心、呕吐，血尿淀粉酶升高，严重者胰腺出血坏死，易并发休克、呼吸衰竭和腹膜炎等，死亡率高。本病属于中医学"脾心痛""腹痛"范畴，常见证候有肝郁气滞证、肝胆湿热证、胃肠热结证等。

（一）病因

引起急性胰腺炎的病因较多，如胆石症、胆道感染、胆道蛔虫、胰管结石、胰管肿瘤、酗酒、暴饮暴食、腹部手术引起胰腺损伤、内分泌及代谢疾病、流行性腮腺炎、传染性单核细胞增多症、噻嗪类利尿剂、糖皮质激素、四环素等。

（二）典型临床表现

急性胰腺炎可分为急性水肿型胰腺炎和急性出血坏死型胰腺炎。急性水肿型胰腺炎主要表现为腹痛、腹胀、恶心、呕吐、发热、水、电解质、酸碱平衡紊乱；而急性出血坏死型胰腺炎除上述症状外，因胰腺有出血、坏死、自溶，可出现休克、黄疸、高热、腹胀、肠麻痹、腹膜刺激征、皮肤瘀斑等多种表现。

（三）住院患者的护理健康教育

1. 生活起居指导

（1）病房环境安静，空气新鲜，温湿度适宜。注意定期空气消毒，减少探视。

（2）避免劳累、饱餐、情绪激动、寒冷、便秘、感染等诱发因素，戒烟限酒。

（3）起居有常。急性期患者应绝对卧床休息，以降低机体代谢率，增加脏器血流量，促进组织修复和体力恢复。协助患者取弯腰、屈膝侧卧位，以减轻疼痛。因剧痛辗转不安者应防止坠床，以保证安全。缓解期适当锻炼，如快步走、打太极拳等，以不感疲劳为度。

（4）大便秘结者，遵医嘱中药灌肠后，要注意保持肛周清洁。

2. 饮食指导

（1）禁食，进行持续有效的胃肠减压。

①轻、中度患者，禁食1～3天，待腹痛、恶心、呕吐消失后，可进食少量流质食物，以米汤、稀藕粉等无刺激作用的流质为宜。

②危重患者，需长时间禁饮禁食，待血、尿淀粉酶恢复正常，恶心、呕吐停止，腹痛消失后再酌情进少量无脂流质饮食。

（2）可以进食后，饮食以清淡、易消化为原则，忌食油腻、辛辣的食物，戒烟酒。如米粥、挂面、馄饨及少量碎青菜、新鲜蔬菜水果等，少食多餐，每日5～6餐。禁用肉汤、鱼汤、鸡汤、奶类、蛋黄等含脂肪的食物。

（3）中医辨证施膳

①肝郁气滞证：腹痛胀闷，痛无定处，痛引少腹，或兼痛窜两胁，时作时止，得嗳气或矢气则舒，遇忧思恼怒则剧，善太息，舌质红，苔薄白，脉弦。饮食宜清淡、易消化，少食或忌食壅阻气机的食物，如马铃薯、红薯、南瓜等，多食萝卜、橙子等，以理气消胀。

②肝胆湿热证：胁肋胀痛或灼热疼痛、剧痛，口苦口黏，胸闷纳呆，恶心呕吐，小便黄赤，大便不爽，或兼有身热恶寒，身目发黄，舌红苔黄腻，脉弦滑数。可鼓励患者多饮清凉饮料，如各种果汁，多食蔬菜。

（4）指导恢复期患者饮食循序渐进，防止病情复发，忌生冷、肥甘厚味、辛辣刺激之品，绝对禁酒。

3. 心理指导

（1）经常巡视患者，了解患者需要。耐心倾听患者的感受，向患者及家属讲明疾病的病因、病理、治疗经过，充分与患者交流，进行心理安慰，帮助患者树立战胜疾病的信心，使其积极配合治疗。

（2）评估患者的心理状态，根据不同情况进行个体化疏导。

（3）抢救时，要做到有条不紊，减轻患者及家属的恐惧。

4. 用药指导

（1）遵医嘱按时、准确用药。

（2）中药汤剂一般宜温服或胃管注入。

（3）腹痛剧烈者，可遵医嘱给予哌替啶等止痛，但反复使用易成瘾。禁用吗啡，以防引起Oddi括约肌痉挛，加重病情。

（4）患者注意以下常用药物不良反应：①抑肽酶：注意有无过敏现象，静脉滴注速度不宜过快。②H_2受体拮抗剂：注意有无异常表现和不适主诉。静脉给药时，偶有血压降低、心搏及呼吸停止等，给药时速度不宜过快。③解痉药：注意有无口干、心率加快、排尿困难等不良反应。

（四）康复期患者的护理健康教育

1. 指导患者积极治疗与急性胰腺炎发生有关的疾病。

2. 指导患者保持乐观情绪，心情舒畅，防止七情内伤。

3. 指导患者生活要有规律，注意气候变化，避免六淫外袭。

4. 指导患者及其家属掌握饮食卫生知识，养成规律进食习惯，避免暴饮暴食，饮食以清淡、易消化为宜，戒烟酒，忌油腻、辛辣等食物。

5. 指导患者遵医嘱服药，告知患者药名、作用、剂量、副作用及注意事项，做到合理用药。

6.指导患者观察用药后疼痛有无减轻，疼痛的性质和特点有无改变。若疼痛持续存在伴高热，应考虑是否并发胰腺脓肿；如疼痛剧烈，腹肌紧张、压痛和反跳痛明显，则提示并发腹膜炎，应及时复诊。

【思考题】

1.消化性溃疡患者护理健康教育的重点是什么？

2.应如何对上消化道出血患者进行饮食指导？

3.对肝硬化食管胃底静脉曲张患者，应如何进行饮食指导？

4.急性胰腺炎患者健康教育的重点是什么？

5.针对胰腺炎患者，应如何进行饮食指导？

【案例分析】

刘某，男，42岁，职员，2022年07月12日就诊。

主诉：间断胃脘部疼痛3年，加重1周。

现病史：患者3年前饮食不节后出现胃脘部疼痛，伴反酸、胃灼热，胸骨后疼痛，予药物治疗后症状改善。患者1周前饮食不节后胃脘部疼痛加重，甚则食入即吐，口干口苦，纳食减少，大便干结，2～3日一行，便后带血，色鲜红。无痛胃镜：①食管正常。②胃溃疡。③十二指肠炎。予药物治疗后症状无明显改善，体重进行性下降，影响日常生活，遂收入我科。

入院症见：间断胃脘部疼痛，餐后胃脘部胀满，伴反酸、胃灼热，胸骨后烧灼感，吞咽困难，恶心呕吐胃内容物，甚则食入即吐，口干口苦，纳食减少约1/2，消瘦，乏力明显，眠可，大便干结，2～3日一行，小便调。舌质红，苔薄白，脉弦细。

既往史：否认冠心病、糖尿病；否认脑梗死、脑出血；否认传染病史。

1.该患者目前所患何病？辨证当属何证？

2.请对该患者进行健康教育。

第四节　泌尿系统疾病患者的健康教育

一、慢性肾小球肾炎患者的健康教育

慢性肾小球肾炎是一组以血尿、蛋白尿、水肿、高血压和不同程度肾功能损害为主要临床表现的肾脏疾病，具有起病隐匿、进展缓慢、病情迁延的特点，部分可出现贫血、电解质紊乱、血尿素氮升高、血肌酐升高等。本病属于中医学"肾风"范畴，常见证候有脾肾气虚证、脾肾阳虚证、气阴两虚证、肝肾阴虚证、肺肾气虚证、湿浊证、湿热证、水湿证、血瘀证。

（一）病因

1.基本病因　是由各种细菌、病毒等感染通过免疫机制、炎症介质因子及非免疫机制等引起的。

2.诱因　感染、劳累、妊娠、肾毒性药物、饮食习惯（高蛋白、高脂、高磷）等。

（二）典型临床表现

本病大多起病隐匿，有长期的无症状尿异常期，以青、中年为主，男性多见。主要临床表现为长期持续性蛋白尿、血尿、不同程度水肿、高血压等。早期为间断性水肿，且多为眼睑和（或）下肢的轻中度水肿，晚期水肿持续存在。随着病情发展逐渐出现夜尿增多、肾功能减退的临床症状。

（三）住院患者的护理健康教育

1. 生活起居指导

（1）保持室内空气流通，注意保暖，避免与上呼吸道感染者接触，预防交叉感染。

（2）每日测量血压 1 次，血压不稳定时可增加次数，并做好记录，掌握血压变化规律。保证合理的休息及睡眠，对于夜难入寐者可按摩三阴交、足三里等穴位。高血压患者保持大便通畅，避免用力排便。

（3）水肿护理见肾病综合征。

（4）肉眼血尿和病情严重者应绝对卧床休息，卧床休息可增加肾血流量，起到保护肾脏的作用。病情缓解期遵循运动的个体化原则，劳逸结合，不要从事重体力劳动的工作。协助患者制定运动计划，鼓励患者长期坚持，持之以恒。

（5）脾肾阳虚伴大量蛋白尿患者可选关元、气海、足三里、肾俞、命门等穴辅以灸法，以温经散寒、防御保健。每天灸 1 次，1 周 1 个疗程，每次选取 2 ～ 3 个穴位，共灸 15 分钟，以局部发热为度。

2. 饮食指导

（1）饮食指导原则　低盐、低脂、低磷、优质低蛋白、高热量饮食。

（2）优质低蛋白饮食　蛋白质摄入宜 0.6 ～ 0.8g/（kg·d）。优质蛋白占 50% 以上。以高生物效价蛋白质为主，如蛋、牛奶、鱼、瘦肉为主；有氮质血症患者，注意控制蛋白质摄入。

（3）控制钠盐摄入量　饮食清淡，每日盐的摄入以 2 ～ 3g 为宜，心衰、高血压和水肿严重应控制在每日 2g。同时限制味精、酱油等含钠高的食物。

（4）摄入足够的能量　增加碳水化合物的摄入，每日摄入热量为 30 ～ 35kCal/kg。

（5）控制高嘌呤的摄入　限制嘌呤高食物的摄入，如海鲜、动物内脏等。

（6）禁烟酒　有高尿酸血症或高血压患者严禁饮酒，包括烹饪时的少量料酒。

（7）中医辨证施膳

①脾肾气虚证：食欲不振、腰部酸痛、耳鸣耳聋、遗精遗尿等；可有尿频，滴沥不畅，舌淡苔白。宜食健脾补肾益气之品，如炖服大枣、肉桂等。可选食红枣煲鸡粥。服食期间不宜食萝卜。

②脾肾阳虚证：畏寒、水肿、乏力、面色苍白、语声低微、懒言、手脚冰凉、腰膝冷等；可有腹泻或便秘，舌淡胖或边有齿痕，舌苔白滑。宜食温阳之品，如肉桂、羊肉等。忌食莲心、梨等生冷寒凉食物。

③气阴两虚证：神疲乏力、自汗心悸、气短、口干口渴、消化不良、食欲减退、盗汗、手足心热等，部分患者还可以出现腹胀、腹痛，以及腰膝酸软、足跟疼痛等症状；可有大便不调，舌质偏红。宜食滋阴补气之品，如玉竹、桑葚等。忌生姜、葱白等辛辣、温燥、动火食物。

④肝肾阴虚证：眼花目涩、周身疲劳、胸胁胀痛、腰膝酸软、肢体麻木、失眠多梦、口干舌燥等；可有舌红少津。宜食补益肝肾、滋阴清热之品，如大枣、枸杞子、山药、扁豆、薏苡仁

等。可选食红枣山药粥。

⑤肺肾气虚证：胸部满闷，心悸咳嗽，吐白泡沫痰，夜尿频数，唇青面紫，面色晦暗等；可有小便清长，舌淡。宜食补益肺肾之品，如大枣、山药等。

⑥湿浊证：腹大胀满，胁下痞胀或疼痛，纳食减少，食后胀甚，嗳气；可有小便短少，大便不爽，舌淡红苔白腻。宜食健脾化浊之品，如薏苡仁、白扁豆、山药等。可选食薏苡仁煲瘦肉。

⑦湿热证：疲乏倦怠、面色苍黄、口干、发热、畏寒、四肢冰凉、食欲不振、纳差，其他症状可出现皮肤湿疹或疱疹、口舌生疮、关节肿胀疼痛等；可有小便频数短涩、尿赤，舌苔黄腻、舌质红。宜食清热化湿之品，如赤小豆、薏苡仁、冬瓜等。可选食薏苡仁煲鲫鱼。

⑧水湿证：小便不利、水肿、淋浊、痰饮等；可有小便浑浊、大便黏腻，舌苔厚腻。宜食利水消肿之品，如冬瓜、玉米须等。可选食陈皮煲瘦肉。

⑨血瘀证：面色淡白、身倦乏力、暴躁易怒、痛经、闭经、胸闷、胸痛等；可有大便色黑如柏油状，舌质紫暗、紫斑、紫点，舌下脉络曲张，或舌边有青紫色条状线。宜食活血化瘀之品，如葡萄、山慈菇、桃子等。可选食桃仁粉冲服。忌肥腻之品。

（8）其他 少尿及高血钾患者需严格控制食物中钾的摄入。

3. 心理指导

（1）患者由于病程较长，病情易反复，易产生抑郁悲观情绪，此时应积极开导患者，允许患者宣泄郁怒情绪，避免焦虑情绪累及肾脏。

（2）组织患者互动活动，屏除悲观厌世心态，介绍成功病例，以建立信心，积极面对疾病。

4. 用药指导

（1）服用降压药期间应注意动态监测血压，了解血压的变化，避免情绪激动；观察有无药物的副作用表现。服用降压药物后起床动作应缓慢，以防直立性低血压。

（2）使用抗凝类药物时应注意定期监测凝血功能，同时使用其他活血化瘀的药物应调整剂量，警惕抗凝药物过量使用，如出现尿血、皮下出血、牙龈出血、鼻出血等，应通知医生，及时减少抗凝药用量。

（3）服用糖皮质激素类药物的护理见肾病综合征。使用中药免疫抑制剂雷公藤总甙片时应注意有无肝损害、白细胞减少、月经不调等不良反应。

（4）使用利尿剂和中药利水汤剂时，应监测血压、尿量及大便的次数和量，防止有效血容量减少导致休克及电解质紊乱。

（5）慎用对肾脏有损伤的药物，如利福平、磺胺药及非类固醇抗炎镇痛药、各种血管造影剂等。

（6）服用中药期间饮食宜忌见肾病综合征。

（四）康复期患者的护理健康教育

1. 注意四时气候变化，尤其冬春感冒流行时节，应及时增减衣物。告知感染的危害及诱因，使患者积极预防。保持室内空气流通，注意保暖，避免与上呼吸道感染者接触，尽量少去公共场所，预防交叉感染，积极治疗各类感染。

2. 切忌房事过度，女性急性期不宜受孕。

3. 饮食宜清淡、富营养、易消化、低盐，忌食海鱼、蟹、辛辣刺激之品，避免浓茶或咖啡、碳酸饮料，多饮水以利尿酸排泄出现肾功能不全时按照慢性肾功能衰竭饮食要求进食。

4. 坚持每日热水泡脚10分钟，按摩耳、腰、鼻、足底等穴位，以激发机体防病抗病能力。

5.善于调节情志，释放不良情绪，培养愉悦心情。精神愉快，则气血和畅，营卫流通，有利于疾病的改善。

6.服用药物期间不可擅自停药、随意加减剂量，如出现不适反应及时与医生联系。

7.避免肾损害加重因素，如扁桃体炎症状明显且反复发作者，可于急性炎症控制后，择期手术摘除。

8.定时复查生化检查，以便观察病情变化。

二、肾病综合征患者的健康教育

肾病综合征是指由各种肾脏疾病所致，以大量蛋白尿（尿蛋白 >3.5g/d）、低蛋白血症（血浆清蛋白 <30g/L）、水肿、高脂血症为临床表现的一组综合征。本病属于中医学"水肿"范畴，常见证候有肺肾气虚证、气阴两虚证、脾肾阳虚证、湿热内蕴证、浊瘀互结证。

（一）病因

本病有原发性和继发性之分。原发性肾病综合征原发于肾脏本身的肾小球肾炎等。继发性肾病综合征指继发于全身性和其他系统疾病的肾损害，如系统性红斑狼疮、糖尿病、肾淀粉样变、过敏性紫癜、多发性骨髓瘤等。

（二）典型临床表现

本病主要临床表现为大量蛋白尿、低蛋白血症、高脂血症和水肿，严重者会出现胸腔、腹腔和心包积液。原发性肾病综合征的起病缓急与病理类型有关：系膜增生性半数起病急骤；系膜毛细血管性大多起病急骤；局灶节段性、膜性肾病多隐匿起病。

1.大量蛋白尿　大部分患者有大量选择性蛋白尿（尿蛋白每天高于 3.5g）。

2.低蛋白血症　血浆清蛋白低于 30g/L，除血浆蛋白降低外，血中免疫球蛋白、补体成分、金属结合蛋白、抗凝及纤溶因子等也减少。

3.水肿　水肿为最突出的体征，其发生与低蛋白血症所致血浆胶体渗透压明显下降有关。

4.高脂血症　以高胆固醇血症最为常见，甘油三酯、低密度脂蛋白（LDL）、极低密度脂蛋白（VLDL）和脂蛋白 α 亦有不同程度升高。

（三）住院患者的护理健康教育

1.生活起居指导

（1）保持室内空气流通，注意保暖，避免与上呼吸道感染者接触，尽量少去公共的场所，预防交叉感染。

（2）及时评估水肿程度，监测体重、腹围、24 小时出入量等。重症水肿患者宜卧床休息，记录 24 小时出入量，重点观察血压、心率、呼吸及肾功能等变化。

（3）下肢水肿或有腹水患者可行芒硝外敷水肿部位，可起到利水消肿的作用。

（4）保持皮肤清洁、干燥，定时翻身，防止皮肤破损、感染发生。头面眼睑水肿者应将枕头垫高；下肢水肿者明显可抬高足部；阴囊水肿者可用阴囊托托起。严重胸腔积液、腹水时宜取半坐卧位。

2.饮食指导

（1）饮食指导原则　宜低盐、低脂、优质蛋白、适度热量的食物。

（2）优质蛋白饮食 蛋白质摄入宜按 $1.45 \times P + 1.0g/(kg \cdot d)$（P 代表 24 小时尿蛋白排出量）计算（肾功能不全时按慢性肾功能衰竭要求摄入），优质蛋白占 50% 以上。以高生物效价蛋白质为主，如蛋、牛奶、鱼、瘦肉等。

（3）控制钠盐摄入量 饮食清淡，每日盐的摄入以 2～3g 为宜，心衰、高血压和水肿严重应控制在每日 2g。同时限制味精，咸菜、酱油等含钠高的食物。

（4）控制水的摄入量 一般无水肿者不严格限水，有水肿者需严格限制水分的摄入量。摄水量 = 前一日尿量 +500mL。注意食物中的水分也要包括在内。

（5）中医辨证施膳

①肺肾气虚证：主要表现为胸部满闷，心悸咳嗽，吐白泡沫痰，夜尿频数，唇青面紫，面色晦暗等；可有小便清长，舌淡。宜食补肾益气之品，如炖服大枣、肉桂等。可选食红枣煲鸡粥。

②气阴两虚证：神疲乏力、自汗心悸、气短、口干口渴、消化不良、食欲减退、盗汗、手足心热等，部分患者还可以出现腹胀、腹痛，以及腰膝酸软、足跟疼痛等症状；可有大便不调，舌质偏红。宜食滋阴补气之品，如玉竹、桑葚等。

③脾肾阳虚证：畏寒、水肿、乏力、面色苍白、语声低微、懒言、手脚冰凉、腰膝冷等；可有腹泻或便秘，舌淡胖或边有齿痕，舌苔白滑。宜食温阳健脾益肾之品，如肉桂、羊肉等。忌食莲心、梨等生冷寒凉食物。

④湿热内蕴证：倦怠乏力、头重、胃与腹部胀满、四肢沉重、身体水肿、食欲不振、口干口苦等；可有腹泻或大便黏腻，小便黄赤，舌苔厚腻。宜食清热利水之品，如赤小豆。

⑤浊瘀互结证：胁痛隐隐，纳差消瘦，神疲乏力，手掌赤痕，腰胀痛，肢体水肿；可有便溏不爽，尿少色黄，舌暗红或有瘀斑。宜食活血化瘀之品，如葡萄、山慈菇、桃子等。可以丹参泡水饮。忌肥甘厚腻之品。

（6）其他 忌动物内脏，食用油每日不超过 25mL，不宜选用动物油、花生油等。

3. 心理指导

（1）病程较长，病情易反复，患者易产生抑郁悲观情绪，此时应积极开导患者，允许患者宣泄郁怒情绪，避免焦虑情绪累及肾脏。

（2）保持恬淡心境，通过听音乐、读书、看报等方法移情易性，保持心情舒畅，精神愉快，使气机调畅，有利于疏泄情志。

4. 用药指导

（1）服用降压药期间应注意动态监测血压，了解血压的变化；不可擅自停药，随意加减剂量。观察有无药物的副作用表现。服用降压药物后起床动作应缓慢，以防体位性低血压。

（2）使用抗凝类药物时应注意定期监测凝血功能；同时使用其他活血化瘀的药物应调整剂量；警惕抗凝药物过量。如出现尿血、皮下出血、牙龈出血、鼻出血等，应及时减少抗凝药用量，通知医生。

（3）糖皮质激素类药物应饭后服用，减少对胃肠道的刺激，并加用保护胃黏膜药物；补充钙剂和维生素 D，预防骨质疏松；监测血糖、血压、电解质。严格按医嘱逐渐减药，不能擅自停药或漏服。

（4）使用利尿剂和中药利水汤剂时，应重视血压监测、观察尿量及大便的次数和量，防止有效血容量减少导致的休克及电解质紊乱。

（5）慎用对肾脏有损伤的药物，如利福平、磺胺药及非类固醇抗炎镇痛药、各种血管造影剂等。

（6）中药汤剂应浓煎分次服。服用中药期间注意以下饮食宜忌。

①避免喝浓茶，浓茶含有鞣酸，会影响人体对中药中有效成分的吸收，降低疗效。

②不宜吃萝卜（服理气化痰药除外），因萝卜有消食、破气等功效，特别是服用人参、黄芪等时，吃萝卜会降低补药的效果，影响药物的补益作用。

③忌生、冷、油腻食物，因生、冷类食物刺激胃肠，影响胃肠对药物的吸收，油腻食物不易消化和吸收，而且油腻食物与药物混合，更能阻碍胃肠对药物有效成分的吸收，从而降低疗效。

（四）康复期患者的护理健康教育

1. 居住环境应安静，保持室内空气新鲜、温湿度适宜。注意四时气候变化，尤其冬春感冒流行时节，应及时增减衣物。

2. 饮食宜清淡、富营养、易消化、低盐，忌食海鱼、蟹、辛辣刺激之品。补充高生物效价蛋白质，严格控制进水量，以"量出为入"为原则。

3. 注意观察发热、剧烈运动及体位改变等因素对患者的影响。根据自己身体情况选择运动的种类、强度，可选择散步，练习太极拳、八段锦、五禽戏等健身运动，避免剧烈运动，活动量以不疲劳为宜。轻度水肿及高血压患者，卧床休息与运动交替进行，可逐渐增加活动量。

4. 善于调节情志，释放不良情绪，培养愉悦心情。精神愉快，则气血和畅，营卫流通，有利于疾病的改善。

5. 使用激素及免疫抑制剂的患者要防止六淫邪气的侵袭，可根据医嘱予玉屏风散内服，或温灸足三里、气海穴以补益正气，强肾固本。激素冲击治疗期间严格控制外出。

6. 观察尿泡沫及消散时间。检测尿常规、24 小时尿蛋白定量及尿微量蛋白等。标本留取应正确、及时，避免尿液过度稀释或浓缩，防止标本污染或变性。

三、慢性肾衰竭患者的健康教育

慢性肾衰竭是各种慢性肾脏疾病发展到后期引起肾脏功能受损而出现的一系列临床综合征。因肾实质受损，致使肾脏明显萎缩，由此产生的代谢紊乱和临床症状组成的综合征，以水肿、贫血、钙磷代谢紊乱、恶心呕吐等为主要临床表现。本病中医诊断为慢肾衰，常见证候有脾肾气虚证、脾肾阳虚证、气阴两虚证、肝肾阴虚证、阴阳两虚证，兼证有湿浊证、湿热证、水气证、血瘀证、浊毒证。

（一）病因

1. 基本病因　原发性肾脏损害、肾小球肾炎、反复的泌尿系统感染、肾结石、遗传因素。

2. 诱因　感染、不良生活方式、应用肾毒性药物、过度劳累，以及其他慢性病如高血压、糖尿病、痛风等。

（二）典型临床表现

慢性肾衰竭会引起内环境紊乱，如水、电解质代谢紊乱，酸碱平衡失调，高钾血症，恶心、呕吐，肾性骨病、肾性贫血等。慢性肾衰竭早期的临床表现有疲劳、腰酸、乏力；不明原因的食欲减退、恶心、呕吐；面部或下肢浮肿；蛋白尿或血尿，多尿或夜尿增多，少尿甚至无尿；高血压。慢性肾衰竭晚期的临床表现有水肿、高血压、心肌病变、肾性贫血、肾性骨病、呼吸伴尿味、皮肤瘙痒、手脚麻木、夜间抽筋、睡眠障碍等。

慢性肾衰竭根据肾功能损害程度分 4 期。肾功能代偿期：无明显症状。肾功能失代偿期：轻度贫血、乏力和夜尿增多。肾衰竭期：贫血、消化道症状明显，夜尿增多，可有轻度水、电解质、酸碱平衡紊乱。尿毒症期：各种尿毒症症状明显，明显贫血，恶心，呕吐，水、电解质、酸碱平衡紊乱，神经系统症状。

（三）住院患者的护理健康教育

1. 生活起居指导

（1）保持室内空气流通，注意保暖，避免与上呼吸道感染者接触，尽量少去公共的场所，预防交叉感染。

（2）劳逸结合，不要从事重体力劳动的工作，卧床休息可增加肾血流量，起到保护肾脏的作用。急性发作和病情严重者应绝对卧床休息。病情缓解期遵循运动的个体化原则，协助制定运动计划，鼓励患者长期坚持。指导患者晨起做深呼吸屏气运动，在家属或医护人员陪同下散步、练习八段锦等。

（3）协助患者进行自我保健，如按摩足三里、肾俞、涌泉、合谷等穴，早晚各 1 次，每次 15 分钟，以增强免疫力，促进睡眠等。

（4）肾性骨病出现不安腿综合征、肾性贫血导致活动无耐力、电解质紊乱引起抽搐，或高血压引起头晕等，起床及改变体位时动作应缓慢，行走时穿软底防滑鞋，勿着高跟鞋，以免发生意外。

（5）做好皮肤护理，涂抹润肤品，缓解皮肤瘙痒。

2. 饮食指导

（1）饮食指导原则　宜低盐、低脂、优质低蛋白、低磷、低嘌呤、高热量、适量维生素的食物。

（2）优质低蛋白饮食　蛋白质摄入量为 0.4g/（kg·d），以高生物效价蛋白质为主，如蛋、牛奶、鱼、瘦肉为主。

（3）控制钠盐的摄入量　饮食清淡，每日盐的摄入以 2～3g 为宜，心衰、高血压和水肿严重患者应控制在每日 2g。同时限制味精，咸菜、酱油等含钠高的食物。

（4）控制水的摄入量　一般无水肿者不限水，水肿者需严格限制水分的摄入量。摄水量 = 前一日尿量 +500mL。注意食物中的水分也要包括在内。

（5）控制磷的摄入　限制含磷高食物的摄入，如奶制品、坚果类、饮料等，每日含磷摄入量应 <800mg。

（6）摄入足够的能量　因患者食欲下降和蛋白质摄入的限制，会造成能量摄入不足的情况，导致蛋白能量消耗，因此应用淀粉类食物补足总能量。

（7）避免浓茶或咖啡　浓茶或咖啡影响铁的吸收，导致贫血的加重。

（8）禁烟酒　高尿酸血症或高血压患者严禁饮酒，包括烹饪时的少量料酒。

（9）中医辨证施膳

①脾肾气虚证：食欲不振、腰部酸痛、耳鸣耳聋、遗精遗尿等；可有尿频，滴沥不畅，舌淡苔白。宜食健脾补肾益气之品，如炖服大枣、肉桂等。可选食红枣煲鸡粥。服食期间不宜食萝卜。

②脾肾阳虚证：畏寒、水肿、乏力、面色苍白、语声低微、懒言、手脚冰凉、腰膝冷等；可有腹泻或便秘，舌淡胖或边有齿痕，舌苔白滑。宜食温阳之品，如肉桂、羊肉等。可选食羊骨粥等。

③气阴两虚证：神疲乏力、自汗心悸、气短、口干口渴、消化不良、食欲减退、盗汗、手足

心热等，部分患者还可以出现腹胀、腹痛，以及腰膝酸软、足跟疼痛等症状；可有大便不调，舌质偏红。宜食滋阴补气之品，如玉竹、桑葚等。

④肝肾阴虚证：眼花目涩、周身疲劳、胸胁胀痛、腰膝酸软、肢体麻木、失眠多梦、口干舌燥等症状；可有舌红少津。宜食补益肝肾、滋阴清热之品，如大枣、枸杞子、山药、扁豆、薏苡仁等。可选食红枣山药粥。

⑤阴阳两虚证：神疲乏力、精神萎靡、消瘦面黄、腰膝酸软、头晕耳鸣、纳呆、自汗、滑精、闭经、怕热或怕冷等症状；可有五更泄泻，口舌生糜，舌淡而少津，或有齿痕。宜食阴阳双补之品，如牛肉、羊肉、韭菜、山药等。

⑥湿浊证：腹大胀满，胁下痞胀或疼痛，纳食减少，食后胀甚，嗳气；可有小便短少，大便不爽，舌淡红苔白腻。宜食健脾化浊之品，如薏苡仁、白扁豆、山药等。可选食薏苡仁煲瘦肉。

⑦湿热证：疲乏倦怠、面色苍黄、口干、发热、畏寒、四肢冰凉、食欲不振、纳差，其他症状可出现皮肤湿疹或疱疹、口舌生疮、关节肿胀疼痛等；可有小便频数短涩、尿赤，苔黄腻、舌质红。宜食清热化湿之品，如赤小豆、薏苡仁、冬瓜等。可选食薏苡仁煲鲫鱼。

⑧水气证：津液不生、全身水肿、自汗等症状；可有小便困难，舌淡而少津。宜食化气利水之品，如冬瓜、丝瓜等。可选食萝卜煲瘦肉。

⑨血瘀证：面色淡白、身倦乏力、暴躁易怒、痛经、闭经、胸闷、胸痛等；可有大便色黑如柏油状，舌质紫暗、紫斑、紫点，舌下脉络曲张，或舌边有青紫色条状线。宜食活血化瘀之品，如葡萄、山慈菇、桃子等。可选食桃仁粉冲服。

⑩浊毒证：恶心、呕吐、纳差、口臭，口中有尿味；可有便秘或便溏，甚至出现少尿等症状，舌红苔腻。宜食解毒化浊之品，如绿豆、赤小豆、薏苡仁等。可选食绿豆薏苡仁粥。

3. 心理指导

（1）一般病程较长，病情较重，患者易产生抑郁悲观情绪，此时应积极开导患者，允许患者宣泄郁怒情绪，避免焦虑情绪累及肾脏。也可采用中医情志的情志相胜中的"喜胜忧"，与患者多交流一些愉快的事情。

（2）嘱患者保持心情舒畅，精神愉快，使气机调畅，有利于恢复健康。

（3）组织患者互动活动，给予积极的心理辅导，屏除悲观厌世心态，帮助患者建立信心，积极与疾病做斗争。

（4）可利用疏导法、移情易志法等帮助患者疏泄情志。

4. 用药指导

（1）服用降压药期间应注意动态监测血压，了解血压的变化；不可擅自停药，随意加减剂量。观察有无药物的副作用表现。服用降压药物后起床动作应缓慢，以防体位性低血压发生。

（2）铁剂宜饭后服用，服用期间忌茶，以免被鞣酸沉淀而无效。补充含富含维生素C的水果和叶酸，促进铁剂吸收。铁剂服后会引起便秘、黑便，故胃和十二指肠溃疡、溃疡性结肠炎患者慎用，可能掩盖隐血症状。

（3）糖皮质激素类药物应饭后服用，减少对胃肠道的刺激，并加用保护胃黏膜药物；补充钙剂和维生素D，预防骨质疏松。监测血糖、血压、电解质。严格按医嘱逐渐减药，不能擅自停药或漏服。

（4）服用钙磷代谢类药物期间定期监测血钙、磷及甲状旁腺激素水平；服用磷结合剂时需餐中服用，多食粗纤维食物，预防便秘。

（5）使用抗凝类药物时应注意定期监测凝血功能，同时使用其他活血化瘀的药物应调整剂量，警惕抗凝药物过量。如出现尿血、皮下出血、牙龈出血、鼻出血等，应及时减少抗凝药用量，通知医生。

（6）慎用对肾脏有损伤的药物，如利福平、磺胺药及非类固醇抗炎镇痛药、各种血管造影剂等。

（7）服用中药期间饮食宜忌同肾病综合征。

（四）出院患者的护理健康教育

1. 居住环境应安静，保持室内空气新鲜、温湿度适宜。注意四时气候变化，尤其冬春感冒流行时节，更应预防外邪侵袭，以免诱发或加重病情。

2. 饮食宜清淡、富营养、易消化、低盐，忌食海鱼、蟹、辛辣刺激之品。每日盐摄入量不超过3g。补充高生物效价蛋白质，蛋白质摄入量为每日0.4g/kg，同时补充复方 α – 酮酸制剂。水肿严重时，遵医嘱严格控制进水量，以"量出为入"为原则，每日进水量＝前一天的尿量＋500mL。

3. 根据医生建议和自己身体情况选择运动的种类、强度，可选择散步，练习太极拳、八段锦、五禽戏等有氧运动，避免剧烈运动。

4. 善于调节情志，释放不良情绪，培养愉悦心情。精神愉快，则气血和畅，营卫流通，有利于体质的改善。

5. 遵医嘱按时服药，注意观察药物的副作用，尤其是糖皮质激素类药物，勿擅自停药或减量。

6. 积极治疗原发病，严格控制高血压、糖尿病、痛风等。倦怠乏力时可取关元、足三里等穴位艾灸。腰酸膝软时可取气海、足三里、三阴交等穴位按摩，或取肾俞、气海、关元等穴位行温和灸。恶心呕吐时可取合谷、内关等穴位按摩。皮肤瘙痒者，修剪指甲，避免用力搔抓皮肤，可用中药外洗方擦洗。水肿者注意监测体重、腹围、出入量等指标，重度水肿者宜卧床休息，下肢水肿明显者可抬高足部，阴囊水肿者可用阴囊托托起，行芒硝外敷水肿部位可起到利水消肿的作用。

7. 患者出院后定期到门诊复查，如出现水肿、大量泡沫尿、疲倦、乏力等情况，应及时就诊。

四、尿路感染患者的健康教育

尿路感染简称尿感，是指病原体侵犯尿路黏膜或组织引起的尿路炎症。根据感染部位，尿路感染可分为上尿路感染和下尿路感染；前者为肾盂肾炎，后者主要为膀胱炎。尿路感染主要由细菌感染引起，主要表现为膀胱刺激征，即尿频、尿急、尿痛，膀胱区或会阴部不适及尿道烧灼感。一般无明显的全身感染症状，体温正常或有低热。因女性尿道比较短，较男性容易发生尿路感染，尤其多发于性生活活跃期及绝经后女性。本病属于中医学"淋证"范畴，常见证候有膀胱湿热证、脾肾亏虚证、肝郁气滞证。

（一）病因

本病主要为细菌感染所致，致病菌以革兰阴性杆菌为主。饮酒过度或偏食辛辣肥甘之品、劳累过度、房事过频、会阴不洁、尿路梗阻、导尿和泌尿道器械检查也可引起尿路感染。

（二）典型临床表现

尿路感染主要表现是膀胱刺激征，即尿频、尿急、尿痛，膀胱区或会阴部不适及尿道烧灼感。尿频程度不一，严重者可出现急迫性尿失禁。尿混浊、尿液中有白细胞，常见终末血尿，有时为全程血尿，甚至见血块排出。外阴瘙痒，伴有白带增多，下腹隐痛。一般无明显的全身感染症状，体温正常或有低热。急性肾盂肾炎时患侧或双侧腰痛，患侧脊肋角有明显的压痛或叩击痛等。如全身感染时，则会出现如寒战、高热、头痛、恶心、呕吐、食欲不振等症状，常伴有白细胞计数升高和血沉加快，也会出现无症状性菌尿。

（三）住院患者的护理健康教育

1. 生活起居指导

（1）急性期患者应注意卧床休息，非急性期一般不宜从事重体力劳动和剧烈活动，劳逸结合，避免劳累，高热时做好降温护理。

（2）注意个人卫生，宜淋浴，避免交叉感染。保持外阴部清洁卫生，每天用温水清洗会阴部。便后及时清洗会阴部及肛门，防止泌尿道逆行感染。节制房事，如反复发作与性生活有关，则在房事后要排空小便，清洁外阴，或遵医嘱服用抗生素。穿棉质内裤，不穿紧身裤。

（3）多饮水，勿憋尿，有尿意时及时解，可以有效预防本病的发生。

2. 饮食指导

（1）饮食指导原则　饮食宜清淡，多食水果、蔬菜，忌辛辣、油腻及刺激性食物，戒烟酒。

（2）增加液体摄入量　每日饮水量保持在 2000mL 以上，增加尿量以冲洗尿路细菌和炎性物质。

（3）中医辨证施膳

①膀胱湿热证：尿频尿急，尿道涩痛，尿液短赤，淋漓不尽，或伴有发热腰痛；可有血尿，尿中有砂石，或尿浊如膏，舌红，苔黄腻。多饮绿茶以清热利湿，宜食碱性食物，如青菜、萝卜等，使尿液碱化而减轻疼痛。忌辛热肥甘之品及嗜酒过度。

②脾肾亏虚证：腹胀、记忆力下降、四肢发冷、腰膝酸软；可有大便溏薄、舌质淡、苔白。宜食用枸杞子泡水、人参大枣粥、黑芝麻粥、黄芪粥、芡实茯苓粥等补益之品。

③肝郁气滞证：肝气瘀滞，可出现精神抑郁，乳房结块，胸胁胀满或疼痛；肝气反胃，则出现食欲不振，嗳气发酸等症状；可有大便干结、便后不畅，舌苔薄白。宜食用萝卜、莲藕、山楂、金橘、玫瑰花茶等理气清淡爽口之品。忌辛辣烟酒动火之品。

3. 心理指导

（1）耐心疏导患者正确对待疾病，积极配合治疗。排尿涩痛或绞痛者，应予安慰、情绪分散法、肌肉放松法、倾听音乐法等消除患者的恐惧、紧张心理。

（2）消除紧张、急躁或悲观情绪，保持心情愉快，以利疾病康复。

（3）告知患者诱发尿路感染的各种因素，使患者对疾病有正确的认识，避免诱发因素。

4. 用药指导

（1）服用抗菌药物期间，注意药物用法、剂量、疗程和注意事项，多饮水，勿擅自停药，并同时服用碳酸氢钠，以增强疗效。

（2）必须在医生指导下用药，禁忌过量使用抗生素。

（3）无症状不能作为停药的标准，必须遵医嘱，用药量要足，待体温、尿检正常后，再继续用药 1～2 周。

（四）康复期患者的护理健康教育

1. 起居有常，动静结合，避免过劳，适当锻炼，提高防御能力，防止复发。

2. 避免诱发尿路感染的各种因素，避免各种外邪入侵，宜淋浴，浴具自备，避免交叉感染。

3. 注意饮食宜忌，多食新鲜蔬菜、水果。草酸钙结石者不宜进食含草酸、钙较高的食物。磷酸钙结石者应控制磷摄入量。磷酸镁胺结石者禁食磷酸盐及镁剂。尿酸结石者宜低钙饮食，少食含嘌呤高的食物。

4. 多饮水、勤排尿。每日饮水量在 2000mL 以上，以保证足够的尿量和排尿次数。

5. 保持良好的心理状态，积极的心情有利于疾病的康复。

6. 遵医嘱服药，勿漏服或擅自停药。

7. 出院后定期到门诊复查，如有不适，及时就诊。

【思考题】

1. 慢性肾小球肾炎患者有哪些控盐技巧？

2. 肾病综合征患者为何容易免疫力下降，如何提高？

3. 肾衰竭患者饮食健康教育的重点是什么？

4. 尿路感染的常见原因是什么？

【案例分析】

王某，女，70 岁，退休。2022 年 9 月 30 日就诊。

主诉：腰酸、乏力及泡沫尿持续数周。

现病史：患者腰酸、乏力，泡沫尿，时有胸闷，夜尿 2～3 次，双下肢轻度水肿，胃纳一般，夜寐可，大便调。

既往史：患者既往体健，无过敏史，无烟酒不良嗜好。

入院症见：神志清楚，面色无华，乏力，泡沫尿，时有胸闷，夜尿 2～3 次，双下肢轻度水肿，胃纳一般，夜寐可，情绪焦虑，食欲较差，睡眠尚可，舌质淡红，苔薄腻，脉细弦。

生命体征：T 36.2℃，P 64 次 / 分，R 20 次 / 分，BP 160/72mmHg。

肾功能 BUN 34.30mmol/L，Scr 639mmol/L，UA 423.0mmol/L，ALB 30.8g/L；电解质 Ca^{2+} 1.88mmol/L，K^+ 6.1mmol/L。

1. 该患者目前所患何病？辨证当属何证？

2. 请对该患者进行健康教育。

第五节　内分泌与代谢性疾病患者的健康教育

一、糖尿病患者的健康教育

糖尿病是指由遗传和环境因素相互作用而引起的胰岛素分泌缺陷和（或）胰岛素作用缺陷所导致的碳水化合物、蛋白质、脂肪代谢的异常，是以慢性高血糖为主要表现的疾病。本病可累及眼、肾、神经、心脏、血管等组织，病情严重时可发生急性代谢紊乱，如酮症酸中毒、高渗性昏迷等。本病属于中医学"消渴"范畴，常见证候有燥热伤肺证、胃热炽盛证、气阴亏虚证、肾阴亏虚证、阴阳两虚证。

（一）病因

本病病因为遗传因素和环境因素导致胰岛 B 细胞分泌胰岛素缺陷和（或）外周组织胰岛素利用不足。年龄、肥胖、高热量饮食、运动量减少等与糖尿病的发生密切相关。

（二）典型临床表现

1. 代谢紊乱症候群　"三多一少"即多饮、多尿、多食和体重减轻，精神萎靡、乏力、易疲劳、皮肤瘙痒等。

2. 并发症

（1）急性并发症　糖尿病酮症酸中毒、糖尿病高渗性昏迷等。

（2）慢性并发症　糖尿病大血管病变、糖尿病微血管病变、糖尿病视网膜病变、糖尿病神经病变及糖尿病足。

（三）住院患者的护理健康教育

1. 生活起居指导

（1）生活规律，保持心情放松、愉悦，保持眼、口腔、会阴、皮肤等清洁卫生。

（2）根据病情选择合适的有氧运动方式，如散步、快走、打太极拳、练八段锦等；运动治疗宜在相关专业人员指导下进行。运动前进行必要的健康评测和运动能力评估，有助于保证运动治疗的安全性和科学性。运动项目要根据患者的年龄、病情进行选择；运动时间的选择应从吃第一口饭算起，在饭后 1 小时左右，每周至少 150 分钟，如每周运动 5 天、每次 30 分钟；运动时脉搏宜控制在（170 − 年龄）以下，以周身发热、微微出汗、精神愉悦为宜；运动前要测量血糖，血糖 >16.7mmol/L 建议暂时不宜运动，血糖 <5.5mmol/L 时，需补充含糖食物如饼干、面包等，再进行运动。

（3）为患者讲解低血糖的表现及急救措施：

①当出现心慌、头晕、大汗、面色苍白、饥饿等低血糖症状时，意识清楚者立即口服 15～20g 含糖食物，意识障碍者立即静脉注射 50% 葡萄糖 20mL，15 分钟后复测血糖。

②外出时随身携带自救卡和少量糖果或饼干。没有任何症状的低血糖是一种危险的情况，如果血糖低于 3.9mmol/L，而且没有任何症状，要立刻处理，并要通知医生。

③部分患者屡次发生低血糖后，可表现为无先兆症状的低血糖昏迷。在低血糖处理时，避免摄入脂肪，因为它会减慢碳水化合物的吸收，并且增加过多的热量。

④服用阿卡波糖的患者，预防或出现低血糖时，需要服用葡萄糖而不是糕点等其他碳水化合物，因为阿卡波糖会抑制多糖的分解，减慢碳水化合物的分解吸收，碳水化合物在这种情况下不能有效治疗低血糖。如果血糖已恢复，应按正常时间进餐。

（4）足部护理：

①养成每日检查足部的习惯，重点检查足底、趾间及足部变形部位。检查足部皮肤有无损伤、擦伤、水疱、皲裂、鸡眼和胼胝（老茧）、趾甲的异常，如有异常，应及时就诊。

②每晚温水洗足，水温应低于 37℃，不过分浸泡双脚，使用中性肥皂，用手或温度计测量水的温度，用浅色毛巾擦干脚趾间的水分，并检查有无破溃和渗液，保持脚趾间干爽。

③穿鞋前先检查鞋内有无异物及异常，宜选厚软底、圆头、宽松、舒适的鞋，避免穿拖鞋、凉鞋，禁止赤足走路。

④不宜使用热水袋、电热毯、暖宝宝等。勿自行修剪或使用化学制剂处理胼胝，皮肤干燥可以使用油膏类护肤品。

⑤修剪趾甲时确保能看得清楚，修剪器具不宜过于锐利，避免两边剪得过深，不要到公共浴室修脚，出现问题及时找医生。

⑥定期进行足部穴位按摩，如涌泉、三阴交、足三里、阳陵泉等。

2. 饮食指导

（1）饮食指导原则　宜选择低盐、低脂、富含膳食纤维的食物，控制总热量。

（2）教会患者计算每日总热量

①第一步，计算标准体重：标准体重（kg）＝身高（cm）-105。标准体重 ±10% 都属于理想体重或称为正常体重；如果小于标准体重的 20%，属于消瘦；如果大于标准体重的 20%，属于肥胖。

②第二步，根据自己的活动量来选择适合自己的能量级别（表 5-2）：

表 5-2　体型与劳动强度对照表

体型	极轻体力劳动 kCal/（kg·d）	轻体力劳动 kCal/（kg·d）	中度体力劳动 kCal/（kg·d）	重体力劳动 kCal/（kg·d）
消瘦	20～25	35	40	40～45
正常	15～20	25～30	35	40
肥胖	15	20～25	30	35

劳动强度可分为极轻体力劳动、轻体力劳动、中度体力劳动和重体力劳动。卧床及床上活动的患者属于极轻体力劳动；一般的工作人员、办公室人员、教师、离退休人员及家务劳动者属于轻体力劳动；学生、司机、外科医生、体育教师、一般农活等属于中度体力劳动；建筑工、搬运工、冶炼工、重的农活、运动员、舞蹈者属于重体力劳动。

③第三步，每日总热量＝理想体重 × 能量级别，可以根据每日活动强度对自己的总热量进行调整。当体力活动每增加一级，每日每公斤体重增加 5kCal 热量。

（3）保证三大营养物质的合理分配　碳水化合物的摄入量应占总热量的 50%～65%，蛋白质的摄入量占 15%～20%，脂肪的摄入量占 20%～30%，根据比例计算后，得到的是热量单位"千卡"，将单位换算为克（1g 脂肪 =9kCal，1g 蛋白质 =4kCal，1g 碳水化合物 =4kCal），便于患者掌握。同时要限制动物脂肪和饱和脂肪酸的摄入，胆固醇每日摄入 <300mg，每日保证 500～700g 的蔬菜摄入，以新鲜茎叶类蔬菜为主，如芹菜、白菜、菠菜等。

（4）戒烟限酒　因为吸烟会引起血压升高和血糖的波动，减弱人体胰岛素的作用，并且会引发眼部、肾部、脑部、心脏、足部等各处病变。酒精可诱发使用磺胺类药或胰岛素患者低血糖。

（5）饮食禁忌　坚果类含有较多的油脂，应少食；水果不能随意进食，要根据血糖情况，当空腹血糖 <7mmol/L，餐后 2 小时血糖 <10mmol/L，糖化血红蛋白小于 7.5%，且血糖没有较大波动时可以进食水果；应在两餐之间进食低糖分的水果，如苹果、橘子、桃等，进食水果后应适当减少主食量，不可增加每日总热量。

（6）控制盐摄入量　每天限制食用盐摄入量在 6g 内，伴有高血压、水肿者每日摄入盐量不超过 2g。

（7）中医辨证施膳

①燥热伤肺证：烦渴多饮，口舌干燥，尿频量多，舌边尖红，苔薄黄，脉洪数。宜食清热养阴生津之品，如百合、水梨、银耳、鸭肉、兔肉、鳝鱼等，也可用仙芦根、麦冬、沙参等泡水代茶饮，或食五汁饮、天花粉粥。

②胃热炽盛证：多食易饥，口渴，尿多，形体消瘦，大便干燥，苔黄，脉滑实有力。宜食瘦肉、番茄汤、石斛汤、萝卜汤等，可多食燕麦片、荞麦面等粗杂粮。

③气阴亏虚证：口渴引饮，多食与便溏并见，或饮食减少，精神不振，四肢乏力，体瘦，舌质淡红，苔白而干，脉弱。宜食益气健脾、生津止渴之品，如瘦肉、蛋类、鱼肉、山药等，可选食皮蛋瘦肉粥、黄芪山药粥等。

④肾阴亏虚证：尿频量多，混浊如脂膏，腰膝酸软，失眠心烦，乏力，头晕耳鸣，口干唇燥，皮肤干燥，瘙痒，舌红苔少，脉细数。宜食滋阴固肾，润燥止渴之品，可选地黄粥、枸杞子粥、金樱子粥、黄金粥、桑椹汁等。

⑤阴阳两虚证：小便频数，甚至饮一溲二，混浊如膏，面色黑，耳轮干焦，腰膝酸软，形寒肢冷，阳痿早泄或月经不调，舌淡苔白有齿印，脉沉细无力。宜食补肾助阳之品，可用枸杞子、山药、海参、猪肾、黑豆、黑芝麻等补肾。可食海参粥、滋膵饮、五味枸杞子饮等。

3. 心理指导

（1）体贴关心，一视同仁，了解患者的心理状态，多倾听、多沟通，要体谅患者疾苦，同情、关心患者，热情对待，增强其与慢性疾病做斗争的信心。

（2）鼓励家属陪伴、支持患者，给予亲情支持。

（3）组织形式多样的病友活动，例如下棋、猜谜、舞蹈、打太极拳等。通过病友间的鼓励及成功病例，帮助其树立信心。

（4）可采用中医以情胜情、移情易性的方法。如对焦虑的患者，依据中医"喜胜忧"，让患者多参加或听些高兴的事情，也可根据辨证按摩脾俞、足三里、消渴等穴位。对易发脾气、急躁的患者，还可利用五行音乐疗法，让患者聆听《草木青青》《一粒下土万担收》等，以助肝气舒散。

4. 用药指导

（1）服用 α–糖苷酶抑制剂（阿卡波糖）时，必须与第一口饭（碳水化合物）嚼服，出现低血糖时，应静注或口服葡萄糖治疗，由于其导致蔗糖分解为果糖和葡萄糖的速度减慢，所以不应首选蔗糖进行救治。

（2）合并心、肺功能不全时不宜服用双胍类降糖药，使用血管内含碘造影剂时，应在使用造影前后 48 小时内停用；长期使用二甲双胍者可每年测定 1 次血清维生素 B_{12} 水平，如缺乏应适当补充维生素 B_{12}。

（3）磺脲类降糖药中的格列本脲，其所致的低血糖要观察 72 小时以上，因为此药的半衰期长，有可能再次引起低血糖。65 岁以上或有肝肾功能不全的患者不宜服用，以防因药物蓄积而引起严重低血糖。

（4）胰岛素种类繁多，注射前要仔细核对，避免发生用药错误。常规短效人胰岛素应在餐前 30 分钟注射，超短效胰岛素类似物在餐前即刻或提前 10 ～ 15 分钟注射；胰岛素常用注射部位为腹部、上臂外侧、臀部外上侧、大腿外侧，教会患者进行注射部位的轮换；使用 75% 酒精进行皮肤消毒；未开封的备用胰岛素在 2 ～ 8℃的冰箱内冷藏保存，使用中的胰岛素室温（25℃以下）保存，开启后的存放时间为 28 天。

（5）中药汤剂根据证型予温服或温凉服；中西药之间服药间隔30分钟在以上；饮食宜清淡，忌油腻、辛辣、黏腻之品；服药期间不宜过劳，慎避风寒，预防感冒；阴阳两虚者宜温服，服药时间以空腹或饭前为佳，服药期间忌食生冷之品。

（四）康复期患者的护理健康教育

1.居住环境应安静，保持室内空气新鲜、温湿度适宜，注意通风换气。

2.控制总热量，合理、均衡分配各种营养素，病情稳定的2型糖尿病患者可按每日三餐分配为1/5、2/5、2/5或1/3、1/3、1/3，严格限制各种甜食，多食富含纤维素的食物。每天食盐摄入量小于6g，以免加重心、肾并发症。

3.根据自身情况选择运动锻炼，以有氧运动为主，如散步、慢跑、做广播体操、打太极拳、练八段锦等。外出活动时随身携带糖果和糖尿病卡，卡上写有姓名、年龄、家庭地址、联系电话及病情以备急需。运动时间以20～30分钟为宜，禁空腹运动。

4.保持良好的心理状态，避免情绪过激，愉快积极的心情有利于疾病的康复。

5.避免诱发糖尿病急性并发症的各种因素。最常见的诱因是感染，避免呼吸道和泌尿系感染，天气寒冷或传染病流行时，不去公共场所，出门应戴口罩帽子。其他诱因包括胰岛素治疗中断或不适当减量，胰岛素注射应严格遵医嘱执行，不可遗漏或重复注射。

6.出院后遵医嘱按时按量服药，不要随意减量和停药。做好自我监测，每日监测血糖、血压、体重、腰围、臀围等，并养成良好的记录习惯。

7.出院后定期复查，每3个月检查糖化血红蛋白、心电图，每6个月检查肝肾功能、血脂、尿微量蛋白等；每年至少筛查1次眼底及外周血管、周围神经病变等。如感胸闷、心慌、纳食不香、体重突然下降，立即到医院就诊。

二、甲状腺功能亢进患者的健康教育

甲状腺功能亢进症简称甲亢，是指甲状腺本身产生甲状腺激素（TH）过多而引起的以循环、消化、神经等系统兴奋性增高和代谢亢进为主要表现的临床综合征。各种病因所致的甲状腺功能亢进中，以Graves病最多见，本部分重点阐述Graves病。本病属于中医学"瘿病"范畴。大多由于情志内伤，饮食及水土失宜，以致气滞、痰凝、血瘀壅结颈前所致，又名"瘿""瘿气""瘿瘤""瘿囊""影袋"等，常见证候有气郁痰阻证、痰结血瘀证、肝火旺盛证、心肝阴虚证。

（一）病因

1.基本病因　包括遗传因素和环境因素。本病有显著的遗传倾向，同胞兄妹发病危险为11.6%，目前发现本病与HLA、CTLA4、PRPN22、CD40、IL-2R、可结晶片段受体样因子3、Tg和TSHR等基因有关，是一个复杂的多基因疾病。

2.诱因　精神刺激、细菌感染、创伤、应激等。

（二）典型临床表现

本病多见于年轻女性，典型表现为甲状腺毒症表现、甲状腺肿、眼征等。

1.甲状腺毒症表现　高代谢综合征：常有疲乏无力、怕热多汗、皮肤潮湿、负氮平衡、体重显著下降等。精神神经系统：烦躁易怒、多言好动、紧张焦虑、失眠不安、注意力不集中记忆力减退、腱反射亢进等。心血管系统：胸闷心悸、持续性心动过速、第一心音亢进、收缩压增高、舒张压下降、脉压增大。消化系统：食欲亢进、多食消瘦、稀便、排便次数增加。肌肉骨骼系统：主要是甲状腺毒症性周期性瘫痪，病变主要累及下肢，常有低血钾症。造血系统：外周血淋巴细胞和单核细胞比例增加，白细胞总数减低。生殖系统：女性月经减少或闭经。男性可有阳痿，偶有乳腺发育。皮肤、毛发表现：颜面潮红、皮肤温暖湿润，部分患者出现毛发脱落或斑秃、白癜风等。甲状腺危象：也称甲状腺功能亢进危象，是甲状腺毒症急性加重的综合征，典型临床表现有原有甲状腺功能亢进症状加重、高热（常超过 39℃）大汗、心动过速（140 次 / 分以上）、烦躁、焦虑不安、谵妄、恶心、呕吐、腹泻，严重患者可有心衰、休克及昏迷等。甲状腺功能亢进危象的病死率在 20% 以上。

2. 甲状腺肿 多数呈弥漫性对称性肿大、质软，吞咽时上下移动，少数患者可不对称。

3. 眼征 呈两种特殊的眼征。一种为非浸润性突眼，又称良性突眼，占多数。第二种为浸润性突眼，又称内分泌突眼、眼肌麻痹性突眼或恶性突眼，病情较重。

（三）住院患者的护理健康教育

1. 生活起居指导

（1）病房环境安静、整洁、卫生；维持适当的温湿度，避免强光照射；应保持病房内通风，保证室内的凉爽。工作人员做到说话轻、走路轻、关门轻、动作轻，提供舒适的环境，保证患者足够的睡眠。在病情允许的情况下适当活动，避免劳累，并发心动过速、甲状腺危象时，应绝对卧床休息，给予日常生活帮助，协助床上洗漱、进食、坐盆大小便等。

（2）每日观察患者体温、脉搏、呼吸、心率、血压，注意观察患者体重变化、精神及神志状态、出汗及皮肤状况、食欲、腹泻量及次数并记录出入量、甲状腺肿大及突眼症状。若体温升高、脉搏 >140 次 / 分、焦虑不安、大汗淋漓、谵妄、恶心、呕吐、腹泻时，可能发生甲状腺功能亢进危象，立即呼叫医护人员，备好急救药品和物品，积极配合治疗工作。

（3）发热轻者，鼓励患者多饮水，进食后可用温盐水漱口。避免用大量阿司匹林，因其可使患者代谢率进一步升高，还能与甲状腺激素竞争甲状腺结合蛋白使游离激素增多。高热时，给予物理降温，必要时人工冬眠。由于代谢明显升高，应给予持续吸氧 2 ～ 3L/min。因高热及大量出汗，应及时擦干汗液，更换清洁衣裤，每日给予 2 次口腔护理，以防口腔炎或继发感染。

（4）指导患者穿宽松、高领的棉质衣衫，可帮助适当修饰颈部和避免甲状腺受压，不可用手挤压甲状腺。针对突眼的患者，取高枕卧位，减轻球后水肿；佩戴深色的眼镜，减少强光、风沙及灰尘的刺激；眼睑不能闭合时，遵医嘱点眼药，湿润眼睛，防止干燥，睡前可覆盖盐水纱布或眼罩进行保护；眼睛勿向上凝视，以免加剧眼球突出和诱发斜视。每日做眼球运动以锻炼眼肌，改善眼肌功能；也可取太阳、攒竹、瞳子髎、四白等穴位按摩。

2. 饮食指导

（1）饮食指导原则：给予高碳水化合物、高蛋白、高维生素的饮食，保证足够热量和营养，以补充疾病的消耗，满足高代谢的需求。

（2）膳食分配合理，成人每日总热量应大于 12552 ～ 14644kJ，约比正常人提高 50%；蛋白质每日 1 ～ 2g/kg，膳食中增加奶类、蛋类、瘦肉类等优质蛋白以纠正体内的负氮平衡；每日进食 6 餐或一日三餐之间加餐，以点心为宜。

（3）适当增加液体摄入量，每日饮水 2000 ～ 3000mL，补充因为腹泻、大量出汗及呼吸加快引起的水分丢失，有心脏疾病者除外，以防水肿和心衰。忌食生冷食物，减少食物中粗纤维的摄入，应少吃糠麸、卷心菜、苹果、胡萝卜等，可改善排便次数增多或腹泻等消化道症状。

（4）限制含碘食物的摄入，避免进食含碘丰富的食物，如：食海带、海鱼等海产品。禁食刺激性食物和饮料，如辣椒、生蒜、生姜、浓茶、咖啡等。可选择新鲜的绿叶蔬菜，如花椰菜、甘蓝菜、芥末叶、菠菜等。

（5）中医辨证施膳：

①气郁痰阻证：颈前喉结两旁结块重大，质软不痛，颈部觉胀，胸闷，喜太息，或兼胸胁窜痛，病情常随情志波动。舌质淡，苔薄白，脉弦。宜食理气舒郁、化痰消瘿之品，如扁豆、佛手、白萝卜、陈皮等。忌食寒凉食品，如冰镇饮料、生食瓜果蔬菜。

②痰结血瘀证：颈前喉结两旁结块肿大，按之较硬或有结节，肿块经久未消，胸闷，纳差。舌质黯或紫，苔薄白或白腻，脉弦或涩。宜食理气活血、化痰消瘿之品，如芥菜、黑豆、山楂、桃仁、白萝卜、陈皮等。忌食肥甘厚味、寒凉辛辣刺激之品，如猪头肉、鱼子、冷饮、浓咖啡等。

③肝火旺盛证：颈前喉结两旁轻度或中度肿大，一般柔软光滑，心烦急躁易怒，怕热，容易出汗，面热口苦，眼球突出，手指颤抖。舌质红，苔薄黄，脉弦数。宜食清肝泻火之品，如洋葱、冬瓜、芹菜、南瓜、豆芽等。忌食辛辣肥甘生冷之品，如辣椒、肥肉、冷饮等。

④心肝阴虚证：瘿肿质软，或大或小，心悸汗出，心烦少寐，手指颤动，眼干目涩，或兼胁痛隐隐。舌质红，苔少或无苔，舌体颤动，脉弦细数。宜食滋养阴精、宁心柔肝之品，如菠菜、黑木耳、番茄、百合、黄豆等。忌食温燥辛辣之品，如狗肉、龙眼肉、荔枝、姜、蒜、花椒、胡椒等。

3. 心理指导

（1）精神刺激是本病发生的常见诱因，常因忧虑、情绪不安、精神紧张而症状加重。因此，甲状腺功能亢进患者要注意调畅情志，修身养性，要做到遇事不怒，静心休养，常听优雅动听的音乐，养成种花、养鱼、养鸟等习惯，以怡情养性，安静神志，逐渐消除精神症状。

（2）了解患者的心理状况给予有针对性的心理护理，给予心理安慰，用积极的语言引导患者保持乐观的心态。对于情绪波动较大、出现焦躁情绪的患者，应耐心劝说，不与其发生正面冲突，用一些积极的话语引导患者。家人及同事也要同情安慰、理解关心患者，避免直接冲突。必要时家属陪伴，给予亲情支持。

（3）鼓励患者多参与活动，可以通过听音乐、运动、聊天等形式释放压力。介绍成功病例给患者，树立战胜疾病的信心。可采用中医以情胜情、借情移情的方法。对于急躁易怒的患者，可利用五行音乐疗法，让患者聆听角调式乐曲《胡笳十八拍》等，在一天中阴气最重的晚上7～11点时段欣赏该曲，来克服旺盛的肝气，以免肝气演变成火。

4. 用药指导

（1）左甲状腺素钠（优甲乐），应早餐前30分钟顿服。未经治疗的肾上腺功能减退、垂体功能不足、甲状腺毒症、急性心梗、急性心肌炎禁用。

（2）丙硫氧嘧啶，甲状腺癌患者禁用。注意监测肝功能、血象、甲状腺素水平，如出现粒细胞缺乏或肝炎症状应停药。不良反应多数为皮肤瘙痒、皮疹，常发生在首次服药的2个月内，注意观察。

（3）甲巯咪唑（他巴唑），餐后整片服用，严密监测血细胞计数，如出现骨髓毒性立即停药。

（4）遵医嘱按时、正确用药是保证治疗效果的基础。很多患者用药依从性较差，出现擅自停药或减量的情况，从而影响治疗效果。护理人员应为患者及家属讲解规律用药的重要性，同时对药物不良反应进行严密监测，若患者用药期间出现不良反应，及时报告医生处理。

（5）中药汤剂宜浓煎，饭后温服。肝火旺盛证患者服用加味逍遥丸时，要保持情绪乐观，切忌生气恼怒，忌生冷及油腻难消化的食物。

（四）康复期患者的护理健康教育

1. 居住环境应安静，避免嘈杂，室内空气清新、凉爽，温湿度适宜。保证充足的睡眠，每天最好睡够 8 小时。

2. 做好自我监测，教会患者每日清晨卧床时自测脉搏，定期测量体重，做好记录。

3. 饮食宜高热量、高蛋白、高维生素及矿物质丰富，主食量应充足，适当增加奶类、蛋类、瘦肉类等优质蛋白，多食新鲜的水果和蔬菜。禁止摄入刺激性食物及饮料，如浓茶、咖啡等，避免进食含碘丰富的食物。

4. 保持良好的心理状态，避免情绪过激，愉快积极的心情有利于疾病的康复。

5. 出院后继续遵医嘱按时按量服药，不要随意减量和停药。并注意观察药物的疗效及不良反应，警惕粒细胞缺乏，定期复查血象，服用抗甲状腺药物开始的 3 个月，每周查血常规 1 次，每 2 周查肝功一次，每隔 1～2 个月做甲状腺功能测定。

6. 若出现高热、心慌、烦躁、大汗、恶心、呕吐、不明原因腹泻、突眼加重等，警惕甲状腺危象的可能，应及时到医院就诊。

三、痛风患者的健康教育

痛风是一组嘌呤代谢紊乱和（或）尿酸排泄减少所致的慢性疾病。因体内尿酸生成过多或肾脏排泄尿酸减少而引起的血尿酸升高，以关节炎的反复发作、痛风石、关节畸形为主要特征。现代"痛风性关节炎"属于中医学"痹证""痛风""白虎历节"等范畴。痛风急性期多为湿热痹阻证，慢性期多表现为脾虚湿阻证、寒湿痹阻证和痰瘀痹阻证。

（一）病因

本病分为原发性和继发性两大类。原发性痛风由遗传和环境因素共同致病，少数为体内酶缺陷所致，绝大多数病因不明，常与肥胖、原发性高血压、血脂异常、糖尿病等关系密切。其病理大多数为尿酸排泄障碍，少数为尿酸生成过多，具有一定的家族易感性。继发性痛风主要由于肾脏疾病致尿酸排泄减少、尿酸生成过多、药物抑制尿酸排泄等原因引起。

（二）典型临床表现

1. 急性期　起病初期常累及第一跖趾关节，其次为足背、踝、膝等，出现局部红、肿、热和压痛，伴有全身无力、发热、头痛等症状，活动关节受限，一般疼痛 24 小时内达到高峰，持续数日，重者可持续数周。

2. 间歇期　反复急性发作之间的缓解状态，多无任何不适或仅有轻微的关节症状，有时仅有发作部位皮肤色素加重，呈暗红色或紫红色，脱屑、发痒。

3. 慢性期　急性发作反复出现，随着尿酸盐的沉积逐渐加重，受累的关节也逐渐增多，逐步演变为慢性炎症，严重者可致关节畸形，在关节周围、耳郭、耳轮及趾、指骨间可有痛风石的出现。

（三）住院患者的护理健康教育

1. 生活起居指导

（1）根据患者的生活习惯，为患者制定作息时间，保证充足的睡眠时间。痛风急性发作时，抬高患肢卧床休息，抬高患肢，避免受累关节负重。也可在床上安放支架支托盖被，减少患部受压。不宜热敷，受累关节疼痛处可采取冷敷或以 25% 硫酸镁湿敷。湿热痹阻证患者，可局部湿敷如意金黄散。寒湿痹阻证患者，中药足浴或热庵包外敷。

（2）卧床的患者要保持肢体的功能位，肘关节和胸部持平，拇指指向鼻子，髋关节和膝关节伸直，足和小腿成 90°，防止足下垂，要经常协助患者更换体位，加强床上肢体功能锻炼，防止肌肉萎缩。待关节痛缓解 3 天后，方可轻微活动。

（3）根据患者的病情为患者制定锻炼计划，每日在护士的陪同下进行太极拳、八段锦、关节操等锻炼。同时要注意关节的保暖和保护，可佩戴护膝、护腕等，穿宽松柔软舒适的鞋袜，减少对足部皮肤的摩擦和损伤，防止发生感染。

（4）对于生活能力不能自理的患者，要给予生活护理，予口腔护理、会阴擦洗和床上擦浴、洗头等，协助患者进食、如厕或床上大小便等。还要协助和鼓励患者定时翻身，加强对其皮肤的护理。对于皮肤局部溃疡的患者，要指导其保持局部皮肤清洁干燥，勿挤压溃疡处，要穿宽松棉质的衣服，同时监测体温变化。

（5）评估患者疼痛发作的时间、部位，持续的时间并记录，及时与医生沟通，必要时服用止痛药。给予患者适当的安全防护，下地活动应穿防滑鞋。转移患者的注意力，阅读可使心情愉悦的小说或杂志，也可下棋、绘画等。

2. 饮食指导

（1）饮食指导原则：以低嘌呤、低盐、低脂、低糖食物为主。

（2）每日饮水 2000mL 以上，保证尿量在 1500mL 以上，加快尿酸排泄。以饮普通开水、淡茶水、矿泉水、鲜果汁为宜，不可饮含糖高的饮料。饮水不可暴饮，特别是不要在口渴时才饮，应在两餐之间和清晨、睡前坚持每日多次饮水，且淡茶水在餐后 1 小时饮用为宜。

（3）控制体重，可减轻关节负担，降低痛风的诱发因素和并发症。避免饥饿疗法，热量不宜过高，应限制在 1200 ～ 1500kcal，碳水化合物占总热量的 50% ～ 60%。要加强锻炼，在非急性发作时实施运动减肥。

（4）碱化尿液，遵医嘱服用碳酸氢钠或多食用碱性的食物，如苏打水、胡萝卜、白菜、茼蒿等。同时监测尿 pH 值，当尿 pH ≥ 7 时，遵医嘱停服碳酸氢钠，降低肾结石风险。

（5）避免痛风的诱发因素，做到限烟，禁啤酒和白酒。啤酒发酵过程可产生大量嘌呤，故痛风的患者禁饮啤酒；而白酒代谢后可产生大量乳酸，与尿酸形成竞争性抑制作用，影响尿酸排泄，可诱发痛风的发生。

（6）避免摄入高嘌呤食物，如动物内脏、豆类、肉汤、海鲜等。根据病情选择食物，痛风急性发作期禁食嘌呤含量为 1 类、2 类、3 类的食物，任选 4 类的食物，慢性期禁食 1 类的食物，限 2 类食物，任选 3 类和 4 类的食物。

（7）中医辨证施膳：

①湿热痹阻证：宜食清热利湿、通络止痛之品，如丝瓜、冬瓜、薏苡仁、木瓜、樱桃等。忌食温燥、辛辣刺激的食品，如羊肉、辣椒等。

②寒湿痹阻证：宜食温经散寒、祛湿通络之品，如山药、大枣等。忌食生冷寒凉的食物。

③痰瘀痹阻证：宜食活血化瘀、宣肺化痰之品，如山楂、桃仁、陈皮、百合等。忌食肥甘厚味，如巧克力、鱼虾等。

④脾虚湿阻证：宜食健脾利湿、补中益气之品，如薏苡仁、枸杞子、芝麻、大枣等。忌食辛辣寒凉的食物。

3. 心理指导

（1）痛风是一种终身性疾病，患者常表现情绪低落、忧虑，了解患者心理状态，耐心说服开导，向患者及家属讲解本病的相关知识，取得患者和家属的信任与支持，认识到情志对疾病康复的影响，自觉调摄情志，积极进行饮食控制，保持心情舒畅，避免精神过度紧张。

（2）鼓励患者多与同室病友聊天，交流防治疾病的经验，介绍成功病例给患者，排解内心的疑惑和不安，以增强战胜疾病的信心。必要时让亲属陪伴，给予亲情支持。

（3）可采用中医以情胜情的方法，对于长期患病、反复住院，尤其是间歇期和慢性期情绪过度思虑的患者，依据中医"思伤脾，怒胜思"的理论，选择与患者情绪相反的角调乐曲改变其情志，让患者聆听《蓝色多瑙河》《胡笳十八拍》等，来舒缓紧张，克制思虑。

4. 用药指导

（1）秋水仙碱对止痛有特效，大部分患者用药后 24 小时内疼痛缓解，用药后可出现胃肠道反应和骨髓抑制，当出现恶心、呕吐、腹痛、腹泻、胃肠反应是严重中毒的前驱症状，如出现此类症状应及时停药。高血压患者应监测血压。肝肾功能不全者慎用。

（2）非甾体抗炎药应避免大剂量、长期应用，此药对胃肠道有刺激，影响肝肾功能，应在饭后服用，当出现胃肠不适、夜尿频、泡沫尿时及时就医，活动性溃疡和近期消化道出血的患者禁服或慎服此药。

（3）服用促尿酸排泄药苯溴马隆时要注意多饮水，当出现关节疼痛加重、皮疹、胃肠道刺激等症状时及时就医。有泌尿系统结石病史的患者不宜服用。

（4）服用抑制尿酸生成药别嘌呤醇时应多饮水，不宜与铁剂同服。孕期或哺乳期妇女禁用。注意监测肝肾功能，出现皮疹时应立即停药，及时复诊。

（5）遵医嘱使用外用药，不应自行延长或减少用药的时间，如出现皮肤瘙痒、红疹等情况，及时告知医护人员。

（6）口服中药宜在饭后半小时服用，以减少胃肠刺激。

（四）康复期患者的护理健康指导

1. 居住环境向阳通风，注意关节的保暖，可佩戴护膝、护腕等，避免在湿冷的环境中劳作。避免关节的负重，特别是膝关节受累的患者要避免长时间下蹲，避免手持和肩背重物，可使用辅助工具，如小推车等。

2. 避免诱发痛风的各种因素。避免情绪紧张、寒冷、饥饿、感染等因素。保证充足的睡眠，积极控制体重，适量运动，如游泳、练八段锦、打太极拳、骑自行车等，避免爬山、跑步、打球或长距离步行等运动。

3. 严格控制饮食，进食低嘌呤、低盐、低脂、低糖的食物，碱化尿液，每日饮水在 2000mL 以上，在服用排尿酸药时更应注意多饮水，有助于尿酸由尿液排出。肾功能不全的患者，饮水量要遵医嘱。限烟、禁白酒和啤酒，可少量饮红酒。

4. 积极参加社会活动，保持心情舒畅，避免不良情绪刺激，避免劳累和精神过度紧张。

5. 积极治疗已有疾病，严格控制原发性高血压、糖尿病、脂代谢异常、肾病等。遵医嘱用药，不应擅自停药和改药。可遵医嘱进行"三伏贴"疗法，以减轻关节疼痛。

6. 出院后定期到门诊复查，监测血尿酸、血尿常规、肝肾功能等。如出现疼痛加剧、恶心、腹泻、皮疹等情况应及时就诊。

【思考题】

1. 糖尿病患者的护理健康教育重点是什么？
2. 如何为患者制定个体化饮食计划？
3. 如何提高甲状腺功能亢进患者自我监测及服药的依从性？
4. 对于急性期的痛风患者应如何开展健康教育？

【案例分析】

田某，女，68岁，公务员。2023年01月25日就诊。

主诉：患者多饮、多尿10年余，肢软乏力2月入院。

现病史：口渴多饮、多尿，日饮水量及尿量约2500mL半年，2月前感肢软乏力至我院门诊就诊。专科检查：BMI：23.2kg/m^2，双侧足背动脉搏动减弱，双侧跟腱反射减弱。入院随机血糖：11.3mmol/L。

既往史：糖尿病病史10$^+$年，予甘精胰岛素晚8u皮下注射，否认慢性疾病史，否认传染病史，15年前于外院行胆囊切除术，否认药物过敏史。

入院症见：精神不振，面色无华。多饮，多食，四肢乏力，近1月体重下降5kg，情绪焦虑，心烦失眠，便溏，小便频，舌质淡红，苔白而干，脉细数无力。

生命体征：T 36.3℃，P 78次/分，R 20次/分，BP 128/73mmHg。

1. 该患者目前所患何病？辨证当属何证？
2. 请对该患者进行健康教育。

第六节　神经系统疾病患者的健康教育

一、脑梗死患者的健康教育

脑梗死指各种原因导致脑部血液循环障碍，局部脑组织因缺血缺氧引起坏死或软化，而出现相应神经功能缺损的临床综合征，又称缺血性脑卒中。本病中医诊断为缺血性中风，主要症状有神识昏蒙、言语謇涩或不语、偏瘫、偏身感觉异常、口舌㖞斜。常见证候有风痰阻络证、痰热腑实证、气虚血瘀证、阴虚风动证、痰蒙清窍证、痰热内闭证、元气败脱证。

（一）病因

1. 脑血栓形成　是脑梗死最常见的类型，是在脑动脉粥样硬化、脑动脉炎、弥散性血管内凝血、脑淀粉样血管病、真性红细胞增多症等病变的基础上，脑动脉干或分支管腔狭窄、闭塞或形成血栓，导致的脑组织血液循环障碍。

2. 脑栓塞　是指血液中的各种栓子如心脏的附壁血栓、动脉粥样硬化斑块、空气、脂肪、菌栓等进入颅内堵塞动脉导致的脑组织血液循环障碍。

3. 血流动力学障碍　是在近段大血管严重狭窄的基础上，出现血压下降，局部脑组织低灌注而导致缺血性坏死。

（二）典型临床表现

1. 脑血栓形成　多见于 50 岁以上的患者，既往有高血压、高脂血症、糖尿病、动脉粥样硬化等病史，在安静或休息状态下发病，部分患者可有肢体麻木、无力等前驱症状。以偏瘫、失语、偏身感觉障碍、共济失调等局灶性神经功能缺损症状为主，多在发病后 10 小时或 1～2 天达高峰，部分患者可有头痛、呕吐、意识障碍等全脑症状。

2. 脑栓塞　起病急骤、局灶性体征常在数秒至数分钟达到高峰，以大脑中动脉栓塞最常见。

（三）住院患者的护理健康教育

1. 生活起居指导

（1）急性期绝对卧床休息，取平卧位头偏向一侧或侧卧位，注意保持肢体处于良肢位，加强生活护理，保持皮肤干燥清洁，定时翻身或应用气垫床，隆突部位给予减压贴保护，以防止压疮。躁动、神志不清或有精神症状者，床旁加防护栏并给予适当约束，防止跌伤、自伤或伤人。

（2）密切观察意识、瞳孔、生命体征及肢体活动情况。可给予氧气吸入，注意吸氧浓度及用氧安全。痰液较多的患者，需定时翻身拍背，促进排痰，必要时可用吸引器协助排痰。

（3）高热患者可给予温水擦浴、25%～35% 酒精擦浴、冰敷、降温毯降温，必要时遵医嘱给予药物降温。头部禁用冰袋，防止脑血管收缩加重缺血。退热期出汗较多时需及时补充水分，及时更换汗湿衣服，防止受凉感冒。

（4）可遵医嘱取藿香、金银花、佩兰、荷叶等煎煮后做口腔护理，每日 2～3 次，防止口腔感染。需长期留置胃管的患者，教会家属鼻饲的方法及注意事项。

（5）如患者生命体征平稳，神经功能缺损的症状和体征不再加重时，可进行早期康复治疗，如良肢位的摆放、肢体被动或主动运动，以防止肌肉萎缩、关节僵硬及深静脉血栓形成。

（6）协助患者洗漱、进食、如厕、沐浴、穿脱衣等，以满足患者的基本生活需求，同时鼓励及帮助患者逐步增强生活自理能力。

（7）坐位时，使用支架或其他支撑物将前臂抬高；卧位时，患侧下肢应垫高 10～20cm，以促进静脉回流，减轻肢体肿胀。

（8）每日可做腹部按摩以促进肠蠕动，保持大便通畅。排便困难时可给予开塞露或缓泻药物。需在床上大小便时，指导患者学会和配合使用便器，便盆放置和取出应动作轻柔，勿拖拉和用力过猛，以免损伤皮肤。有二便失禁者，给予留置导尿，做好会阴部的护理，防止感染。

（9）恢复期综合应用物理疗法、针灸、艾条灸、中药熏洗等方法帮助恢复肢体感觉及运动功能。可用手揉拿、捻揉、揉按等方法按摩患肢，每次 20～30 分钟，每日 2～3 次。加强言语训练、认知及吞咽训练、强化日常活动能力训练，促进患者早日康复。

2. 饮食指导

（1）饮食指导原则　给予适量碳水化合物、低脂、低盐、低胆固醇、足量蛋白质和丰富维生素饮食。忌肥甘厚味等生湿助火之品。糖尿病患者限制总热量。

（2）进食体位　能坐起的患者取坐位进食，不能坐起的患者可将床头摇起 30°，头下垫枕使头部前屈，偏瘫侧肩部垫枕，使食物不易从口腔漏出，有利于食团向舌根运送，减少逆流及误吸的危险。对于能咀嚼但不能用舌向口腔深处运送食物者，可用汤匙将食物送至口腔深部以利吞咽。

（3）防止窒息　减少进餐时的干扰因素，如关闭电视机、停止护理活动，嘱患者进餐时不要讲话。床旁备吸引装置，如患者出现呛咳、误吸或呕吐，立即取头侧位，及时清理口鼻内异物，保持呼吸道通畅。

（4）其他　对于吞咽困难或神智障碍、进食时呛咳明显的患者，给予鼻饲流质饮食如果汁、米汤、肉汤、菜汤、匀浆膳等。鼻饲时每次喂食量不超过 200mL，每日 5～6 次，间隔时间不少于两小时，温度 38～40℃。鼻饲前后抬高床头，防止食物反流。

（5）中医辨证施膳

①风痰阻络证：半身不遂，口舌㖞斜，言语謇涩或不语，偏身麻木，头晕目眩，痰多而黏，舌质暗淡，舌苔薄白或白腻，脉弦滑。宜食祛风化痰通络之品，如天麻、陈皮、菊花、海带、丝瓜、橘子等。食疗方：天麻菊花粥。

②痰热腑实证：半身不遂，口舌㖞斜，言语謇涩或不语，偏身麻木，腹胀，便干便秘，头痛目眩，咳痰或痰多，舌质暗红，苔黄腻，脉弦滑或偏瘫侧脉弦滑而大。宜食清热化痰通腑之品，如决明子、薏苡仁、荷叶、莴苣、芹菜、梨等。食疗方：荷叶薏苡仁汤。

③气虚血瘀证：半身不遂，口舌㖞斜，言语謇涩或不语，偏身麻木，面色㿠白，气短乏力，口角流涎，自汗出，心悸便溏，手足肿胀，舌质暗淡，有齿痕，舌苔白腻，脉沉细。宜食益气活血化瘀之品，如黄芪、三七、山药、牛肉、牛奶、山楂等。食疗方：三七牛肉汤。

④阴虚风动证：半身不遂，口舌㖞斜，言语謇涩或不语，偏身麻木，眩晕耳鸣，手足心热，咽干口燥，舌质红而体瘦，少苔或无苔，脉弦细数。宜食滋补肝肾息风之品，如枸杞子、百合、黑豆、菠菜、鸭血、葡萄等。食疗方：鸭血菠菜汤。

⑤痰蒙清窍证：神志昏蒙，半身不遂，口舌㖞斜，痰鸣漉漉，面白唇暗，肢体松懈，瘫软不温，静卧不烦，二便自遗，周身湿冷，舌质紫暗，苔白腻，脉沉滑缓。宜食化痰开窍之品，如石菖蒲、茯苓、橘皮、芥菜、平菇、柚子等。食疗方：菖蒲茯苓橘皮粥。

⑥痰热内闭证：神志昏蒙，半身不遂，口舌㖞斜，鼻鼾痰鸣，肢体强痉拘急，项强身热，气粗口臭，躁扰不宁，甚则手足厥冷，频繁抽搐，偶见呕血，舌质红绛，舌苔褐黄干腻，脉弦滑数。宜食清热化痰，醒神开窍之品，如竹沥、生葛汁、生姜汁、冬瓜、赤小豆、猕猴桃等。食疗方：竹沥汤。

⑦元气败脱证：昏愦不知，目合口开，四松懈瘫软，肢冷汗多，二便自遗，舌痿，舌质紫暗，苔白腻，脉微欲绝。宜食益气回阳固脱之品，如人参、五味子等。食疗方：独参汤。

3. 心理指导

（1）急性期　本病起病急，突然出现意识障碍、偏瘫、失语等症状，患者易产生恐惧、焦虑、抑郁、悲观等不良情绪。医护人员应关心、尊重患者，避免任何刺激和伤害患者的言行，帮助患者尽快适应住院生活，采用语言疏导法，鼓励其表达自己的感受，解除其思想顾虑。多与患者及家属沟通，指导家属主动参与护理活动，教会家属各项护理方法和技巧，耐心解答患者和家属提出的问题。

（2）恢复期　鼓励患者坚持进行康复训练，及时与康复师保持联系，落实康复计划。告知康复训练要循序渐进，使患者及家属克服急于求成的心理。

（3）后遗症期　通过移情易志法，培养患者某种兴趣、爱好，以戏娱、音乐等手段分散患者注意力，调节其心境情志。嘱家属在生活及精神上对患者提供帮助，使患者感受到来自家人的温暖。同时鼓励患者进行力所能及的自理，增强自我照顾能力。

4. 用药指导

（1）应用溶栓和抗凝药物如巴曲酶、尿激酶、低分子量肝素时，要密切观察有无皮肤瘀点瘀斑、牙龈出血、鼻衄、黑便等出血表现；有无严重头痛、脉搏缓慢、血压升高、恶心呕吐等继发颅内出血表现；有无腹痛、下肢皮肤肿胀发红、肢体疼痛及功能障碍等栓子脱落栓塞其他部位的表现，出现以上症状应及时报告医生进行处理。

（2）急性期应维持患者血压稍高于平时水平，除非血压过高（收缩压 >220mmHg 或舒张压 >120mmHg 及平均动脉压 >130mmHg），否则不予应用降压药物。恢复期遵医嘱使用降压药物，定期检测血压，维持血压在正常水平。

（3）未行溶栓治疗的患者应在发病后 48 小时内服用阿司匹林 100 ～ 325mg/d，阿司匹林应于饭后服用，注意观察有无胃肠道反应、溃疡、出血倾向等。

（4）使用甘露醇脱水降颅压时，药液应该在充分溶解无结晶的情况下快速滴注（250mL 在 15 ～ 30 分钟内滴完）。准确记录 24 小时出入量，注意观察有无少尿、血尿、蛋白尿等表现；观察有无脱水过快所致的头痛、呕吐、意识障碍等低颅压的表现。滴注时应防止药液外渗引起组织坏死。

（5）中药丹参、三七、川芎嗪、葛根素、银杏叶制剂等可降低血液黏滞度、改善脑循环。

5. 高压氧治疗指导

（1）禁止携带火种及其他易燃易爆物品入舱（如打火机、火柴、汽油、爆竹、电动或闪光玩具等），不携带与治疗无关的物品如钢笔、手机、手表、助听器、保温杯等。

（2）需穿经阻燃处理的棉制衣服进舱，禁穿化纤衣服。在加压或减压的过程中，舱内会有一定的温度变化，应备添加的衣物，防止受凉。

（3）加压过程中注意观察脉搏、呼吸的变化。可捏鼻闭嘴鼓气、做吞咽动作，或多饮水、嚼糖果等，以减轻耳部不适或疼痛。

（4）学会舱内通讯装置、灭火器材、紧急减压阀的使用方法，不得擅自乱动舱内设备，不在舱内喧哗，保持舱内清洁。在稳压阶段患者需戴好面罩平静吸气，可适当加深呼吸幅度，但不要加快呼吸频率。

（5）减压阶段不要屏气和剧烈咳嗽。

（6）酒后、饱餐、过度疲劳、妇女月经期应暂停治疗，以防氧中毒出现恶心、呕吐、头晕、头痛、胸闷、咳嗽、呼吸困难等症状。

（四）康复期患者的护理健康教育

1. 居住环境应通风良好，温湿度适宜。地面应干燥平整、不可湿滑、去除门槛及其他障碍物，墙壁及厕所适当安装扶手。注意安全，防呛咳窒息、跌倒坠床、压疮、烫伤、走失等意外。

2. 嘱患者生活规律，按时作息，保证充足睡眠，避免劳累。床铺高度适中，经常使用的物品应置于患者伸手可及处。枕头不宜太高，变换体位时动作要慢，转头时不宜过猛，洗澡时间不宜过长。可遵医嘱给予醒脑开窍药枕，借中药之辛散香窜刺激头部风池、风府、大椎、哑门等穴位。

3. 卧床患者应做好生活护理，定时翻身，保持会阴部清洁，进行瘫痪肢体的按摩及关节被动运动，防止并发症。注意患肢保暖防寒，有感觉障碍的患者慎用暖水袋，防止烫伤。

4. 合理搭配饮食，控制总热量。多食豆制品、瘦肉、鱼虾及新鲜水果、蔬菜；少食肥肉、奶油、蛋黄、动物内脏、甜食等；忌食辛辣、刺激性食物，戒烟酒，可适当饮茶。便秘的患者可进食香蕉、蜂蜜及粗纤维的水果、蔬菜等。

5. 根据患者的自身情况选择合适的运动方式、运动时间、运动频度和进展速度，循序渐进地进行语言及肢体的康复训练。肢体运动障碍者早期进行肢体被动和主动运动，可进行 Bobath 握手、桥式运动、起坐训练等；恢复期逐渐进行转移动作训练、坐位训练、站立训练、步行训练、平衡共济训练及日常生活活动训练等，并辅以按摩、理疗、针灸等方法以促进肢体功能恢复。运动时注意穿着宽松的衣服及防滑的鞋子，并妥善固定导尿管等管路，以防脱出。运动场所应宽敞明亮，患者行走时避免突然呼唤或突然从其身边穿过，以防摔倒。上肢肌力下降患者避免打开水或自行倒热水，以防烫伤。步态不稳者，可选用三角手杖或其他辅助工具，以防摔伤。语音沟通障碍者，应鼓励其进行语言康复训练，体贴关心患者，指导其进行非语言性沟通。

6. 指导患者正确面对疾病，克服不良情绪，鼓励其进行力所能及的自理活动，避免过分的依赖心理。

7. 积极防治高血压、高脂血症、糖尿病等疾病。有心房纤颤、心脏瓣膜病变者可服用华法林或阿司匹林等抗凝血药物，并定期门诊监测凝血功能。

8. 遵医嘱按时用药，定期门诊复查。如出现血压突然升高或降低、肢体无力加重、眩晕、视物模糊、步态不稳、饮水呛咳、言语不清等症状应立即就诊。

二、脑出血患者的健康教育

脑出血指原发性非外伤性脑实质内出血，是病死率最高的脑卒中类型。本病中医诊断为出血性中风，基本病机是脏腑功能失调，阴阳失衡，气血逆乱，上犯于脑，络破血溢于脑脉之外，重者可闭塞清窍、蒙蔽神明，以猝然昏仆、不省人事、半身不遂、口眼歪斜、语言不利为主要表现。常见证候有肝阳暴亢、风火上扰证，痰热腑实、风痰上扰证，阴虚风动证，痰热内闭清窍证，痰湿蒙塞清窍证，元气败脱、神明散乱证，气虚血瘀证。

（一）病因

1. 基本病因 最常见的病因为高血压合并细小动脉硬化，其他病因包括颅内动脉瘤、脑动脉炎、动静脉畸形、血液病、脑底异常血管网病、脑淀粉样血管病、抗凝及溶栓治疗后等。

2. 诱因 常见诱因有情绪激动、过度劳累、用力过猛、饮食不节、便秘、突然改变体位、降压药物服用不当等。

（二）典型临床表现

本病多见于 50 岁以上有高血压病史的患者，冬季发病率较高。一般于体力活动或情绪激动时发病，起病较急，有肢体瘫痪、失语等局灶定位症状及剧烈头痛、意识障碍、喷射性呕吐等全脑症状，发病时血压明显升高。根据出血的部位不同，临床表现各异。

（三）住院患者的护理健康教育

1. 生活起居指导

（1）保持病室环境安静，空气清新，温湿度适宜。合理安排陪护，限制探视，减少一切不良刺激。保持呼吸道通畅，取下活动性义齿，舌后坠明显的患者可放置舌咽通气管，必要时行气管插管或切开，做好口腔护理。

（2）急性期应绝对卧床休息 2～4 周，床头抬高 15°～30°，限制头部活动。如有面神经瘫痪的患者，可取面瘫侧朝上侧卧位。避免用力排便、打喷嚏、咳嗽、情绪激动等可引起血压或颅压升高的因素。

（3）保持床单清洁平整，每日床上擦浴1～2次，保持皮肤清洁干燥。每2小时协助患者翻身一次，翻身时动作轻柔，注意保护头部，以免加重出血。骨隆突部给予软垫保护，防止压疮。躁动、合并精神症状或神志不清者，床旁加护栏并适当约束，防止坠床。

（4）早期将患肢置于良肢位，如腕关节稍背屈，肘关节伸展，上肢略高于肩部水平，避免关节内收，下肢用夹板将足底垫起，避免足下垂，膝关节下垫软枕使腿微屈，并支托外侧以免下肢外旋。保护瘫痪侧肢体皮肤完整，每日定时进行肌肉按摩及关节被动运动。如需使用暖水袋，水温不可超过50℃，并外包毛巾，防止烫伤。

（5）痰液较多者，需经常翻身、拍背，促进痰液排出。痰液干燥不易排出者可给予雾化吸入以稀释痰液。昏迷或咳嗽反射较弱的患者给予吸痰，注意压力及吸引时间，以免损伤呼吸道黏膜。

（6）吸氧患者注意保持氧气管路通畅，保证吸入氧气的有效浓度，注意用氧安全。

（7）高热患者进行物理降温，退热期如出汗较多需及时补充水分，防止虚脱。行亚低温疗法的患者，在应用肌松剂和控制呼吸的基础上，采用降温毯、降温头盔、降温仪等进行全身或头部降温，将温度控制在32～35℃。

（8）密切观察意识、瞳孔、生命体征的变化，注意肢体的活动及感觉情况，注意有无头痛、呕吐、消化道出血等症状。如患者出现烦躁不安、剧烈疼痛、喷射性呕吐、血压升高、脉搏减慢、双侧瞳孔大小不等、呼吸不规则、意识障碍程度加重等脑疝先兆表现，应立即通知医生。

（9）如患者生命体征平稳，病情不再进展时，应尽早进行肢体、语言及心理的康复治疗。恢复期逐渐进行适当的活动，在康复医师的指导下进行由易到难、循序渐进的功能锻炼，但应注意避免劳累。

（10）卧床患者可做腹部按摩，指导患者进行提肛收腹运动，训练定时排便习惯。保持大便通畅，避免用力排便，便秘者可使用缓泻剂或开塞露，禁止大量不保留灌肠。嘱患者有意识地收缩膀胱、尿道括约肌，尝试自行排尿。做好会阴部的护理，便后清洗，防止感染。留置导尿管者按时更换引流袋。

2. 饮食指导

（1）饮食指导原则急性期24小时内暂禁食；24小时后如生命体征平稳、无颅内压升高及上消化道出血者，可给予流质饮食；并发消化道出血者需禁食，出血停止后给予清淡、易消化、无刺激的温凉流质饮食；发病2～3日仍昏迷或吞咽困难者，给予鼻饲流质饮食；清醒患者给予高热量、高蛋白、高维生素、低脂、低胆固醇饮食，有糖尿病者给予糖尿病饮食，多食新鲜水果、蔬菜；不宜过饱，不宜进食脂肪含量高的食物，如肥肉、鱼卵、动物内脏等；忌油炸食品，忌烟酒。

（2）进食时应暂停吸氧、掌握喂食的方法和速度（详见脑梗死患者的健康教育）。

（3）意识障碍、吞咽困难者不能经口腔喂食，应给予留置胃管（详见脑梗死患者的健康教育）。

（4）控制钠盐摄入量，每天宜少于3g。合理摄入水分，饮水量1500～2000mL，防止高血压及脑水肿加重。

（5）中医辨证施膳

①肝阳暴亢，风火上扰证：半身不遂，口舌㖞斜，言语謇涩或不语，偏身麻木，头晕头痛，面红目赤，口苦咽干，心烦易怒，尿赤便干，舌质红或红绛，舌苔薄黄，脉弦有力。宜食清热平

肝之品，如天麻、芹菜、苋菜、菠菜、荸荠、西瓜等。食疗方：芹菜粥。

②痰热腑实，风痰上扰证：半身不遂，口舌㖞斜，言语謇涩或不语，偏身麻木，腹胀，便干便秘，头晕目眩，咳痰或痰多，舌质暗红或暗淡，苔黄或黄腻，脉弦滑或偏瘫侧脉弦滑而大。宜食清热化痰通腑之品，如陈皮、海带、荷叶、莲藕、白萝卜、火龙果等。食疗方：海带萝卜汤。

③阴虚风动证：半身不遂，口舌㖞斜，言语謇涩或不语，偏身麻木，烦躁失眠，头晕耳鸣，手足心热，咽干口燥，舌质红绛或暗红，或舌红瘦，少苔或无苔，脉弦细或弦细数。宜食滋阴息风之品，如枸杞子、百合、木耳、芝麻、猪瘦肉、桑葚等。食疗方：桑葚粥。

④痰热内闭清窍证：神昏，半身不遂，鼻鼾痰鸣，项强身热，气粗口臭，躁扰不宁，甚则手足厥冷，频繁抽搐，偶见呕血，舌质红绛，舌苔黄腻或干腻，脉弦滑数。宜食清热化痰开窍之品，如鲜竹沥、莲藕汁、生姜汁、绿豆、赤小豆、柚子等。食疗方：三汁饮。

⑤痰湿蒙塞清窍证：神志昏蒙，半身不遂，口舌㖞斜，痰鸣漉漉，面白唇暗，肢体松懈，瘫软不温，静卧不烦，二便自遗，或周身湿冷，舌质紫暗，苔白腻，脉沉滑缓。宜食化痰祛湿开窍之品，如石菖蒲、茯苓、橘皮、冬瓜、竹笋、橘子等。食疗方：菖蒲橘皮茯苓粥。

⑥元气败脱，神明散乱证：神昏，肢体瘫软，目合口张，呼吸微弱，手撒肢冷，汗多，重则周身湿冷，二便失禁，舌痿不伸，舌质紫暗，苔白腻，脉沉缓或沉微。宜食益气固脱之品，如人参，五味子等。食疗方：独参汤。

⑦气虚血瘀证：半身不遂，口舌㖞斜，言语謇涩或不语，偏身麻木，面色㿠白，气短乏力，口角流涎，自汗出，心悸便溏，手足肿胀，舌质暗淡，或舌边有齿痕，舌苔薄白或白腻，脉沉细、细缓或细弦。宜食补气活血之品，如黄芪、三七、南瓜、香菇、鲫鱼、苹果等。食疗方：三七鲫鱼汤。

3. 心理指导　本病起病急骤，症状明显，患者及家属因担心预后可出现烦躁、紧张及焦虑情绪，医护人员应给予患者关心安慰，详细介绍治疗方案及康复训练，教会家属生活护理方法与技巧，取得患者及家属信任，消除其不良情绪，积极配合治疗。

4. 用药指导

（1）甘露醇：详见脑梗死患者的健康教育。

（2）止血和凝血药物仅用于并发消化道出血或有凝血障碍时，常用 6- 氨基己酸、氨甲环酸等，应激性溃疡导致的消化道出血时可用西咪替丁、奥美拉唑等药物。

（3）急性期颅压偏高时以脱水降颅压为基础，观察血压水平，对于收缩压在 150 ～ 220mmHg 的患者，在没有急性降压禁忌证的情况下，数小时内降压至 130 ～ 140mmHg；对于收缩压 >220mmHg 的脑出血患者，在密切监测血压的情况下，持续静脉输注药物控制血压，收缩压目标值为 160mmHg；在降压治疗期间应严密观察血压水平的变化，避免血压波动，每隔 5 ～ 15 分进行 1 次血压监测；所有脑出血患者长期血压控制目标为 130/80mmHg。

（四）康复期患者的护理健康教育

1. 保持居室温湿度适宜、通风良好，地面应有防滑措施。日常用品如水杯、纸巾、便器等置于床头伸手可及处，走廊、卫生间设置扶手，配备手杖、轮椅等辅助用具。

2. 卧床患者加强生活护理，预防压疮、坠积性肺炎、泌尿系感染等并发症的发生。做好瘫痪肢体的保护及被动运动。眼睑不能闭合者，可涂抗生素眼膏，并以无菌纱布覆盖，防止角膜溃疡。

3. 给予合理均衡的饮食，增强身体抵抗力。肥胖及糖尿病患者控制总热量的摄入。增加膳食纤维的摄入，保持大便通畅，避免用力排便。

4.在专业的康复医师指导下进行循序渐进、持之以恒的功能锻炼（详见脑梗死患者的健康教育）。

5.保持情绪稳定，避免情绪激动及紧张焦虑等不良情绪，树立长期康复功能训练的信心和决心。

6.日常护理重视患侧刺激，如电视机、床头柜置于患侧，洗漱、进食等都应在患侧进行，尽可能使患侧接受更多刺激。穿衣时先穿患侧后穿健侧，脱衣时顺序相反。

7.避免剧烈咳嗽、憋气、突然用力等动作。恢复期避免体力劳动，女性患者 1～2 年内避免妊娠。

8.遵医嘱用药，控制血糖、血脂、血压在正常范围，勿擅自更换药物、增减剂量或停药。定期复查，如出现头晕、头痛、恶心、呕吐、抽搐、昏迷等不适应及时就诊。

三、癫痫患者的健康教育

癫痫是发作性意识丧失的常见原因，是由不同原因引起的脑部神经元高度同步化异常放电导致的，以短暂性中枢神经系统功能失常为特征的慢性脑部疾病。本病属于中医学"痫病"范畴，以突然意识丧失、不省人事、口吐涎沫、两目上视、口中怪叫、强直抽搐、移时苏醒、醒后如常人为特征。常见证候有风痰上扰证、痰火扰神证、瘀阻脑络证、心脾两虚证、肝肾阴虚证。

（一）病因

1.特发性癫痫 又称原发性癫痫，病因不明，未发现脑部存在结构性损伤或功能异常，可能与遗传因素相关，多在儿童或青年期首次发病。

2.症状性癫痫 又称继发性癫痫，有明确的中枢神经系统结构损伤或功能异常，如脑外伤、脑肿瘤、脑血管病、脑炎、脑膜炎等脑部损害或肝性脑病、尿毒症、一氧化碳中毒等全身性疾病。

3.隐源性癫痫 病因不明，目前的检查手段未能发现明确病因，但临床表现提示为症状性癫痫。

（二）典型临床表现

癫痫的临床表现具有发作性、短暂性、刻板性、重复性等特征，主要为意识、感觉、运动、精神、行为和自主神经功能等不同程度的障碍。

1.全面性发作 表现为意识丧失、强直抽搐、阵挛、昏睡等，可有口吐白沫、二便失禁及继发性伤害。

2.部分性发作 可有失神发作，如短暂意识丧失、停止活动、颤动、手持物品跌落、肌肉失去张力或痉挛、体感异常等。

3.癫痫持续状态 指连续多次发作致发作间歇期意识或神经功能未恢复至正常水平，或一次癫痫发作超过 30 分钟以上。常有高热、脱水、白细胞计数升高、酸中毒、高钾血症等代谢紊乱，以及吸入性肺炎、脑缺氧、脑水肿、心力衰竭等并发症。

（三）住院患者的护理健康教育

1.生活起居指导

（1）保持房间安静，避免强光、噪声、情绪激动等不良刺激，减少探视人员，各种治疗护理最好集中进行，避免过多打扰患者。24 小时均有陪护人员，不可单独沐浴或外出。

（2）做好基础护理，保持床单整洁干燥。病床两侧均安装带床档套的床档，防止患者坠床及撞伤。床旁备好发作抢救所需的药品和物品，如开口器、压舌板、舌钳、氧气装置、抗癫痫药品等。床旁桌上不放置玻璃杯、热水瓶等危险物品。

（3）发作间歇期症状缓解者，可在室内适当活动，避免劳累。病区走廊及卫生间地面保持清洁干燥，并配有扶手，防止患者滑倒摔伤。

2. 饮食指导

（1）饮食指导原则　发作时暂禁食，平素规律进食，给予高热量、高蛋白、高维生素、清淡食物，避免烧烤、肥甘、辛辣刺激性食物，忌烟酒，禁饮兴奋性饮料。狗肉、羊肉、公鸡及其他鱼腥发物均不宜多食。

（2）控制水钠摄入量　水钠潴留可诱发癫痫的发作，曾强直痉挛发作的患者一次饮水不要过量，饮水量 24 小时内 <1500mL，每天摄盐量应 <5g，限制含钠丰富的食物如腌制食品、味精、罐头、香肠、碳酸饮料、发面食品等，可给予糖、醋等调味品。

（3）中医辨证施膳

①风痰上扰证：发则卒然昏仆，目睛上视，口吐白沫，手足抽搐，喉中痰鸣，移时苏醒如常人，病发前多有眩晕，头昏，胸闷乏力，痰多，心情不悦，舌质淡红，苔白腻，脉滑。宜食化痰息风之品，如茯苓、橘皮、佛手、芥菜、丝瓜、橘子等。食疗方：茯苓粥。

②痰火扰神证：卒然仆倒，不省人事，四肢强直拘挛，口中有声，口吐白沫，烦躁不安，气高息粗，痰鸣漉漉，口臭便干，舌质红或暗红，苔黄腻，脉弦滑。宜食清热化痰之品，如薏苡仁、海带、绿豆、白菜、苋菜、柚子等。食疗方：薏苡仁绿豆粥。

③瘀阻脑络证：发则卒然昏仆，瘛疭抽搐，或单以口角、眼角、肢体抽搐，颜面口唇青紫，舌质紫暗或痕点，脉弦或涩。宜食活血化瘀通络之品，如三七、木耳、莲藕、茄子、番茄、山楂等。食疗方：山楂粥。

④心脾两虚证：久发不愈，卒然昏仆，或仅头部下垂，四肢抽搐无力，伴面色苍白，口吐白沫，口噤目闭，二便自遗，舌质淡，苔白，脉弱。宜食补益心脾之品，如桂圆、茯苓、山药、莲子、大枣、荔枝等。食疗方：桂圆莲子粥。

⑤肝肾阴虚证：发则卒然昏仆，或失神发作，或语謇，四肢逆冷，肢搐瘛疭，手足蠕动，健忘失眠，腰膝酸软，舌质红绛，少苔或无苔，脉弦细数。宜食滋补肝肾之品，如山药、枸杞子、芝麻、香菇、胡萝卜、黑豆、葡萄等。食方：枸杞子黑豆粳米糊。

3. 心理指导　本病病程长且易反复发作，需长期甚至终身服药，为患者带来沉重的精神负担，使患者易产生恐惧、紧张、焦虑、抑郁、易怒等不良情绪。医护人员要关心、理解、尊重患者，鼓励其表达自己的心理感受，耐心解释病情、诱因、治疗及护理相关知识。鼓励患者保持情志平和，勇于面对疾病，避免自卑心理，采取积极的应对方式。告知家属照顾患者的同时，鼓励患者做一些力所能及的事情，培养其生活的独立性。

4. 用药指导

（1）根据癫痫的类型、年龄、对药物治疗的反应等合理选择药物，向患者及家属强调遵医嘱长期用药的重要性，嘱不可自行更换、停药及增减剂量。

（2）在医生的指导下由单药物小剂量开始用药，逐渐加量，不能控制者再行换药或联合用药。停药时遵循缓慢和逐渐减量的原则，切不可突然中断。

（3）抗癫痫药物宜在餐后服用，以减少胃肠道反应。

（4）用药期间定期复查血、尿常规及肝、肾功能，以观察有无不良反应。

（5）服用中药应与西药间隔 30 分钟左右。

5. 癫痫发作时的紧急处理

（1）告知患者有前驱症状时需立即平卧，防止外伤。松开领带和衣扣，解开腰带，注意保护头部和四肢，取下眼镜、活动性义齿等。

（2）发作期需卧床休息，取平卧位头偏向一侧，或取侧卧位，伸颈，下颌向前，必要时用舌钳将舌拖出，避免舌根后坠阻塞呼吸道，及时清理口鼻腔内分泌物。

（3）将压舌板或纱布、手绢、筷子等置于患者口腔一侧的上下臼齿之间，防止舌、唇咬伤。

（4）可用棉垫或软垫对跌倒时易损伤的关节给予保护，切忌用力按压患者抽搐肢体，防止骨折和脱臼。

（5）发作时如有大汗淋漓、二便失禁者，发作后及时擦干汗液，更换清洁衣裤，防止感冒。发作期禁止喂食喂水，以免误吸至气管。

（6）癫痫持续状态者必要时加约束带适当约束，床旁备吸引器和气管切开包，保持呼吸道通畅，给予氧气吸入，如有呼吸困难、发绀时做好呼吸机辅助呼吸等准备。高热患者及时降温。

（7）精神运动性发作者应有专人陪护，防止伤人、自伤或走失。

6. 病情观察指导

（1）发作先兆　出现幻听、幻视、恐惧、出汗、唾液分泌增多、头痛、心悸、肢体麻木等症状时，及时做好保护措施。

（2）发作期　密切观察患者意识、瞳孔、生命体征的变化，注意有无瞳孔散大、心率加快、血压升高、呼吸减慢或暂停、牙关紧闭、呕吐、外伤、大小便失禁等。详细记录发作的类型、频率、抽搐的部位、顺序、持续时间等。若患者出现烦躁不安、发绀、大汗、喉部有痰鸣音时，警惕窒息的发生。

（3）发作后　观察患者意识完全恢复的时间、有无疲乏、头痛及行为异常。如抽搐后呼吸未能及时恢复应做人工呼吸。

（四）康复期患者的护理健康教育

1. 居住环境应安静，通风良好，光线适度，空气清新，避免噪音刺激。

2. 生活规律，避免劳累、饥饿、饮酒、便秘、睡眠不足、情绪激动、强烈的声光刺激、惊吓、外耳道刺激、长时间看电视、心算、阅读、书写、下棋、妊娠分娩、受凉、淋雨、用过热的水沐浴等诱发因素。

3. 饮食结构合理，营养均衡，保证足够量膳食纤维的摄入，防止便秘。

4. 做好病情及用药记录，出现发作时家属切忌离开患者，应在采取措施的同时呼叫他人救治。外出时需要有人陪伴，避免去危险的地方，有发作先兆时及时处理。随身携带病历卡，注明姓名、病史、住址、联系电话等。

5. 注意休息，适度运动，避免剧烈运动、竞技性运动或玩刺激性较强的游戏；避免重体力劳动；避免游泳、驾驶车辆、攀高，以及在有水、火、热或高压电机旁工作。

6. 保持良好的情绪，积极参与社会交往。特发性癫痫且有家族史的女性患者不宜生育；双方均有癫痫或一方有癫痫，另一方有家族史者不宜婚配；癫痫发作可影响胎儿发育，服用抗癫痫药物可能导致胎儿畸形，育龄期患者有生育需要的应咨询专业医师。

7. 遵医嘱按时用药，不随意增减药量、不擅自更换药物或停药。注意观察药物疗效及不良反应，定期门诊复查。

【思考题】

1. 脑梗死患者的饮食指导有哪些内容？
2. 静脉滴注甘露醇时有哪些注意事项？
3. 脑出血患者如何进行血压调控？
4. 如何做好脑出血患者的病情观察？
5. 对癫痫患者及家属怎样进行发作期的安全指导？
6. 癫痫出院患者的指导中应强调避免哪些诱发因素？

【案例分析】

赵某，男，47 岁，货车司机。2022 年 10 月 27 日就诊。

主诉：突发言语含糊、左侧肢体无力 2.5 小时。

现病史：患者于 18:30 与家人发生争执突发言语含糊，左侧肢体无力，症状持续不缓解。头颅 CT 示：右侧基底节区脑出血，出血量约 12mL，以"脑出血"收入我科。

既往史：高血压病 3 年，血压最高达 180/100mmHg，口服吲达帕胺降压治疗，未规律监测血压；吸烟史 30 年 +，30 支 / 日，偶有饮酒；否认糖尿病史，否认传染病史，否认食物、药物过敏史。

入院症见：神志清楚，面红目赤，言语含糊，烦躁易怒，左侧肢体无力，左上肢抬举费力，左下肢站立行走不能，食欲可，夜眠差，大便干，1～2 次 / 日，小便黄，舌质红，苔薄黄，脉弦有力。

生命体征：T 36.4℃，P 86 次 / 分，R 21 次 / 分，BP 150/90mmHg。

1. 该患者目前所患何病？辨证当属何证？
2. 请对该患者进行健康教育。

第七节　风湿免疫系统疾病患者的健康教育

一、类风湿关节炎患者的健康教育

类风湿关节炎是以侵蚀性、对称性多关节炎为主要临床表现的慢性、全身性自身免疫性疾病。临床主要表现为受累关节疼痛、肿胀及功能下降。当炎症破坏软骨和骨质时，出现关节畸形和功能障碍。类风湿关节炎属于中医学"痹证"范畴，中医诊断为尫痹。常见证候有寒湿痹阻证、湿热痹阻证、风湿痹阻证、痰瘀痹阻证、肝肾不足证、气血两虚证。

（一）病因

本病病因不完全清楚，可能与环境因素、遗传易感性、免疫紊乱、感染等有关。

（二）典型临床表现

类风湿关节炎患者隐匿起病，在出现明显的关节症状前可有乏力、全身不适、发热、纳差等症状。少数患者急性起病，数日内便出现多个关节的症状。

1. 关节表现

（1）晨僵　早晨起床后关节及其周围僵硬感称"晨僵"。晨僵出现在 95% 以上的类风湿关节炎患者，持续时间多数大于 1 小时，活动后可减轻，常作为观察本病活动的重要指标。

（2）关节痛与压痛　关节痛往往是最早的症状。初期可以是单一关节或呈游走性关节肿痛，呈对称性、持续性，时轻时重，伴有压痛。

（3）关节肿胀　凡受累关节均可肿胀，多因关节腔内积液或关节周围软组织炎症引起，常见的部位与关节痛部位相同，亦多呈对称性。

（4）关节畸形　多见于晚期患者。关节周围肌肉的萎缩、痉挛使畸形加重，以致患者日常生活多不能自理。

（5）关节功能障碍　关节肿痛、结构破坏和畸形都会引起关节的活动障碍。

2. 关节外表现

（1）类风湿结节　是本病较常见的关节外表现，常发生在关节隆突部及经常受压部位的皮下，大小不一，数量不等，质硬，无压痛，对称性分布。此外，也可累及心、肺、眼等脏器。出现类风湿结节提示病情活动。

（2）类风湿血管炎　体检可见指甲下或指端出现的小血管炎，少数引起局部组织的缺血性坏死。眼受累多为巩膜炎，严重者因巩膜软化而影响视力。

（3）器官系统受累

①呼吸系统：侵犯肺部可见肺间质病变、结节样改变、胸膜炎、肺动脉高压等。

②循环系统：心脏受累最常见的是心包炎，多见于类风湿因子阳性、有类风湿结节的患者。

③神经系统：神经受压是类风湿关节炎患者出现神经系统病变的常见原因。神经系统受累还可见脊髓受压、周围神经炎的表现。

④血液系统：类风湿关节炎患者的贫血多为正细胞正色素性贫血。

（4）发热　类风湿性关节炎急性期可出现发热，与免疫力低下有关。

（5）其他　30% ～ 40% 的患者在病程的各个时期均可见口干、眼干等干燥综合征的表现。

（三）住院患者的护理健康教育

1. 生活起居指导

（1）病室环境宜温暖向阳、通风干燥，避免寒冷刺激。急性期应卧床休息，减少关节活动，避免关节负重和受压，床垫不宜太软，不宜高枕，经常变换体位，保持关节功能位置。

（2）指导患者制定适宜的作息时间表，以保证充足的晚间睡眠时间。夜寐欠安者可指导其睡前用温水泡脚、喝牛奶以助眠。晨僵者在夜间睡眠时注意对病变关节采取保暖措施，如戴弹力手套等，起床后关节局部可予热敷、热水浸泡或理疗，以缓解肌肉痉挛，减轻疼痛。

（3）指导患者注意保暖，慎防外感。风寒湿痹患者可在关节处加用护套，阴雨寒湿天气勿外出，夏季勿贪凉；风湿热痹者也不宜直接吹风。可鼓励患者在不加剧关节疼痛的情况下，尽可能独立完成每日基本生活活动，如进食、取物、穿脱衣服等。对已有关节畸形的患者，可在医生指导下使用矫形器或助步器，并尽可能发挥健康肢体的功能，防跌倒或意外受伤等。

（4）保持大便通畅：指导患者养成定时排便的习惯，平时多食新鲜蔬果，顺结肠、直肠方向环形按摩腹部，必要时使用开塞露或缓泻剂协助排便。

2. 饮食指导

（1）饮食指导原则　宜高蛋白、高维生素、含钙丰富、清淡、易消化饮食。

（2）中医辨证施膳

①寒湿痹阻证：肢体关节冷痛、肿胀、屈伸不利。触之不温、皮色不红，畏寒喜暖，得寒痛剧，得热痛减。舌体胖大，舌质淡暗，苔白腻或白滑。脉弦或紧。宜食温经散寒、祛湿通络之品，如牛肉、山药、大枣、红糖、赤小豆等。可选食红枣山药粥、黄酒烧牛肉等。忌生冷、寒凉食物，如西瓜、柿子、生黄瓜、生萝卜、冰饮料等。

②湿热痹阻证：关节肿痛，触之灼热或自觉热感。口渴不欲饮，烦闷不安，或有发热。舌质红，苔黄腻。脉弦滑或滑数。宜食清热祛湿之品，如薏苡仁、赤小豆、苦瓜、冬瓜、丝瓜、绿豆芽、绿豆等。可选食丝瓜绿豆汤、冬瓜薏仁汤等。忌烟酒、辛辣刺激食物，如辣椒、花椒、胡椒、芥末等。

③痰瘀痹阻证：关节肿痛日久不消，晨僵，屈伸不利，关节周围肤色晦暗，或有皮下结节，舌暗紫，苔白厚或厚腻。脉沉细涩或沉滑。宜食补肝肾、活血化瘀之品，如山楂、桃仁、陈皮、薏苡仁、绿豆等。可选食薏苡仁桃仁汤、山芋薏仁粥等。忌寒凉、肥腻食物，如螃蟹、田螺、西瓜、肥肉、奶酪等。

④气血两虚证：关节酸痛或隐痛，活动后加剧，伴倦怠无力，或肢体麻木，肌肉萎缩，关节变形。面黄少华，心悸气短，自汗，头晕目眩，舌质淡、苔薄白。脉细弱或沉细无力。宜食补益气血之品，如大枣、薏苡仁、赤小豆、山药、阿胶、鸡肉、牛肉、乌骨鸡、黑芝麻、龙眼肉等。可选食红枣山药粥、乌鸡汤等。忌辛辣刺激、寒凉食物，如花椒、芥末、冰饮料、冰激凌等。

⑤风湿痹阻证：关节疼痛、肿胀，痛处游走不定，恶风，肢体沉重，关节屈伸不利，舌淡红，苔白腻。脉滑或浮。宜食祛风除湿、通络止痛的食品，如鳝鱼、薏苡仁、木瓜、樱桃等。可选食薏仁粥、葱豉汤。

⑥肝肾不足证：关节疼痛，肿大或僵硬变形，屈伸不利，关节发凉，畏寒喜暖。腰膝酸软或腰背酸痛，尿频，夜尿多，舌质红，苔白薄。脉细弱。宜食补益肝肾的食品，如甲鱼、山药、枸杞子、鸭肉、鹅肉、芝麻、黑豆等。可选食山药芝麻糊、枸杞子鸭汤等。

3. 心理指导

（1）对有悲观、焦躁、抑郁情绪的患者及时给予心理疏导，列举成功案例，树立其战胜疾病的信心，增强遵医行为。

（2）建立良好的护患关系，鼓励家属多陪伴患者，给予情感支持，使患者情绪稳定、心境良好，以利疾病康复。

4. 用药指导

（1）非甾体抗炎药（如布洛芬、阿司匹林、塞来昔布等）长期服用可引起胃肠道反应及肾损害，指导患者饮食清淡、饭后服用并遵医嘱服用胃黏膜保护药，出现恶心、呕吐等胃肠道反应时及时告知医护人员给予处理。

（2）静脉使用糖皮质激素（如地塞米松、甲泼尼龙等）时输液速度不宜过快，以 40～60 滴 / 分为宜；服用糖皮质激素（如甲泼尼龙等）时，应严格遵守医嘱，不可随意增减剂量或停药。饮食以低糖、低盐、低脂、高维生素、高钙、优质蛋白为宜。避免受凉，防止感染，保持口腔和皮肤清洁。

（3）使用缓解病情抗风湿药（如氨甲蝶呤、环磷酰胺、环孢素、硫唑嘌呤等）时，指导其多饮水、饮食清淡易消化，防止感染，育龄女性服药期间应避孕。告知患者此药易出现胃肠道反应、肝肾功能损害、骨髓抑制等，应遵医嘱定期复测肝肾功能、血尿常规。

（4）生物制剂（如人源化抗肿瘤坏死因子单克隆抗体阿达木单抗等）应 2～8℃避光保存，

不可冷冻，用药前检测血尿常规及肝肾功能，行胸片检查，并按要求输注，经常更换注射部位，监测生命体征，观察有无过敏及局部反应。

（5）中药煎剂宜饭后温服，服药期间不宜进食辛辣刺激之品，以免影响药效。

（四）康复期患者的护理健康教育

1. 居室要干燥、温暖向阳，不直接吹风，避免受寒、淋雨、受潮，尽量勿用冷水，注意关节处保暖，适时调寒温，避免劳累，防治上呼吸道感染等，避免病情反复或加重。

2. 饮食宜富含蛋白质、高维生素，多食新鲜蔬果及含钙、含锌多的食物，有贫血者增加含铁食物，如蛋黄、瘦肉、菠菜等。避免食用诱发关节炎和对病情不利的食物，如短期内大量摄食虾、蟹、柿子、竹笋等，忌辛辣、刺激性食物。

3. 急性期应卧床休息，防止劳累，减少弯腰、下蹲等动作。卧床时保持关节功能位，行关节屈伸运动。

4. 养成良好的生活方式和习惯，生活中注意关节保护，尽量使用较大且有力的关节，经常变换体姿，避免长时间保持一种姿势或动作。每日有计划地进行锻炼，可做肢体屈曲、手部抓握、提举等活动，也可选择关节操、八段锦、太极拳等，活动量以不疲劳为宜。局部关节病变可行局部按摩、被动活动，以防关节废用。

5. 保持情绪稳定，避免过激，积极平和的心态有利于疾病的康复。

6. 类风湿关节炎以药物治疗为首选，故应按时、按剂量服药，不得盲目加减药物。中药中若加有川乌、附子等毒性药物时须先煎 30～60 分钟，再与其他药物合煎，以缓解毒性。若有全蝎、蜈蚣等药性峻猛、毒性大的虫类药物时，可研末装入胶囊内吞服。

7. 患者出院后应遵医嘱定期到门诊复查肝肾功能、血尿常规等，若有异常应及时就诊。

二、系统性红斑狼疮患者的健康教育

系统性红斑狼疮是一种有多系统损害的慢性自身免疫性疾病，多发于青年女性，其血清具有以抗核抗体为代表的多种自身抗体。本病属于中医学"阴阳毒"范畴，轻型证候有：风湿热痹证、阴虚内热证、气血亏虚证；重型证候有：热毒炽盛证、饮邪凌心证、痰瘀郁肺证、肝郁血瘀证、脾肾阳虚证、风痰内动证。

（一）病因

本病病因尚不明确，目前一般认为是多因素的，其发病与遗传、雌激素水平、阳光、药物、化学试剂、微生物病原体、感染、免疫异常等有关。

（二）典型临床表现

患者在病程中出现各种热型的发热，尤以低、中度热为常见。此外，尚有疲倦、乏力、体重下降等。80% 的患者在病程中出现皮疹，其中以鼻梁和双颧颊部呈蝶形分布的红斑最具特征性。关节痛是常见的症状之一，出现在指、腕、膝关节，伴红肿者少见。常出现对称性多关节疼痛、肿胀。患者肾脏均有病理改变，临床表现为肾炎或肾病综合征，肾衰竭是系统性红斑狼疮的主要死因。

（三）住院患者的护理健康教育

1. 生活起居指导

（1）病室安静，空气流通，温湿度适宜，灯光柔和，避免阳光直接照射床位，卧室挂遮光窗帘。

（2）急性活动期应卧床休息，减少消耗，预防并发症；病情稳定的患者应注意劳逸结合，少去公共场所。

（3）面部红斑的患者用温水洗面，避免搔抓；有关节疼痛时采取舒适体位以减轻疼痛，并注意使关节处于功能位，指导患者使用控制疼痛的方法，如放松、分散注意力等。

2. 饮食指导

（1）饮食指导原则：宜低盐、低脂、优质蛋白、富含维生素和钙质饮食。忌食无花果、芹菜等含补骨脂素的食物，戒烟酒。

（2）肾功能不全时给予低盐、低蛋白饮食；心力衰竭时给予低盐、少量、易消化、清淡饮食；有胃肠道症状者给予低脂、无渣饮食；对消化道出血者暂予禁食。

（3）中医辨证施膳：

①热毒炽盛证：高热，烦躁，甚或谵语神昏，面赤，斑疹鲜红，关节肌肉酸痛，小便黄赤，大便秘结，舌质红，苔黄燥，脉滑数或洪数。宜食清热解毒、凉血扶正之品，如鲜梨汁、绿豆汤、猕猴桃、西红柿、黄瓜、冬瓜、鲜藕等。可选食番茄木耳汤等。忌辛辣、温燥、动火之食物，如辣椒、花椒、胡椒、芥末、葱、姜、蒜、羊肉等。

②风湿热痹证：关节红肿热痛，四肢肌肉酸痛或困重，舌质红，苔黄腻，脉滑或滑数。宜食祛风除湿、通络止痛之品，如鳝鱼、薏苡仁、木瓜、樱桃等。可选食薏仁粥、葱豉汤等。忌辛辣刺激、肥腻之食物，如辣椒、花椒、芥末、肥肉等。

③气血亏虚证：神疲乏力，头晕眼花，心悸，气短，自汗，舌质淡红，苔薄白，脉细弱。宜食补养气血之品，如大枣、桂圆、龙眼、乌鸡、鳝鱼、猪肾、牛肉、羊肉等。可选食红枣银耳羹等。忌温燥及辛辣刺激之食物，如辣椒、花椒、胡椒、芥末、葱姜蒜等。

④阴虚内热证：持续低热，盗汗，脱发，口干咽燥，面颧潮红，局部斑疹暗褐，眼睛干涩或视物模糊，腰膝酸软，月经不调或闭经，舌质红，苔少或光剥，脉细或细数。宜食养阴清热之品，如枸杞子、银耳、鸭肉、猪肉、甲鱼、百合、山药等。忌食羊肉、狗肉、荔枝、榴梿等温燥食物及葱、姜、蒜、辣椒、胡椒、芥末等辛辣刺激之物。

⑤饮邪凌心证：心烦神疲，面晦唇紫，胸闷气短，心悸怔忡，重者喘促不宁，肢端怕凉隐痛，下垂性凹陷性水肿，舌质暗红，苔灰腻，脉细数或细涩结代。宜低盐或无盐饮食，少食多餐，水肿者可用赤小豆汤以利水湿。忌肥甘油腻之品，如动物内脏、肥肉等。

⑥痰瘀郁肺证：心烦失眠，咽干口燥，胸闷，咳嗽气喘，咳痰黏稠，舌质暗红，苔黄腻，脉滑数。宜食清肺化痰、理气止咳之品，如雪梨、枇杷、山药、薏苡仁等，忌食温燥、煎炸、肥腻之品。

⑦肝郁血瘀证：胁肋胀痛或刺痛；胸膈痞满、腹胀、纳差；或胁下有癥块、黄疸，或伴泛恶、嗳气，女性月经不调甚至闭经，舌质紫暗有瘀斑，脉弦细或细涩。宜食疏肝解郁、活血祛瘀之品，如金橘、柑橘、萝卜、山楂、黑木耳、玫瑰花等。忌收敛固涩之品，如乌梅、醋、石榴等。

⑧脾肾阳虚证：面目四肢浮肿，面色无华，畏寒肢冷，腹满，纳呆，腰酸，尿浊，尿少或小

便清长，舌质淡红边有齿痕或舌体嫩胖，苔薄白，脉沉细。宜食温补脾肾之品，如山药、核桃、牛肉、鸡肉等。忌食生冷、寒凉食物。

⑨风痰内动证：眩晕头痛，目糊体倦，面部麻木，重者突然昏仆，抽搐吐涎，舌质暗苔白腻，脉弦滑。宜食祛风化痰通络之品，如黑豆、香菇、藕、桃、梨等，忌羊肉、狗肉、葱、姜、蒜等食物。

3. 心理指导

（1）系统性红斑狼疮患者由于长期患病，容易产生悲观、消极情绪，并为前途命运担忧，护士应主动关心患者，帮助其建立有利于治疗的最佳心理状态，积极配合治疗。

（2）指导患者注意调摄情志，避免七情过激和外界不良刺激，保持情绪稳定。

（3）鼓励家庭成员多陪伴患者，积极给予情感支持，切勿有歧视或不耐烦的情绪而影响患者，使其保持良好的心情，增强战胜疾病的信心。

4. 用药指导

（1）非甾体抗炎药（如布洛芬、阿司匹林、塞来昔布等）长期服用可引起胃肠道反应及肾损害，指导患者饮食清淡、饭后遵医嘱服用胃黏膜保护药，出现消化不良、上腹痛、恶心、呕吐等胃肠道反应时及时告知医护人员给予处理。

（2）静脉使用糖皮质激素（如地塞米松、甲泼尼龙等）时输液速度不宜过快，以 40～60 滴/分为宜；服用糖皮质激素（如甲泼尼龙等）时，应严格遵守医嘱，不可随意增减剂量或停药。服药期间宜低盐、高蛋白、高钾、高钙饮食，补充钙剂和维生素 D，定期测量血压、监测血糖、尿糖的变化，保持口腔和皮肤清洁。

（3）使用免疫抑制剂（如霉酚酸酯、环磷酰胺、环孢素、硫唑嘌呤等）时，饮食宜清淡、易消化，鼓励患者多饮水，告知患者此药可引起胃肠道反应、肝肾功能损害、黏膜溃疡、皮疹、脱发、出血性膀胱炎等，应遵医嘱定期复测肝肾功能、血尿常规。育龄女性服药期间应避孕。

（4）中药煎剂宜饭后温服，服药期间不宜进食辛辣刺激之品，以免影响药效。

（四）康复期患者的护理健康教育

1. 居室宜温暖干燥，空气流通，避免阳光直射。生活有规律，保证充足的睡眠，注意劳逸结合，可进行适当的活动，如散步、打太极拳、练气功等，避免劳累。

2. 避免一切可能诱发或加重病情的因素，如日晒、妊娠、分娩、口服避孕药及手术等。为避免日晒和寒冷刺激，外出穿长衣长裤，戴宽边帽或打伞。不接触某些化学制品，必要时戴手套，正确使用护肤品。尽量少去公共场所，避免交叉感染。

3. 宜进食优质蛋白、低脂肪、低糖、富含维生素的食物。尽量不食具有增强光敏感作用的食物，如芹菜、无花果、蘑菇、苜蓿等，避免吃辛辣、烟熏食物，忌烟酒。

4. 怡情悦志，避免情绪过激，保持良好的心态，建立积极对抗疾病的信念。

5. 遵医嘱正确服药，学会自我监测病情，发现异常及时就医。育龄期女性病情稳定可在医生指导下生育。

6. 加强漱口，保持口腔清洁，出现口腔溃疡时可于漱口后将中药冰硼散或锡类散涂于溃疡表面以促进愈合。出现皮损时遵医嘱使用药膏涂抹或做清创换药处理，避免接触烫发或染发剂、定型发胶、农药等刺激性物品。

7. 门诊随访，定期复查。

【思考题】

1. 针对有晨僵的类风湿关节炎患者，应如何实施健康教育？
2. 类风湿关节炎患者出院后护理健康教育的重点是什么？
3. 系统性红斑狼疮患者在饮食调养方面应如何实施健康教育？
4. 女性系统性红斑狼疮患者出院后护理健康教育的重点是什么？

【案例分析】

李某，女，39岁，工人。2022年12月8日就诊。

主诉：双手关节疼痛3月余，加重1周。

现病史：患者于3个月前受寒后间断出现双手关节疼痛，肿胀，伴乏力，畏寒，未予重视。1周前接触冰水后上述症状加重，伴晨起双手关节活动障碍，温水浸泡后关节疼痛及活动状况均好转。查双手X线片示：双手掌指关节及近端指间关节周围软组织肿胀影，双手2、3指掌指关节端骨质疏松。RF（+），血沉35mm/h。

既往史：既往体健，否认慢性疾病史，否认传染病史及过敏史。

入院症见：神志清楚，面色无华。双手掌指关节及近端指间关节冷痛、肿胀、屈伸不利。触之不温、皮色不红。舌体胖大，舌质淡暗，苔白腻，脉弦。

生命体征：T 35.6℃，P 70次/分，R 18次/分，BP 110/75mmHg。

1. 该患者目前所患何病？辨证当属何证？
2. 请对该患者进行健康教育。

第八节　血液系统疾病患者的健康教育

一、缺铁性贫血患者的健康教育

缺铁性贫血是体内贮存铁缺乏导致血红蛋白合成减少的小细胞低色素性贫血，是各类贫血中最常见的一种，多见于生长发育期的儿童和育龄妇女。本病属于中医学"血虚""虚劳"等范畴，多由饮食失调、先天禀赋不足、过度劳累或慢性失血等导致脾胃虚弱、肾虚精亏、不能化血，或虫积胃肠、生化不足、精血流失而致气血亏虚，表现为面色萎黄、四肢疲乏无力、纳呆等。常见证候有脾胃虚弱证、心脾两虚证、脾肾阳虚证、肝肾阴虚证。

（一）病因

1.铁摄入不足　是引起妇女、儿童缺铁性贫血的主要原因。由于生长发育期的儿童及育龄期的妇女需铁量增加，若饮食结构不合理、挑食或偏食，便可导致铁摄入不足而引起贫血。

2.铁吸收不良　在胃肠功能紊乱或药物影响下，导致胃酸缺乏或胃肠黏膜吸收功能障碍而使铁吸收不良。常见于慢性萎缩性胃炎、胃大部切除术后、慢性腹泻、服用抑制胃酸分泌的药物等。

3.铁丢失过多　慢性失血是成人缺铁性贫血最重要和最常见的病因。如消化性溃疡、肠道癌肿、月经过多、痔疮等引起的反复或持续少量失血。

（二）典型临床表现

1. 原发病表现　如慢性胃炎、消化性溃疡、慢性腹泻、功能性子宫出血等疾病相应的临床表现。

2. 一般贫血共有表现　如面色苍白、疲乏、头晕、心悸、气促等。

3. 缺铁性贫血特殊表现

（1）组织缺铁的表现　皮肤干燥角化、毛发干枯易脱落、指甲薄脆易裂或出现匙状甲；黏膜损害会出现口角炎、舌炎、舌乳头萎缩，严重者可发生吞咽困难。

（2）神经、精神系统异常　儿童较明显，如易激惹、好动、注意力难集中、发育迟缓等；少数患者可有异食癖，喜吃生米、泥土、石子等；有的患者可发生末梢神经炎或神经痛，严重者可有智力发育障碍等。

（三）住院患者的护理健康教育

1. 生活起居指导

（1）保持病室温度在 18～22℃之间，防止寒冷血管收缩而加重患者缺氧。

（2）协助贫血严重者做好生活护理，嘱患者卧床休息，避免骤起骤坐，晨起时缓慢起身，稍坐片刻后再下床，蹲位起身时宜缓慢，以免晕厥引起外伤。

（3）保持个人卫生，预防感染。口腔有炎症的患者，加强口腔护理，防止发生黏膜溃疡。

2. 饮食指导

（1）饮食指导原则　宜高热量、高蛋白、高维生素、含铁丰富饮食，忌刺激性强的食物。

（2）纠正不良饮食习惯　指导患者保持均衡饮食，避免挑食或偏食；养成良好的进食习惯，避免无规律、无节制的进食，消化功能欠佳者应定时定量、细嚼慢咽，可少量多餐。

（3）增加含铁丰富食物的摄取　鼓励患者多食含铁丰富的食物，如动物的肝脏、瘦肉、血制品、蛋黄、黑木耳、海带、菠菜、大枣等，可食用铁强化食品及调味品。

（4）促进食物中铁的吸收　指导患者避免不合理的饮食结构或搭配。富含铁的食物不与牛奶、浓茶、咖啡等同服；保证食物搭配中有充足的蛋白质，指导患者多食鱼、肉类、富含维生素C的食物以促进铁的吸收。

（5）中医辨证施膳

①脾胃虚弱证：面色萎黄，口唇色淡，爪甲无泽，神疲乏力，恶心呕吐，脘腹胀满，纳呆食少，大便溏薄。舌质淡，苔薄腻，脉细弱。宜食健脾养胃之品，如白扁豆、莲子、茯苓、山药、薏苡仁等。忌食易损伤脾胃的食品，如咖啡、韭菜、辣椒、酒类等。食疗方：红枣小米粥、莲子山药粥。

②心脾两虚证：面色苍白或姜黄，毛发干脱，爪甲裂脆。头晕目眩，心悸不宁，或肝脾肿大，倦怠乏力，夜寐不安，少气懒言，食欲不振，舌淡胖，苔薄少，脉濡细。宜食益气补血、养心健脾之品，如大枣、桂圆、莲子等。食疗方：大枣圆肉煲鸡汤、蜜枣扒山药。

③脾肾阳虚证：面色萎黄或苍白无华，形寒肢冷，唇甲淡白，周身浮肿，甚则可有腹水，心悸气短，耳鸣，眩晕，神疲肢软，大便溏薄或有五更泻，小便清长，男子阳痿，女子经闭。舌质淡或有齿痕，苔薄少，脉沉细。宜食温补脾肾之品，如山药、羊肉、牛肉、鸡肉等。食疗方：花生红枣汤，参杞狗肉。

④肝肾阴虚证：面色苍白或姜黄，毛发枯黄，潮热盗汗，头晕目眩，耳鸣目涩，肌肤甲错。

腰膝酸软，口舌干燥，舌暗红，苔薄少，脉细数。宜食滋补肝肾之品，如枸杞子、桑椹、樱桃、瘦肉等。食疗方：补血瘦肉汤、桑椹杞子米饭。

3. 心理指导 严重贫血患者会因头晕、乏力、心悸等症状，影响日常生活，尤其是由其他原发疾病而引起缺铁性贫血的患者，会因原发疾病的迁延不愈、贫血治疗疗程较长等原因，引起抑郁、焦虑等不良情绪。医护人员应及时与患者沟通，了解其心理变化，不但重视对贫血的防治，更要从原发病的康复等角度进行有针对性的健康教育，消除患者的不良情绪，提高治疗的依从性，以利于早日康复。

4. 用药指导

（1）口服铁剂的应用与指导

①口服铁剂是治疗缺铁性贫血的首选方法，可引起恶心、呕吐、胃部不适等反应，建议餐后或餐中服用。反应强烈者可减少剂量或从小剂量开始服用。

②肉类、果糖、氨基酸、脂肪、维生素 C 可促进铁剂吸收，避免与牛奶、浓茶、咖啡、钙剂、磷酸盐、草酸盐等同服。

③抗酸药、抑酸药、四环素、考来烯胺、碳酸氢钠等均可影响铁的吸收，避免与铁剂同服。胃酸缺乏者可与乳酸、稀盐酸等合用有利于铁剂的解离与吸收。

④为避免牙齿染黑，口服液体铁剂时可使用吸管，服药后立即漱口。

⑤服药期间，铁剂与肠内硫化氢作用可生成黑色的硫化铁而导致大便发黑，应做好解释以消除患者的顾虑。

⑥遵医嘱按剂量按疗程服药，不可擅自增减药量。定期复查相关实验室检查，待血红蛋白恢复正常后，仍需继续服用铁剂 3 ～ 6 个月，以补足贮存铁。

（2）注射铁剂的应用与指导

①为减少局部疼痛和避免硬结形成，需采用深部肌肉注射法，并经常更换注射部位。

②首次需用 0.5mL 的实验剂量进行深部肌肉注射，注意观察有无面色潮红、头痛、荨麻疹、肌肉关节痛、过敏性休克等过敏症状，备好肾上腺素，做好急救准备，1 小时后无过敏反应可按常规剂量治疗。

③为避免药液溢出引起皮肤染色，不可在皮肤暴露部位注射，在抽出药液后，更换针头注射，或采用"Z"形注射法及留空气注射法。

（3）静脉铁剂的应用与指导

①临床多用蔗糖铁静脉滴注。蔗糖铁只能与 0.9% 的生理盐水混合使用，不能与其他的治疗药品混合使用，需在本药品的使用前后用生理盐水冲管。稀释后的药液要在 12 小时内使用。

②首次使用蔗糖铁治疗前，应按照推荐的方法给予小剂量进行测试（成人用 1 ～ 2.5mL），并备好肾上腺素，做好急救准备。如给药 15 分钟后未出现不良反应，继续给予余下的药液。

③药液滴注的速度：100mg 铁剂至少滴注 15 分钟；200mg 铁剂至少滴注 30 分钟；300mg 铁剂至少滴注 1.5 小时；400mg 铁剂至少滴注 2.5 小时；500mg 铁剂至少滴注 3.5 小时。

④使用本品严防药液渗漏，如有外漏可按以下步骤处理：保留针头，用少量生理盐水清洗后再拔针；为了加快铁的清除，指导患者用多磺酸黏多糖软膏轻轻涂在针眼处。禁止按摩，以免铁的进一步扩散。

（四）康复期患者的护理健康教育

1. 居室环境安静，光线充足，温湿度适宜。注意休息，保证充足的睡眠。轻度贫血，症状较轻者，可参加力所能及的工作；中度贫血患者可适当进行散步等活动，但以不感到疲劳及其他症状为宜；重度贫血者需卧床休息，不宜过多活动。头晕症状明显者，生活起居需有人照顾。

2. 提倡均衡饮食，荤素搭配合理，烹饪时建议使用铁制器皿。对易患人群给予铁剂的预防性补充，如婴幼儿及时添加蛋黄、肝泥等辅食；青少年增加含铁丰富的食物，防止挑食及偏食；妊娠及哺乳期的妇女必要时可预防性补充铁剂，每天可口服元素铁 10 ～ 20mg。

3. 积极治疗引起缺铁性贫血的原发病，对肿瘤性疾病和慢性出血性疾病的人群做好防治，青少年及儿童定期查治寄生虫感染。

4. 缺铁性贫血常常引起舌炎，口腔炎，反甲等症状，应加强漱口预防感染，以生理盐水或中药佩兰水煎剂、银花水煎剂漱口可保持口腔清洁。经常修剪指甲预防指甲脆裂造成皮肤伤害。

5. 保持良好心情，按时用药，定期门诊复查。

6. 加强病情监测，一旦出现自觉症状加重，静息状态下出现呼吸、心率加快，不能平卧，尿量减少或下肢水肿等，提示病情加重或并发贫血性心脏病，应及时就医。

二、急性白血病患者的健康教育

急性白血病是一种造血干细胞的恶性克隆性疾病。其白血病细胞增殖失控、分化障碍、凋亡受阻而停滞在细胞发育的不同阶段，并浸润其他脏器组织，抑制正常造血。临床以进行性贫血、持续发热或反复感染、出血及组织器官浸润为主要表现，以外周血中出现为数不等、形态各异的幼稚细胞为特征。中医学认为，急性白血病病位在骨髓和血络，涉及脏腑、髓窍。常见证候有邪盛正虚证、邪热炽盛证、痰瘀互结证。

（一）病因

急性白血病的病因尚未明确，实验与临床资料表明可能与下列因素有关。

1. 生物因素　主要是病毒感染和免疫功能异常。如人类 T 淋巴细胞病毒 – Ⅰ（HTLV-1）可引起成人 T 细胞白血病，且该病毒可通过哺乳、性生活及输血传播。某些自身免疫性疾病患者患白血病的危险性也会增加。

2. 物理因素　γ 射线、X 射线及电离辐射等均可诱发白血病，发病率的高低与接受辐射的剂量、时间相关。

3. 化学因素　苯及其衍生物、抗肿瘤药如氮芥、环磷酰胺、依托泊苷、丙卡巴肼等都公认有致白血病的作用，亚硝胺类物质、氯霉素、保泰松及其衍生物也有诱发白血病的报告。

4. 遗传因素　家族性白血病占白血病的 7‰，先天性疾病如 Downs 综合征、Fanconi 贫血、Bloom 综合征及先天性免疫球蛋白缺乏症等患者白血病发病率均较高。

5. 其他血液病　某些血液病如骨髓增生异常综合征、多发性骨髓瘤、淋巴瘤、阵发性睡眠性血红蛋白尿等最终有可能发展为白血病。

（二）典型临床表现

本病起病急缓不一，起病急骤者多表现为高热或严重出血。起病缓慢者常因面色苍白、皮肤紫癜、月经过多或拔牙后出血不止而就医时被发现。

1. 贫血　常为首发症状，呈进行性加重，出现皮肤苍白、头晕乏力、浮肿及活动后气促等。贫血的原因主要是骨髓中的白血病细胞极度增生与干扰，使正常红细胞生成减少。

2. 发热　50% 以上的患者以发热起病，热型不定。发热的原因主要有继发感染和肿瘤性发热。继发感染可发生在各个部位，以口腔黏膜、牙龈、咽部为常见，是引起死亡的主要原因。

3. 出血 由于血小板减少及血管受异常幼稚细胞浸润引起出血，出血部位可遍及全身，以皮肤、齿龈、鼻黏膜出血常见。颅内出血是急性白血病最严重的并发症，眼底出血常为颅内出血的先兆。

4. 器官和组织浸润表现 常见肝脾和淋巴结肿大、胸骨下端局部压痛、绿色瘤、中枢神经系统白血病、睾丸白血病等。

（三）住院患者的护理健康教育

1. 生活起居指导

（1）保持病室温湿度适宜，定时通风，保持空气流通。定时进行空气和地面消毒，床头桌每日以消毒湿巾擦拭。对于接受超大剂量化疗、免疫抑制治疗、干细胞移植治疗及粒细胞过低（≤ 0.5×10^9/L）患者应采用保护性隔离，住空气层流洁净病房。

（2）减少探视，合理安排陪护。家属在感冒期间不应陪护患者，以免交叉感染。避免去人群密集的地方，如需外出做检查应戴口罩，并注意保暖，防止受凉。

（3）有高热、出血、重度贫血时，嘱患者绝对卧床休息，心悸气短伴头晕明显者，遵医嘱给予氧气吸入。轻度贫血、疲乏无力者可适当活动；缓解期的患者，视体力情况鼓励活动，以不产生疲劳感为宜。

（4）皮肤黏膜护理：

①指导患者保持个人卫生清洁，保持皮肤清洁干燥，勤更换内衣，衣服选择柔软吸汗的纯棉布料，勤剪指（趾）甲。

②每次饭后先以清水漱口，清除食物残渣后遵医嘱以漱口液交替含漱，一般情况可选生理盐水、复发硼砂含漱液；疑有厌氧菌感染者可选用1%～3%过氧化氢溶液；真菌感染者可选用制霉菌素溶液、1%～4%的碳酸氢钠溶液。每次含漱时间15～20分钟，每日至少3次。已出现口腔溃疡患者，可遵医嘱给予溃疡膜贴、外用重组人表皮生长因子衍生物、金霉素甘油、锡类散、制霉菌素甘油等药物，于每次漱口后涂在溃疡处。使用氨甲蝶呤化疗患者，应遵医嘱给予四氢叶酸钙口服与含漱以预防口腔溃疡。注意观察有无牙龈肿胀、咽红、吞咽疼痛感等症状。

③每晚睡前清洗会阴以保持清洁，每次大便后可用1：5000高锰酸钾溶液坐浴或以碘伏涂擦肛周。注意有无局部皮肤红肿、肛周脓肿。

（5）出血的防护：

①血小板计数 <50×10⁹/L 时应减少活动，增加卧床时间；严重出血或血小板计数 <20×10⁹/L 时，必须绝对卧床休息。观察有无皮肤、牙龈及鼻腔出血、呕血、便血、咯血、血尿、颅内出血等相关征象。

②高热患者禁用酒精擦浴。沐浴时避免水温过高或用力擦洗皮肤，勤剪指甲，避免抓伤。避免肢体的碰撞及外伤。

③用软毛牙刷刷牙，忌用牙签剔牙。避免食用坚硬、带刺、含骨头的食物、带壳的坚果类食物、质硬的水果等。牙龈渗血时可用1%肾上腺素棉球或凝血酶棉球、明胶海绵片贴敷牙龈，并加强漱口。

④保持室内相对湿度在50%～60%，鼻黏膜干燥时局部可涂抗生素眼膏或液体石蜡。勿用力擤鼻，勿用手抠鼻。少量鼻出血时可用棉球或明胶海绵填塞，并局部冷敷；无效时可用1%肾上腺素棉球或凝血酶棉球填塞；严重出血时可用凡士林油纱条填塞，3天后取出。

⑤各项护理操作应轻柔，尽量减少注射次数。静脉穿刺时，止血带结扎不宜过紧和时间过长，避免用力拍打及揉搓局部，拔针后适当延长按压时间。

⑥合理饮食，忌生冷刺激及不洁食物，注意观察大便颜色。使用激素治疗时遵医嘱给予黏膜保护剂或抑制胃酸分泌的药物，以防消化道出血。

⑦积极控制血压，避免高热、失眠、情绪波动、剧烈咳嗽、用力排便等导致颅内出血的诱发因素。若患者出现头痛、喷射性呕吐、视力模糊、意识障碍、双侧瞳孔不等大等症状，提示颅内出血，应立即通知医生并积极配合抢救。

（6）解释各项检查治疗的目的和意义，消除顾虑，取得患者配合。骨髓穿刺术后以无菌敷料覆盖穿刺处，注意观察有无渗血，指导患者48～72小时内不要弄湿穿刺处，多卧床休息，避免剧烈活动。

（7）保持大便通畅，便秘者可使用开塞露或缓泻剂，不可用力排便，防止引起内脏出血甚至颅内出血。

2. 饮食指导

（1）饮食指导原则：给予高蛋白、高热量、高维生素的清淡、易消化饮食。避免辛辣、生冷、过热、油腻食物。忌粗糙、坚硬食物。忌烟酒。

（2）饮食搭配要合理、卫生，营养均衡，鼓励家属准备患者喜爱的食物，以提高患者的食欲。

（3）化疗期间应选择患者胃肠道症状最轻的时间进食，避免在治疗前后2小时内进食，餐后不能立即平卧。若有恶心呕吐应暂缓进食，及时清除呕吐物，遵医嘱使用止吐药物。禁止有异味的食品进入病房。

（4）化疗期间每日饮水量在3000mL以上，并遵医嘱服用碳酸氢钠碱化尿液，以预防尿酸性肾病。

（5）中医辨证施膳：

①邪盛正虚证：面色苍白，头晕，疲乏无力，活动后心慌气短，或发热，出血，骨痛。舌质淡，苔薄白。脉虚大无力或脉沉细。宜食益气养阴之品，如山药、银耳、莲子等。忌食寒凉冰冷的食品，如绿豆、海鲜等。

②邪热炽盛证：壮热口渴，皮现紫癜，齿鼻渗血，血色鲜红。舌质红，苔黄。脉数。宜食清热解毒之品，如绿豆、冬瓜、竹笋等。忌食温热辛辣的食品，如辣椒、羊肉等。

③痰瘀互结证：瘰疬痰核，胁下包块，按之坚硬，时有胀痛，或伴有低热、盗汗，面色不华。舌质暗，苔腻。脉弦细或涩。宜食祛瘀化痰之品，加白萝卜、杏仁、陈皮等。忌食肥甘厚腻的食品，如奶油、肥肉等。

3. 心理指导

（1）正确评估患者的心理反应，鼓励患者表达内心的不良情绪。帮助患者建立良好的生活方式，使其树立信心，克服悲观绝望情绪，积极配合治疗。

（2）详细向患者介绍白血病的基本知识及国内外目前最新治疗方法，告之患者如能积极配合治疗，大部分患者可缓解以至长期存活。

（3）介绍同病种且疗效好的患者与之相识并交流经验，使患者看到生存的希望，针对不同文化程度采取不同的讲解方式，使他们能真正了解本病的知识，以便能配合治疗。

（4）使用化疗药物前告知患者可能导致脱发现象，但化疗结束后头发会再生，使患者有充分的心理准备。对出现脱发的患者鼓励其使用假发或戴帽子以改善身体意象障碍。鼓励患者参与正常的社交活动。

（5）积极与家属沟通，嘱其控制自己的情绪，关心帮助患者，使患者感受到家人的爱与支持。尽力帮助患者寻找社会资源的支持，增强战胜疾病的信心。

（6）本病由于恶性程度高、治愈率低、死亡率高、治疗成本高，患者易产生各种不良情绪，甚至悲观绝望，在整个病程期间都需注意患者的情绪变化，及时给予心理疏导，防止自杀、自伤行为。

4. 用药指导

（1）向患者解释化疗的必要性和重要性，讲明化疗药物的毒副作用，如恶心、呕吐、出血、感染、脱发、皮肤色素沉着、心血管系统毒性反应、出血性膀胱炎、骨髓抑制等，使患者有心理准备。

（2）柔红霉素、多柔比星、高三尖杉酯碱类药物可有心脏毒性，用药前后应监测患者的心率、心律、血压，滴注时宜 <40 滴 / 分，以患者无心悸为宜。

（3）甲氨蝶呤、巯嘌呤、门冬酰胺酶等对肝功能有损害作用，用药期间应定期监测肝功能。

（4）长春新碱可引起末梢神经炎、手足麻木感，停药后可消失。门冬酰胺酶可引起过敏反应，用药前需皮试。维 A 酸可引起维 A 酸综合征，应注意观察有无皮肤水肿、间质性肺炎、呼吸窘迫、胸腔积液等症状。很多化疗药物可引起骨髓抑制，用药期间注意观察贫血、出血、感染症状，及时监测血象和骨髓象。

（5）化疗药物输注时首选中心静脉置管。如使用外周静脉，尽量选择粗直的静脉，避开关节部位，由远端至近端有计划有次序地使用静脉。先以生理盐水建立静脉通道，确保无误后再输注化疗药物。联合化疗时先输入刺激性小的药物，再输入刺激性较大的药物。输注完毕后再以生理盐水冲洗管路后拔针。化疗药物输注过程中加强巡视，如发现发疱性化疗药物外渗，应立即停止输注，尽量回抽渗入皮下的药液后拔针更换注射部位。外渗部位遵医嘱给予 2% 利多卡因加地塞米松做环形封闭，可给予 25% 硫酸镁溶液湿敷，24 小时内给予冷敷并抬高患肢。观察局部皮肤颜色、温度及疼痛程度。

（6）鞘内注射时应协助患者取头低抱膝侧卧位，推注药物速度宜慢，注射完毕后以消毒纱布覆盖穿刺处，嘱患者去枕平卧 4 ～ 6 小时，观察有无头痛、呕吐、发热等症状。

（7）服用糖皮质激素、免疫抑制剂时，告诉患者要按时按量服用，不可擅自减量或停药。

（8）输血前认真核对，输血过程中观察有无过敏反应、溶血反应等，并做好输血记录。血小板取回后应尽快输入。

5. 外周穿刺中心静脉导管的指导

（1）首次置管后做好穿刺记录，注意观察穿刺部位有无渗血。穿刺后第一个 24 小时更换无菌透明敷料，以后每 3 ～ 7 天更换一次。出现敷料污染、脱落、破损时应随时更换。每周更换导管接头 1 ～ 2 次。

（2）给药前后宜用生理盐水脉冲式冲洗导管，如果遇到阻力或者抽吸无回血，应进一步确定导管的通畅性，不应强行冲洗导管。输注完毕冲管后，以 0 ～ 10U/mL 肝素盐水以正压方法封管。治疗间歇期每 7 天到医院维护一次。

（3）保持穿刺部位干燥，避免盆浴。避免置管侧肢体提重物，或做过度外展、屈曲、旋转运动等。如肢体出血酸胀、疼痛时及时告知医护人员进行处理。妥善固定导管，严禁自行拔管，如不慎脱出，严禁将脱出体外部分再行插入，应及时就诊处理。如发生导管折断，应立即按住血管内导管残端，尽快到附近医院处理。

（四）康复期患者的护理健康教育

1. 居住环境清洁通风，温湿度适宜，注意个人卫生，日常用品定期消毒。生活有节，起居有常，避寒暑，劳逸结合，适当锻炼身体。

2. 饮食搭配合理，三餐食量均衡，多食牛奶、瘦肉、鸡蛋、鱼类、新鲜水果蔬菜，忌刺激、生冷、坚硬食物。

3. 避免过度劳累、感染等诱发因素。尽量避免去公共场所，防止交叉感染。经常检查口腔、咽部有无感染，学会自测体温。注意观察有无出血情况，注意大便颜色，女性患者需观察有无月经量过多现象。

4. 应乐观向上，心情舒畅、豁达，忌郁怒。"精神内守，病安从来。"化疗间歇期可适当进行力所能及的家务，以增强自信心。

5. 避免接触电离辐射、亚硝胺类物质、染发剂和油漆等苯类化学物质。避免使用抑制骨髓、致癌的药物如氯霉素、磺胺类、保泰松、环磷酰胺等，如需使用应及时检查血象和用药反应。

6. 遵医嘱按时用药，定期复查及治疗。如有贫血加重、发热、出血、骨关节疼痛等症状应及时就诊。

我国著名血液病学专家、中国工程院院士王振义教授，首创应用全反式维 A 酸诱导治疗急性早幼粒细胞白血病，使患者的五年生存率升至 95%，然而他却放弃专利、让利于民，点亮了更多患者生存的希望。他曾获得 2020 未来科学大奖"生命科学奖"，并将所得奖金全部捐献给扶贫基金会。当被问到为什么这么做时，他说："我只想病人能好。"他始终认为医生首先要解决病人的问题，而不是赚钱或提高名誉。他以"国之大者"的奋斗身影和"心有大我"的家国情怀，书写着"与国同行"的壮阔人生！

【思考题】

1. 缺铁性贫血患者的饮食指导包括哪些内容？
2. 如何对进行口服铁剂治疗的患者进行健康指导？
3. 如何指导急性白血病患者进行皮肤黏膜护理？
4. 如何指导急性白血病患者进行出血的防护？
5. 如何做好急性白血病患者输注化疗药物期间的健康指导？
6. 对有外周中心静脉导管穿刺的急性白血病患者应指导哪些注意事项？

【案例分析】

安某，女，21 岁，学生。2023 年 1 月 6 日就诊。

主诉：头晕乏力 5 月，加重伴心悸气短半月余。

现病史：患者于 5 月前逐渐出现头晕乏力，伴食欲减退，注意力不集中，反应迟钝，记忆力减退，失眠多梦。半月前上述症状加重并出现心悸气短。查血常规示：RBC 2.9×10^{12}/L，Hb 88g/L，MCV 66fl，MCH 22pg，MCHC 0.25；WBC 4.6×10^9/L，PLT 115×10^9/L；红细胞体积小，中央淡染区扩大。血清铁 7.15μmol/L，总铁结合力 80.1μmol/L，血清铁蛋白 9.3μg/L。

既往史：既往体健，否认慢性疾病史，否认传染病史及过敏史。

入院症见：面色苍白，毛发干脱，爪甲裂脆。头晕目眩，倦怠乏力，心悸气短，夜寐不安，食欲不振，舌淡胖，苔薄少，脉濡细。

生命体征：T 36.1℃，P 96 次 / 分，R 28 次 / 分，BP 90/65mmHg。

月经史：15 岁初潮，7 ～ 8 天 /27 ～ 28 天，月经规律，量多，色暗红，无血块。

1. 该患者目前所患何病？辨证当属何证？

2. 请对该患者进行健康教育。

外科常见疾病患者的健康教育

第一节　普外科疾病患者的健康教育

一、胃十二指肠急性穿孔患者的健康教育

胃十二指肠急性穿孔是外科常见急腹症之一，起病急，变化快，病情重，需紧急处理，若诊治不当可危及患者生命。

（一）病因

1. 基本病因　多见于消化性溃疡穿孔，由于溃疡不断加深，穿透肌层、浆膜层，最后穿透胃而发生穿孔；还有少数为胃癌穿孔。

2. 诱因　暴饮暴食、饮酒、非类固醇抗炎药或皮质激素的应用、精神过度紧张或劳累。

（二）临床表现

1. 腹痛　突发上腹部"刀割样"剧痛，全腹有明显的压痛、反跳痛，腹肌紧张呈"木板样"强直，肝浊音区缩小或消失。患者呈急性面容，表情痛苦，蜷曲卧位。

2. 恶心、呕吐　早期为腹膜受到刺激引起的反射性恶心、呕吐，后期为肠麻痹所致，呕吐加重，同时伴有腹胀、便秘等症状。

3. 休克症状　继发化脓性腹膜炎和肠麻痹时，患者可出现感染性休克表现。

4. 其他症状　发热、脉快，但一般都在穿孔后数小时出现。

（三）住院患者的护理健康教育

1. 生活起居指导

（1）病室环境整洁、安静，空气新鲜，阳光充足，温湿度适宜。

（2）无休克患者应取半卧位，可促使腹腔内胃肠道渗出物流向盆腔，有利于炎症局限；可使膈肌下降，有利于改善循环和呼吸；可使腹肌放松，有利于缓解腹痛；休克患者取平卧位或中凹卧位，尽量减少搬动。

2. 饮食指导　患者禁食、禁饮，禁食期间给予静脉补液和营养支持。

3. 心理指导

（1）向患者介绍疾病的相关知识及转归，告知手术治疗的重要性，使患者对疾病有正确的认

识，并及时解答患者的各种疑问，帮助患者消除紧张、恐惧等负性心理。

（2）指导患者掌握控制疼痛的简单方法，如深呼吸、全身肌肉放松、听音乐等。

（3）鼓励家属多陪伴患者，给予亲情支持；鼓励病友之间多沟通，交流疾病防治经验，提高认识，以利于疾病的好转或康复。

4. 用药指导

（1）遵医嘱静脉应用抗生素控制感染，如使用头孢类抗生素时，在给药期间应密切观察有无过敏反应，一旦发生皮肤瘙痒、心跳加速、呼吸困难等症状应立即报告医护人员。

（2）遵医嘱静脉应用抑酸药物，若使用 H_2 受体拮抗剂时，如西咪替丁、法莫替丁等药物，易发生腹泻、腹胀等副反应，故应注意观察大便情况，泻下太过时应报告医生处理。

5. 围术期指导

（1）术前指导

①遵医嘱常规备皮，禁食水，并做好血型鉴定和交叉配血试验。

②遵医嘱给予患者胃肠减压，妥善固定胃管。向患者讲解胃肠减压管的作用及引流效能的维护方法，以取得患者的配合。

③劝吸烟患者戒烟，预防上呼吸道感染，指导患者练习深呼吸、有效咳嗽等肺功能锻炼的方法。

（2）术后指导

①术后全麻清醒后若血压稳定，可予患者半卧位，减轻腹部切口张力，减轻疼痛，也有利于呼吸和循环。

②观察伤口敷料渗出情况，指导患者保持胃肠减压管、腹腔引流管和导尿管的通畅。引流管位置应低于插管部位，以防引流液逆流引起感染；指导患者避免各管道受压、扭曲、折叠，改变体位时避免牵拉和脱出，一旦脱出应及时告知医护人员，不可自行回插。若胃管、腹腔引流管短时间内引流大量鲜红色血液，必须及时告诉医护人员予相关处理。

③术后禁食、禁饮，注意保持口腔清洁湿润。拔胃管当日告知患者可饮少量水或米汤；如无不适，第 2 日进半量流质饮食，每次 50～80mL；第 3 日进全量流质饮食，每次 100～150mL；如无不适，第 4 日可进半流质饮食，第 10～14 日进温软、易消化软食，少量多餐，避免辛辣刺激性食物。胃大部切除术后的患者，为避免倾倒综合征的发生，饮食宜高蛋白、低碳水化合物，流质饮食不宜过咸、过甜、过浓，少量多餐。

④鼓励患者早期活动，术后第 1 日协助患者坐起并轻微活动，第 2 日协助患者在床边活动，第 3 日可在室内活动，活动情况根据个体差异而定，可逐步增加活动量。

（四）出院患者的护理健康教育

1. 生活规律，避免疲劳。注意保暖，根据气候变化及时增减衣物。

2. 饮食以质软、少渣、易消化、定时进食、少量多餐为原则，在术后 1 个月内宜每天进食 5～6 次，术后 3～6 个月起逐渐恢复原来的进食规律。进食时注意细嚼慢咽，减少对胃黏膜的刺激。忌食辛辣、肥甘、过咸、过酸、生冷之品，戒烟酒、浓茶、咖啡。

3. 指导患者自我调节情绪，保持乐观的心态，避免精神过度紧张。

4. 避免服用对胃黏膜有损害性的药物，如阿司匹林、皮质类固醇等。中药汤剂宜少量多次温服，脾胃虚寒或寒凝气滞者宜热服，或服药后进食热粥，以助药力。中成药宜饭后半小时服用，以减少对胃黏膜的刺激。

5.出院后遵医嘱定期进行门诊复查，若有不适及时就诊。

二、急性胆囊炎患者的健康教育

急性胆囊炎是由于胆囊管阻塞和细菌侵袭而引起的胆囊炎症，是外科常见的急腹症之一。临床上约95%的患者合并有胆囊结石，称为结石性胆囊炎；5%的患者未合并胆囊结石，称为非结石性胆囊炎。本病属于中医学"胆胀"范畴，常见证候有胆腑郁热证、热毒炽盛证。

（一）病因

1.基本病因

（1）机械性炎症　结石阻塞或嵌顿致胆囊腔内压力升高，胆囊壁及黏膜受压缺血引起炎症。

（2）化学性炎症　磷脂酶作用于胆汁内的卵磷脂，产生溶血卵磷脂，引起化学性炎症。

（3）细菌性炎症　由大肠杆菌、克雷白杆菌属、链球菌、葡萄球菌等积存于胆囊内，发生细菌性炎症。细菌性炎症占急性胆囊炎的50%～80%。

2.诱因　饱食、进油腻食物后或夜间发作。

（二）临床表现

1.腹痛　为右上腹阵发性绞痛或胀痛，呈持续性，阵发性加剧，可向右肩背部放射。体检可有右上腹不同程度的压痛或叩痛，炎症波及浆膜时可出现反跳痛和肌紧张。Murphy征阳性。

2.消化道症状　腹痛发作时常伴有恶心、呕吐、腹胀、便秘等症状。

3.发热　根据胆囊炎症反应的程度不同，可有轻度至中度发热；严重者可出现寒战、高热、血压下降等感染性中毒症状。

4.黄疸　早期多无黄疸，当炎症导致肝门淋巴结肿大时，可出现黄疸。

（三）住院患者的护理健康教育

1.生活起居指导

（1）病室环境整洁、安静，空气新鲜，阳光充足，温湿度适宜。

（2）卧床休息，协助患者取舒适卧位，以减轻腹壁张力，缓解疼痛。

2.饮食指导

（1）饮食指导原则　病情严重者需禁饮食和胃肠减压。病情较轻者可遵医嘱进清淡、易消化饮食。

（2）中医辨证施膳

①胆腑郁热证：上腹持续灼痛或绞痛；胁痛阵发性加剧，甚则痛引肩背。晨起口苦，时有恶心，饭后呕吐，身目黄染，持续低热，小便短赤，大便秘结，舌质红，苔黄或厚腻，脉滑数。宜食清热利湿，行气利胆之品，如冬瓜、苦瓜，可选食菊花泡茶饮。忌食辛辣、刺激的食品，如大蒜枣、辣椒、葱等。

②热毒炽盛证：持续高热；右胁疼痛剧烈、拒按。身目发黄，黄色鲜明，大便秘结，小便短赤，烦躁不安。舌质红绛，舌苔黄燥，脉弦数。宜食清热解毒，通腑泻火之品，如豆腐、莲藕等。

3.心理指导

（1）介绍疾病的相关知识及转归，鼓励患者表达感受，帮助患者宣泄紧张、焦虑等不良情绪；避免七情过伤等不良刺激。

（2）指导患者掌握控制疼痛的简单方法，如深呼吸、全身肌肉放松、听音乐等。

（3）鼓励家属多陪伴患者，给予亲情支持，以利于疾病的好转和康复。

4. 用药指导

（1）使用解痉止痛药（如山莨菪碱等）可致视近物模糊，嘱患者休息，注意安全，用药后如无禁忌可多喝水，缓解口干症状。

（2）中成药宜饭后半小时服用，以减少对胃黏膜的刺激。

5. 围术期指导

（1）术前指导

①常规备皮，禁食6～8小时，禁水2小时。

②吸烟患者劝其戒烟，预防上呼吸道感染，指导患者练习深呼吸、有效咳嗽等肺功能锻炼的方法。

（2）术后指导

①全麻清醒后即予患者半坐卧位或斜坡卧位，指导患者早期活动，能下床者应尽早下床活动，以促进各个系统的功能恢复。

②肠蠕动恢复可进流质饮食，循序渐进，过渡至半流质和普食。宜选择高热量、高维生素、低脂肪、易消化饮食。

③留置T管者，妥善固定，指导患者保持管道引流通畅，避免扭曲、受压、牵拉和滑脱。平卧时引流管远端不高于腋中线，坐位、站立或行走时不高于手术切口，以免逆行感染。

（四）出院患者的护理健康教育

1.生活规律，适当运动，可根据自己身体情况选择运动的种类、强度，如散步、打太极拳、做保健操等，活动量以不疲劳为宜。注意保暖，根据气候变化及时增减衣物。

2.饮食宜选择高蛋白、高热量、高维生素、低脂肪、易消化的食物。忌食辛辣、肥甘、过咸、过酸、生冷之品，忌暴饮暴食，戒烟酒、浓茶、咖啡。

3.指导患者自我调节情绪，保持乐观的心态，避免精神过度紧张。

4.自我护理：术后T管引流至少要维持2周。若患者带T管出院时，应指导患者进行自我护理：①妥善固定引流管和放置引流袋，避免受压和打折。②沐浴时，采用塑料薄膜覆盖引流管处，预防感染。③避免举重物或过度活动，以免牵拉T管导致脱落。④引流管伤口处定期换药，每日更换引流袋。⑤出现引流液异常或T管脱出时，应及时就诊。

5.出院后遵医嘱定期进行门诊复查，一旦出现腹痛、黄疸、发热等异常症状，应及时就诊。

三、急性阑尾炎患者的健康教育

急性阑尾炎是外科急腹症之一，居各种急腹症的首位。根据急性阑尾炎的临床过程和病理解剖学变化，可分为急性单纯性阑尾炎、急性化脓性阑尾炎、坏疽性及穿孔性阑尾炎和阑尾周围脓肿等4个类型。本病属于中医学"肠痈"范畴，常见证候有瘀滞化热证，湿热证，热毒证。

（一）病因

本病病因主要为阑尾管腔阻塞、细菌感染或阑尾先天畸形。

（二）典型临床表现

1. 腹痛　疼痛始于上腹部，数小时后转移并局限于右下腹，但右下腹固定压痛点早期即可出现。因病理类型不同，其腹痛特点也有一定差异：单纯性阑尾炎常呈阵发性或持续性胀痛和钝痛；持续性剧痛往往提示为化脓性或坏疽性。持续剧痛波及中下腹或两侧下腹，常为阑尾坏疽穿孔的征象；阑尾坏疽穿孔后，因阑尾腔压力骤减，腹痛可暂时缓解，但出现腹膜炎后，腹痛又呈持续加剧。

2. 胃肠道症状　阑尾炎早期可有轻度的厌食、恶心、呕吐，部分患者可见腹泻、便秘等症状，多不严重。

3. 发热　一般只有低热，无寒战，化脓性阑尾炎一般亦不超过38℃。高热多见于阑尾坏疽、穿孔或已并发腹膜炎。伴有寒战和黄疸，则提示可能并发门静脉炎。

4. 体征　常出现右下腹麦氏点压痛，腹膜炎时有腹膜刺激征。

（三）住院患者的护理健康教育

1. 生活起居指导

（1）病室环境整洁、安静，空气新鲜，阳光充足，温湿度适宜。

（2）协助患者取半卧位或斜坡卧位，以减轻腹壁张力，缓解疼痛。

2. 饮食指导

（1）饮食指导原则　病情严重者需禁食和胃肠减压。病情较轻者可遵医嘱进清淡、易消化饮食。

（2）中医辨证施膳

①瘀滞证：转移性右下腹痛，呈持续性、进行性加剧，右下腹局限性压痛或拒按；伴恶心、纳差，可有轻度发热；苔白腻，脉弦滑或弦紧。宜进食流质或半流质饮食。可选用芹菜瓜仁汤。忌食辛辣壅阻气机的食品，如辣椒、红薯、豆类。

②湿热证：腹痛加剧，右下腹或全腹压痛、反跳痛，腹皮挛急；右下腹可摸及包块；壮热，纳呆，恶心呕吐，便秘或腹泻；舌红苔黄腻，脉弦数或滑数。宜进食清热、利湿之品，如赤小豆、绿豆、黄瓜、冬瓜、薏苡仁等。忌食辛辣、温热的食物，如羊肉、草鱼、大蒜、辣椒等。

③热毒证：腹痛剧烈，全腹压痛、反跳痛，腹皮挛急；高热不退或恶寒发热，时时汗出，烦渴，恶心呕吐，腹胀，便秘或似痢不爽；舌红绛而干，苔黄厚干燥或黄糙，脉洪数或细数。呕吐频繁者，暂禁食。

3. 心理指导

（1）介绍疾病的相关知识及转归，鼓励患者表达感受，以减轻焦虑、恐惧的心理；避免七情过伤等不良刺激。

（2）指导患者掌握控制疼痛的简单方法，如深呼吸、全身肌肉放松、听音乐等。

（3）鼓励家属多陪伴患者，给予亲情支持，以利于疾病的好转或康复。

4. 用药指导

（1）遵医嘱应用抗生素，应用头孢类药物时，用药期间及治疗结束后72小时内，应避免饮酒或摄入含酒精的饮料。

（2）服中药汤剂时，宜少量多次温服，并观察腹痛是否减轻，体温是否下降。服用通里攻下药时，应注意大便情况，泻下太过应报告医生处理，并鼓励患者多饮水。

5. 围术期指导

（1）术前指导

①常规备皮。禁食 6 ～ 8 小时，禁水 2 小时，急诊手术除外。

②吸烟患者劝其戒烟，预防上呼吸道感染，指导患者练习深呼吸、有效咳嗽等肺功能锻炼的方法。

（2）术后指导

①血压平稳后，采取半卧位，以降低腹壁张力，减轻切口疼痛。

②术后禁食、禁饮，禁食期间给予静脉补液和营养支持。待肠蠕动恢复、肛门排气后可进少量温开水，若无不适可进流质饮食，逐步恢复正常饮食。食物宜选择高热量、高蛋白、高维生素、易消化饮食。

③活动：术后鼓励患者早期活动，待麻醉反应消失后即下床，以利于促进肠蠕动恢复，减少肠粘连的发生。

（四）出院患者的护理健康教育

1. 生活规律，注意劳逸结合，避免劳累。注意保暖，根据气候变化及时增减衣物。

2. 饮食宜选择高蛋白、高热量、高维生素、易消化的食物。

3. 指导患者自我调节情绪，保持乐观的心态，避免精神过度紧张。

4. 出院后遵医嘱定期进行门诊复查，若有不适应及时就诊。

四、乳腺癌患者的健康教育

乳腺癌是指乳房部的恶性肿瘤，其特点是乳房肿块质地坚硬，凹凸不平，边界不清，推之不移，按之不痛，晚期溃烂，是女性常见的恶性肿瘤之一。本病属于中医学"乳岩"范畴，常见证候有肝郁痰凝证、冲任失调证、正虚毒盛证、气血两亏证。

（一）病因

本病病因尚不清楚，目前认为可能和以下因素有关：雌酮和雌二醇升高；有乳腺癌家族史；月经初潮年龄早、绝经年龄晚、不孕及初次足月产年龄较大；营养过剩、肥胖和高脂饮食；情志失调；乳腺小叶上皮高度增生或不典型增生等。

（二）典型临床表现

1. 乳房肿块　早期乳腺癌患者常常在无意中发现患侧乳房出现无痛性、单发小肿块，质硬、表面不光滑，多见于乳房外上象限。晚期乳腺癌常因癌肿侵入胸筋膜和胸肌固定于胸壁不能推动；因侵入大片皮肤，出现多个小结节呈卫星样围绕原发病灶形成的卫星结节；或结节彼此融合、弥漫成片，甚至延伸至背部和对侧胸壁，使胸壁紧缩呈铠甲状；如癌肿处破溃形成溃疡，则常有恶臭。

2. 乳房外形改变　如癌肿累及 Cooper 韧带，使其缩短而致肿瘤表面皮肤凹陷出现"酒窝征"；如临近乳头或乳晕的癌肿侵入乳管使其缩短，出现乳头扁平、回缩甚至凹陷；如癌肿继续增大，癌细胞堵塞皮下淋巴管，淋巴回流障碍，出现真皮水肿，皮肤呈"橘皮样"改变。

3. 转移征象　乳腺癌淋巴转移最初见于同侧腋窝淋巴结，肿大的淋巴结质硬、不痛、可被推动；继续发展则数目增多并融合成团，甚至与皮肤或深部组织粘连。乳腺癌经血行转移至肺、肝、骨时，可出现相应表现。

（三）住院患者的护理健康教育

1. 生活起居指导

（1）保持病室整洁、安静、舒适和安全，物品按要求放置，病室白天噪音控制在35～40dB，光线充足，温度维持在18～20℃，湿度维持在50%～60%，定时通风换气等。

（2）注意休息，每天保证充足睡眠，以增强机体抵抗力。

2. 饮食指导

（1）饮食指导原则宜进食低脂、清淡、易消化、富含维生素和微量元素的食物。

（2）忌饮酒，忌食肥甘厚腻之品，忌辛辣、胡椒、大蒜、蒜薹、洋葱、韭菜、老南瓜、醇酒厚味等，以免助火生痰。

（3）化疗患者可食用鲜姜汁、鲜果汁、陈皮、番茄、黑木耳、葵瓜子等和胃降逆、益气养血之品。

（4）中医辨证施膳：

①肝郁痰凝证：乳房部肿块皮色不变，质硬而边界不清；情志抑郁，或性情急躁，胸闷胁胀，或伴经前乳房作胀或少腹作胀；苔薄，脉弦。宜食疏肝理气之品，如萝卜、莲藕、玫瑰花等。

②冲任失调证：乳房结块坚硬；经期紊乱，素有经前期乳房胀痛，或婚后从未生育，或有多次流产史；舌淡，苔薄，脉弦细。宜食调理冲任之品，如当归、金菊叶等。

③正虚毒盛证：乳房肿块扩大，溃后愈坚，渗流血水，不痛或剧痛；精神萎靡，面色晦暗或苍白，饮食少进，心悸失眠；舌紫或有瘀斑，苔黄，脉弱无力。宜进食调补气血、清热解毒之品，如南瓜、红枣、黄豆、菊花叶、大黄等。

④气血两亏证：多见于癌肿晚期或手术、放化疗后，患者形体消瘦，面色萎黄或㿠白，头晕目眩，神倦乏力，少气懒言；术后切口皮瓣坏死糜烂，时流渗液，皮肤灰白，腐肉色暗不鲜；舌质淡，苔薄白，脉沉细。宜进补益气血、宁心安神之品，如人参、大枣、龙眼等。

3. 心理指导

（1）鼓励患者表达对疾病和手术的担心，有针对性地进行心理干预，以减轻因恶性肿瘤对生命威胁、因各种治疗（如手术、化疗、放疗、内分泌治疗等）带来的痛苦引起的焦虑、恐惧心理反应。

（2）对担心手术切除乳房导致的外形改变的患者，告知术后不要穿紧身衣，必要时可行乳房重建以维持良好的乳房外观。

（3）对已婚患者的丈夫进行心理辅导，向其解释手术的必要性和重要性，取得丈夫的理解和支持，减轻患者对因乳房缺失影响婚姻的顾虑。

4. 用药指导

（1）化疗药物 告知患者用药期间可能会出现骨髓抑制、胃肠道反应、肝肾功能损害等，应遵医嘱定期复测肝肾功能、血尿常规。常用的 CAF 方案（环磷酰胺、多柔比星、氟尿嘧啶）中，环磷酰胺用药期间鼓励患者多喝水、多排尿以减轻出血性膀胱炎的症状；多柔比星可因心脏毒性反应出现心慌等不适，用药期间应配合医护人员监测心电图；使用氟尿嘧啶会出现食欲不振、恶心、呕吐、口腔炎、胃炎、腹痛及腹泻，指导患者注意口腔卫生，如出现血性腹泻或便血，立即告知医护人员，给以相关处理。

（2）内分泌药物　乳腺癌细胞中雌激素受体含量高者，可选择内分泌治疗，常用药物他莫昔芬，使用本药有时会出现有潮热、恶心、呕吐、静脉血栓形成、阴道干燥或分泌物多等，指导患者饭后服用，适当增加运动量，定期做血常规检查，注意会阴部护理。

（3）靶向药物　常用的靶向药物有曲妥珠单抗，常见的不良反应是发热、恶心、呕吐、腹泻、感染、咳嗽加重、头痛、乏力、呼吸困难、中性粒细胞减少症、贫血等。输注时，用配套的专用注射用水稀释，不能静脉推注或快速输注；定期行血常规检查。如输注过程中出现充血性心衰、肺毒性等不良反应，应中断或停止曲妥珠单抗的治疗。

5. 围术期指导

（1）术前指导

①指导患者术前禁食6～8小时，禁饮2小时。做好术前宣教。

②指导患者做好特殊检查前的准备。

③有呼吸道感染者术前采取措施控制感染：如遵医嘱使用抗生素、体位引流、雾化吸入等；指导患者练习深呼吸及有效咳嗽、咳痰的方法。

（2）术后指导

①术后全麻清醒、血压稳定后协助患者取半坐卧位，以利患者呼吸和引流。根据手术方式、患者年龄、手术切口恢复等情况鼓励患者早期下床活动。

②饮食指导：术后禁食6小时左右，6小时后逐渐进流质、半流质、软质和普通饮食，多食用滋阴补血食品，宜食用海带、紫菜、牡蛎、鲜猕猴桃等化痰软坚散结食物。可给予益气养血、调气散结的食物，如山药粉、菠菜、鲫鱼、大枣、山楂等。

③做好肿胀肢体的护理指导：指导患者避免患侧上肢过度负重和外伤；平卧位时患侧上肢下垫软枕抬高10°～15°，肘关节稍屈曲；半卧位时肘关节屈曲90°于胸腹部；下床活动时用吊带托或用健侧手帮助抬高于胸前；他人搀扶时只能扶健侧上肢；避免患侧上肢下垂；定时按摩患侧上肢或做握拳、屈肘、伸肘运动以促进淋巴回流。

④指导患者做患侧上肢功能锻炼：因手术切除了胸部肌肉、筋膜、皮肤，使患侧肩关节活动受限。长期受限会导致肌肉萎缩、关节粘连，甚至功能障碍，因此要指导患者注意术后24小时活动手指和手腕，可做伸指、握拳和屈腕等锻炼；术后1～3天，用健侧上肢协助患侧上肢做屈肘、伸臂等锻炼，逐步过渡到肩关节的小范围（小于30°）前屈、后伸运动（小于15°）；术后4～7天，用患侧手洗脸、刷牙、进食，并做用患侧手触摸对侧肩部及同侧耳朵的锻炼；术后1～2周，皮瓣基本愈合后可循序渐进做抬高患侧上肢、手指爬墙、梳头等锻炼。锻炼过程中注意循序渐进、逐渐增加功能锻炼内容。术后1周内患侧上肢不上举，10日内肩关节不外展。

⑤指导患者注意胸部加压包扎的松紧度，以能容纳一个手指为宜；胸带固定期间注意观察上肢远端的血供情况：如果出现感觉麻木、皮肤颜色苍白甚至发绀、皮肤温度降低、脉搏减弱，说明固定太紧，影响肢体远端血供，应及时告知医护人员。

⑥维持皮瓣下引流管的引流效能：保持有效负压吸引；指导患者妥善固定引流管，卧床时将其固定于床旁，起床时固定于上衣；指导患者防止引流管受压和扭曲折叠。

（四）出院患者的护理健康教育

1. 出院早期避免患侧上肢搬动或提过重的物品，继续进行功能锻炼。

2. 注意加强营养，进食高蛋白、高维生素、低脂肪饮食以增强机体抵抗力。

3. 遵医嘱坚持放、化疗，放疗期间注意保护皮肤，注意观察化疗药物副作用，尽量减少外出，以减少感染机会。

4.乳房定期检查，指导患者每月进行一次乳房的自我检查（包括视诊、触诊）。检查时间最好是月经周期的第 7 ～ 10 天，或月经干净后 2 ～ 3 天，绝经期妇女应选择每个月固定的某一天进行检查。同时每年还应做钼靶 X 线检查。乳房自我检查方法如下。

视诊：两臂垂于身体两侧或向前弯腰站于镜前，观察乳房大小、形态是否正常：有无乳头回缩或歪向一侧、有无"酒窝征"或"橘皮征"样改变。

触诊：取仰卧位，肩下垫软薄枕进行触诊。用一侧手指的食指、中指和无名指并拢，用指腹对对侧乳房进行环形触诊，触摸时要有一定压力。从乳房外上象限开始，按照外上、外下、内下、内上象限的顺序，然后检查乳头、乳晕，最后触诊腋窝有无肿块。如有异常，及时到医院做进一步检查。

5.术后 5 年内注意避孕，以防乳腺癌复发。出院后定期到门诊复查，当出现乳头溢液、乳房包块等情况，应及时就诊。

五、原发性肝癌患者的健康教育

原发性肝癌简称肝癌，是指发生于肝细胞和肝内胆管上皮细胞的恶性肿瘤，是我国常见的恶性肿瘤之一，病死率很高，在我国的恶性肿瘤中占第二位。本病属于中医学"鼓胀""黄疸""积聚""胁痛"等范畴，常见证候有肝郁脾虚证、肝胆湿热证、肝热血瘀证。

（一）病因

原发性肝癌病因不清楚，目前认为可能和以下因素有关：病毒性肝炎、黄曲霉素污染、不洁饮水、肝吸虫感染及长期饮酒等。

（二）典型临床表现

1.肝区疼痛　肝癌患者最常见和最主要的症状，多为持续性或间歇性钝痛、刺痛或胀痛。疼痛部位与病变位置有关：癌肿位于右半肝顶部并累及横膈时，疼痛可牵涉右肩背部；癌肿位于左肝时，常表现为胃部疼痛；癌肿坏死、破裂，引起腹腔内出血时，表现为突发的右上腹剧痛、腹膜刺激征等急腹症表现。

2.消化道症状　主要表现为食欲减退、腹胀、恶心、呕吐和腹泻等。

3.全身症状　消瘦、乏力，早期不明显，随病情发展逐渐加重，晚期则出现贫血、出血、腹水、水肿、黄疸及恶病质等表现。

4.肝大　为中晚期肝癌的最主要体征。肝脏进行性增大，质地坚硬，边缘不规则，表面凹凸不平，呈大小不等的结节或肿块。

（三）住院患者的护理健康教育

1.生活起居指导

（1）叮嘱患者保证充分休息和睡眠。多卧床休息，轻者可适当活动，以促进气血运行。轻度腹水患者，指导其取平卧位；大量腹水患者，卧床时宜取半坐卧位。长期卧床患者，应指导经常变换体位，防止局部受压时间过长导致压力性损伤发生。

（2）指导患者安心静养，注意少言语以养气，节欲养精而护肝肾。

（3）保持大便通畅，根据病情合理安排饮食、饮水、活动等，可适当应用缓泻剂，防止便秘，预防血氨升高。

（4）避免腹内压骤然升高：指导患者注意避免剧烈咳嗽、打喷嚏、用力排便、提取重物等使腹内压骤然升高的动作和外伤，以防腹内压升高致肿瘤破裂。

（5）缓解疼痛：指导患者取舒适体位；保持病区环境整洁、安静、安全和舒适；疼痛时及时告知医护人员给予镇静止痛药；安慰、鼓励患者，通过看书、聊天等方法分散注意力。

2. 饮食指导

（1）饮食指导原则宜进高热量、高糖、高维生素、低脂肪、易消化饮食，少食多餐，禁烟酒。

（2）指导患者每天补充热量 2500 ～ 2800kCal，蛋白质 200g 左右，糖 300 ～ 400g，脂肪 30 ～ 40g，以及丰富的维生素 C、维生素 B_2、维生素 B_{12}、维生素 A、维生素 D、维生素 E、维生素 K。

（3）指导患者选择有保肝作用、增强机体抵抗力和软坚散结作用的食物，如海龟、甲鱼、牡蛎、桑葚子、刀豆、蜂蜜、山楂等。

（4）肝癌发热时，指导患者食用具有清热作用的食物，如西瓜、丝瓜；出现腹水时，食用具有利水渗湿作用的食物，如冬瓜、鲫鱼、赤小豆等。

（5）告知患者忌烟、酒及辛辣刺激性食物。

（6）如合并肝硬化门脉高压者，应进少渣或无渣饮食，禁食干硬、生冷、油炸食物以防引起曲张静脉破裂出血。如合并肝硬化且有肝功能损害者，应指导患者适当限制蛋白质的摄入。并发腹水和水肿者，每日饮水量一般不超过 1000mL，食盐用量控制在每日 2g 以下，做菜时限制食盐、酱油，还要限制酱菜、罐头、腌制品等含钠高食物的摄入。严重腹水和水肿者，指导患者用活鲤鱼或乌鱼洗净，去鳞和肠杂后，加姜、葱、赤小豆 30g 塞入鱼肚内，放入砂锅内煮成汤，不要放盐，吃鱼和汤；或将蚕蛹焙干研粉后吞服。服利尿剂的患者可指导其吃含钾丰富的食物，如橘子、香蕉等。

（7）中医辨证施膳：

①肝郁脾虚证：胸胁胀痛，腹胀，便溏，四肢倦怠，舌质淡，苔白，脉弦或弦细。宜食健脾益气，疏肝软坚之品，如合欢花、佛手片、鲜香橼等。

②肝胆湿热证：发热，口苦，身黄目黄，舌质红，苔黄腻，脉滑数。宜食清热利湿，化瘀散结之品，如蛤蜊、玉米须、郁金粉、大黄等。

③肝热血瘀证：上腹肿块，疼痛固定，肌肤甲错，口苦身热，舌边瘀暗，脉弦。宜食清肝凉血，解毒祛瘀之品，如桃仁、大黄、生甘草等。

3. 心理指导

（1）指导患者说出内心感受和最关心的问题，以减轻焦虑、恐惧心理。

（2）鼓励家属多与患者沟通交流，理解患者的各种情绪发泄方式和重要性，消除紧张心理，树立战胜疾病的信心和勇气，以利于疾病的好转或康复。

（3）鼓励患者通过咨询医务人员、专业书籍、网络等途径获得各种治疗、护理知识，使患者对疾病有正确的认识，掌握相关的医学知识，加强自我保健意识，增强遵医行为。

4. 用药指导

（1）化疗药物　告知患者化疗药物容易引起骨髓抑制、肝肾功能损害，应遵医嘱定期复查肝肾功能、血尿常规，并尽量减少外出，防止感染。丝裂霉素用药期间应注意口腔护理：可用银花甘草液或银花露漱口，每日 3 次；有口腔溃疡者，可涂锡类散、冰硼散等；口干者，可口含冰水、柠檬汁等。使用顺铂、卡铂期间，应多饮水，同时注意补钙。

（2）分子靶向药物　常用索拉菲尼，指导患者不宜长时间站立，穿软底鞋或者网球鞋时，应该穿棉袜或者垫软垫以防止足部受压；告知患者最好空腹服药；定期监测血压，如异常升高，及时就诊。

（3）利尿剂　常用利尿剂是呋塞米（速尿）。使用期间，可出现乏力、眩晕，甚至直立性低血压，因此指导患者用药期间多卧床休息，防止晕厥发生；长期大剂量使用易导致水、电解质失调，因此应注意观察尿量，定期做尿常规检查和电解质检查，同时应注意补钾。

（4）其他　肝癌患者伴有腹水时，应指导患者汤药宜浓煎，少量多次。有食管静脉曲张者，丸剂应研碎后服用。

5. 围术期指导

（1）术前指导

①根据手术需要做好常规术前准备：禁食6～8小时，禁饮2小时；肝性脑病患者术前3天行肠道准备：口服肠道抗生素，如卡那霉素；术前一天中午服肠道灌洗液清洁肠道，减少血氨来源。

②协助患者做好术前各种辅助检查，特别注意血小板计数、出凝血时间及凝血酶原时间的观察。出现牙龈出血、皮下瘀斑等凝血功能减退的表现时，应及时告知护理人员。术前可遵医嘱肌内注射维生素 K_1，以改善凝血供能，预防术中和术后出血。

（2）术后指导

①患者清醒、生命体征稳定后取半坐卧位。术后1～2日应卧床休息，不鼓励患者早期活动，指导患者避免剧烈咳嗽、打喷嚏等使腹内压升高的动作，以防肝断面出血。

②行肝动脉插管化疗者，术后取平卧位，24～48小时卧床休息；穿刺处用沙袋加压止血1小时，穿刺侧肢体制动6小时。介入拔管后局部压迫15分钟。

③术后早期禁食，肠蠕动恢复、肛门排气后进少量流质饮食，如无腹胀腹痛，1～2天后逐渐进半流质饮食、软质饮食和普通饮食。

④出血观察：保持引流管通畅，注意观察引流液的量、颜色和性状。告知患者手术后当日引流液常为血性液体，100～300mL，若血性液体增多，应及时告知医护人员。

⑤膈下积液、积脓观察：膈下积液和积脓常发生在术后1周左右。指导患者如果出现体温下降后又升高或术后持续发热，同时伴有右上腹胀痛、呃逆等应及时告知医护人员。引流管安置期间应注意妥善固定，保持引流通畅，观察引流液的量、颜色和性状，手术后3～5天引流量减少、体温恢复正常后可拔除引流管。

（四）出院患者的护理健康教育

1. 注意劳逸结合，避免劳累，以免加重肝脏负担；避免使用红霉素、巴比妥类、盐酸氯丙嗪等有损肝脏的药物。

2. 保持大便通畅。大便秘结时，可鼓励多食蜂蜜、水果、粗纤维蔬菜，予腹部按摩中脘、中极、关元等穴位，促进肠蠕动，帮助排便，必要时遵医嘱使用缓泻药。

3. 多吃高热量、优质蛋白，以及富含维生素和纤维素的食物。饮食以清淡、易消化为宜。禁烟酒。如有腹水或水肿，应适当限制钠盐和水的摄入量。

4. 出现水肿、体重无明显原因减轻、凝血功能减弱、黄疸、乏力等异常症状时，及时就诊。

5. 出院后第一年每1～2个月复查一次，复查内容包括甲胎蛋白（AFP）、胸片、B超，以便早期发现癌肿复发或转移征象。

六、胆石症患者的健康教育

胆石症包括胆囊结石和胆管内结石，是胆道系统的常见病、多发病，女性发病率高于男性。根据胆石的外观和化学成分，分胆固醇结石、胆色素结石、混合性结石三类。本病属于中医学"胁痛""胆胀""黄疸"等范畴，常见证候有肝气郁结证、肝胆湿热证、肝胆脓毒症。

（一）病因

胆石症病因复杂，是多种因素综合作用的结果。任何影响胆固醇与胆汁酸和磷脂浓度比例、造成胆汁淤滞的因素都可能导致结石形成，常见原因有胆道感染、胆道异物、胆道梗阻及脂质代谢异常、胆囊功能异常、肥胖、高脂饮食、长期肠外营养、糖尿病、肝硬化等。

（二）典型临床表现

胆石症的典型临床表现出现与否与结石的大小、部位，是否合并感染、梗阻，胆囊功能有关。

1. 胆囊结石

（1）消化不良等胃肠道症状：进食后特别是进油腻食物后，上腹部或右上腹隐痛不适、饱胀伴呕逆、嗳气等。

（2）胆绞痛：在饱餐、进油腻食物后、夜间睡眠改变体位时，结石嵌顿引起胆绞痛。表现为上腹部或右上腹阵发性疼痛，并向肩胛部和背部放射性疼痛，多伴恶心、呕吐。

2. 胆道结石

（1）腹痛　剑突下或右上腹部呈阵发性绞痛或持续性疼痛阵发性加剧，多因结石嵌顿于胆总管下端或壶腹部致胆管梗阻所致。肝内胆管结石常无症状或仅有肝区和胸背部胀痛不适。

（2）寒战高热　胆管梗阻继发胆管炎，可引起全身感染，出现寒战高热，呈弛张热型，体温可高达 39 ～ 40℃。

（3）黄疸　胆管部分或间歇性梗阻，黄疸程度轻且呈波动性；完全性梗阻，合并感染，黄疸明显且进行性加重。出现黄疸时常伴有尿液颜色变深（胆红素尿）、大便颜色变浅（完全梗阻时呈陶土色）及皮肤瘙痒的表现。

（三）住院患者的护理健康教育

1. 生活起居指导

（1）急性发作期需舒适卧位休息，指导其进行有节律的深呼吸以减轻疼痛。呕吐者指导其头偏向一侧，并及时清理呕吐物。

（2）根据患者的发热情况，指导患者多饮温水、适当盖被，汗出者及时擦干并更换汗湿衣物。

（3）防止皮肤破损：穿棉质衣裤，保持皮肤清洁湿润，温水擦浴，浴后擦保湿乳液；指导患者修剪指甲，不搔挠皮肤瘙痒部位，严重时遵医嘱用药物止痒。

2. 饮食指导

（1）饮食指导原则　宜低脂、高蛋白、高热量、高维生素饮食。忌生冷、酒、辛辣、油炸及厚腻之品。急性发作期间，根据病情选用低脂半流质或流质饮食，必要时禁食，禁食期间从静脉补充营养。

（2）脂肪与胆固醇 告知患者包括主、副食在内的全天供给油脂为 35～45g，且不能集中于一餐，禁用油煎、油炸食物，不用动物油脂烹调食物。同时限制含胆固醇高的食物，如蛋黄、鱼子、心、肝、肾、脑等内脏和肥肉，全天摄入胆固醇量不能超过 300mg。

（3）水 指导患者每日饮水量要大于 2000mL，多吃富含维生素 A、B 族维生素和维生素 C 的食物，如橘子、苹果、西红柿等。

（4）中医辨证施膳

①肝气郁结证：右上腹间歇性绞痛或胀痛，有时可向右肩背部放射，右上腹有局限性压痛；伴低热、口苦，食欲减退；舌质淡红，苔薄白或微黄，脉弦紧。宜食疏肝利胆、理气开郁之品，如橙子、佛手。忌食南瓜、红薯、土豆、芋头等淀粉壅阻气机的食物及辛辣、燥热之品。

②肝胆湿热证：右上腹有持续性胀痛，多向右肩背部放射，右上腹肌紧张，有压痛，有时可摸到肿大之胆囊；伴高热、恶寒、口苦咽干、恶心呕吐、不思饮食，部分患者出现身目发黄；小便黄赤，大便不爽；舌质红，苔黄腻，脉弦滑或弦数。宜食用疏肝利胆、清热利湿之品，如绿豆汤、西瓜汁、冬瓜汤。忌油腻、海鲜、辛辣食物。

③肝胆脓毒证：右上腹硬满灼痛，痛而拒按，或可触及肿大的胆囊；黄疸日深，壮热不止；舌质红绛，苔黄燥，脉弦数。严重者四肢厥冷，脉微细而数。宜食用泻火解毒、养阴利胆之品，如梨子、绿豆、黄瓜。忌食辛辣、刺激的食物。

3. 心理指导

（1）告知患者情志影响疾病恢复，焦虑、紧张情绪会加重疼痛。可根据自己爱好选择合适的文娱活动，如下棋、打牌、乐曲欣赏等，以分散注意力。

（2）指导肝气郁结患者保持情绪乐观，使肝气条达，以利疾病康复。

（3）指导肝阴不足证者忌恼怒，以防动火伤阴。

4. 用药指导

（1）阿片类镇痛药（如哌替啶、地佐新等）常见副作用有眩晕、恶心、呕吐、呼吸抑制、心悸、体位性低血压、尿潴留等。用药后指导患者卧床休息，鼓励深呼吸及咳痰。协助翻身，改变为直立位时宜缓慢并扶持。勤排尿，避免尿潴留。

（2）解痉止痛药（如山莨菪碱等）可致视近物模糊，嘱患者休息，注意安全，用药后如无禁忌可多喝水，缓解口干症状。

（3）中药宜温服，服药后注意观察腹痛、黄疸、发热等症状；服攻下药时，如泻下过度应减量或停服。

5. 围术期指导

（1）术前指导

①根据手术需要做好指导：常规禁食禁饮；安置尿管。

②术前保证足够睡眠，提高麻醉和手术的安全性。术前如有感染，遵医嘱应用足量抗生素，恢复正常体温。

③做好疼痛管理：帮助患者安置舒适卧位；保持环境整洁、安静、舒适和安全；采取解释、安慰、暗示、转移注意力等心理护理措施；遵医嘱给予解痉、镇痛药物。

（2）术后指导

①患者全麻清醒后即予半坐卧位或斜坡卧位，指导患者早期活动，能下床者应尽早下床活动，以促进各个系统的功能活动。

②术后肠蠕动恢复后进流质饮食，逐步过渡到低脂普食；腹腔镜胆囊切除，术后 8 小时如无恶心、呕吐可先少量饮水，次日进流质饮食，逐步恢复低脂饮食。

③指导患者保持 T 管引流通畅，避免扭曲、受压；妥善固定，以免牵拉导管至管道滑脱。平卧时引流管远端不高于腋中线，坐位、站立或行走时不高于手术切口，以免逆行感染。

（四）出院患者的护理健康教育

1. 指导患者少食多餐，进低脂、高维生素、高纤维素饮食，少吃肥肉、动物油脂、花生、核桃、芝麻等，多吃芹菜、菠菜、韭菜和竹笋等。

2. 注意休息，根据自己身体情况选择运动的种类、强度，可选择散步、打太极拳、练八段锦、做保健操等，活动量以不疲劳为宜。

3. 保持良好的心理状态，愉快积极的心情有利于疾病的康复。

4. 带 T 管出院的患者，指导患者自我护理，有异常及时就诊。

（1）穿宽松柔软的衣服，妥善固定管道和放置引流袋，以防 T 管受压或扭曲。

（2）引流管口每日换药一次。洗浴以淋浴为宜，并用塑料薄膜覆盖，敷料潮湿及时更换，以防感染。

（3）避免过度活动或举重物，以防胆汁逆流或管道脱落。

（4）定时更换引流袋，记录引流出胆汁的量、颜色和性状：术后恢复进食后每天 600 ～ 700mL 胆汁，后逐渐减少至每日 200mL 左右，呈清亮、黄绿色。

（5）术后 10 日左右夹管期间，如有腹痛、发热等不适需告知医护人员，及时处理。

【思考题】

1. 急性胃穿孔患者术后的健康教育重点是什么？

2. 针对胃穿孔患者术后留置引流管期间，健康教育的重点是什么？

3. 急性胆囊炎患者术前护理健康教育的重点是什么？

4. 急性阑尾炎患者术前护理健康教育的重点是什么？

5. 如何指导乳腺癌术后患者行患侧上肢功能锻炼？

6. 如何指导患者进行乳房自我检查？

7. 怎样对肝癌患者进行用药指导？

8. 胆石症术后带 T 管出院的患者，应做哪些方面的健康教育？

【案例分析】

娄某，男，32 岁，工人，2022 年 12 月 16 日就诊。

主诉：右上腹疼痛 4 天，伴高热 2 天。

现病史：患者 4 天前无明显诱因下出现右上腹胀痛，疼痛向右肩及右肩胛下放射，伴恶心呕吐多次，为胃内容物，量少。发热，最高体温为 39℃。外院就诊考虑胆囊炎，予降温、解痉护胃（具体用药不详）等治疗后症状仍有反复，遂来我院门诊就诊。门诊腹部 B 超检查显示胆囊增大，囊壁增厚，胆囊多发结石。

既往史：患者既往有胆囊结石 3 年余，未行任何治疗。否认慢性病病史，否认传染病病史，否认药物过敏史。

入院症见：神志清楚，精神不振，右上腹胀痛，伴压痛、反跳痛和腹肌紧张，墨菲征阳性。恶心、呕吐，食欲不振，恶寒，小便黄赤，大便秘结，2～3日一行，舌质红绛，苔黄腻，脉弦数。

生命体征：T 38.2℃，P 90次/分，R 22次/分，BP 118/70mmHg。

1. 该患者目前所患何病？辨证当属何证？

2. 请对该患者进行健康教育。

第二节 胸外科疾病患者的健康教育

一、肺癌患者的健康教育

原发性支气管肺癌是起源于支气管黏膜或腺体的恶性肿瘤，简称肺癌。临床以刺激性干咳、咳血或痰中带血、胸痛、胸闷为主要症状。古有"肺积""咳嗽""咯血""胸痛"等之名，本病属于中医学"肺积"范畴，病位在肺，与脾、胃、肠、肝等脏腑有关，常见证候有肺脾气虚证、肺阴虚证、气滞血瘀证、痰热阻肺证、气阴两虚证。

（一）病因

本病病因至今尚未明确，可能与下列因素有关：吸烟、职业和环境接触、电离辐射、既往肺部慢性感染、大气污染、饮食和营养、遗传等。

（二）典型临床表现

1. 早期 局部症状指由肿瘤本身在局部生长时刺激、阻塞、浸润和压迫组织所引起的症状。主要表现有咳嗽、痰中带血或咳血、胸痛、胸闷、气急、声音嘶哑等。

2. 中晚期

（1）全身症状 主要表现有发热、消瘦和恶病质。

（2）肺外症状 患者可出现一种或多种肺外症状，常可出现在其他症状之前，并且可随肿瘤的消长而消退或出现。如肺源性骨关节增生症、与肿瘤有关的异位激素分泌综合征等。

（3）外侵和转移症状 主要表现为淋巴结转移、胸膜转移、骨转移等。

（三）住院患者的护理健康教育

1. 生活起居指导

（1）避免受凉，勿汗出当风。

（2）保持病室安静、空气新鲜、温湿度适宜，避免灰尘、刺激性气味。

（3）戒烟酒，注意避免被动吸烟。

（4）咳痰、咳血、呕吐患者保持床单清洁，注意口腔卫生，防止口腔疾患。

（5）发热患者卧床休息，限制活动量，避免劳累。

（6）疼痛患者给予舒适体位，避免体位突然改变。胸痛严重者，宜患侧卧位。

（7）心烦寐差者，睡前不看刺激性的影视剧或书刊，忌浓茶，可予温水泡脚，防止烫伤，以安神助眠。

2. 饮食指导

（1）饮食指导原则 宜高热量、高蛋白、高维生素、易消化饮食，忌食过甜、过咸、高脂肪食品，禁食辛辣、油腻食物。

（2）中医辨证施膳

①肺脾气虚证：久嗽痰稀、胸闷气短、神疲乏力、腹胀纳呆、浮肿便溏，舌质淡苔薄，边有齿痕，脉沉细。宜食补益肺气、脾气之品，如糯米、山药、鹌鹑、乳鸽、牛肉、鱼肉、鸡肉、大麦、白扁豆、南瓜、蘑菇等。可选食糯米山药粥。忌食辛辣食物，如胡椒、生姜、大蒜、洋葱等。

②肺阴虚证：咳嗽气短、干咳痰少、潮热盗汗、五心烦热、口干口渴、声音嘶哑，舌赤少苔、或舌体瘦小、苔薄，脉细数。宜食滋阴润肺之品，如蜂蜜、核桃、百合、银耳、秋梨、葡萄、萝卜、莲子、芝麻等。可选食核桃雪梨汤。忌燥热伤津之品，如羊肉、辣椒。

③气滞血瘀证：咳嗽气短而不爽、气促胸闷、心胸刺痛或胀痛、痞块疼痛拒按、唇暗，舌紫暗或有瘀血斑、苔薄，脉弦或涩。宜食行气活血、化瘀解毒之品，如山楂、桃仁、大白菜、芹菜、白萝卜、生姜、大蒜等。可选食白萝卜丝汤。

④痰热阻肺证：痰多嗽重、痰黄黏稠、气憋胸闷、发热、纳呆，舌质红、苔厚腻、或黄，脉弦滑或兼数。宜食清肺化痰之品，如生梨、白萝卜、荸荠等，咳血者可吃海带、荠菜、菠菜等。可选食炝拌荸荠海带丝。忌肥腻之品，如肥肉、奶油、油炸食品等。

⑤气阴两虚证：咳嗽有痰或无痰、神疲乏力、汗出气短、口干发热、午后潮热、手足心热、有时心悸，舌质红苔薄或舌质胖有齿痕，脉细。宜食益气养阴之品，如莲子、桂圆、瘦肉、蛋类、鱼肉、山药、海参等。可选食皮蛋瘦肉粥、桂圆山药羹。忌食燥热辛辣的食物，如大蒜、花椒等。

3. 心理指导

（1）避免忧思恼怒，可采用中医以情胜情、借情移情、安神静志、五音疗法等方法使患者保持心情愉悦。

（2）培养兴趣爱好，如听音乐、练气功、看书报及电视等，使之感到生活的充实，加强战胜疾病的信心。

（3）注意保护性医疗措施，并争取与患者家属联系，希望能密切配合，以最佳身心状态配合治疗及护理。

4. 用药指导

（1）抗感染药：不可自行减药或停止使用药物，使用药物期间注意体温的变化。

（2）气道分泌物清除药：使用药物期间多饮水，观察痰液的量、颜色、黏稠度及气味。

（3）靶向药物：告知患者服用注意事项，常见的毒性反应及预防处理方法，如有不适及时通知医护人员。

（4）新辅助化疗后会出现倦怠感、食欲不振、恶心等症状，应充分休息，避免体力消耗，注意合理调配饮食，以增进食欲。

（5）止痛药物：遵医嘱定时、定量使用止痛药，如有便秘、恶心呕吐等不适时不可自行减量或停药。

5. 围术期指导

（1）术前指导

①呼吸道准备：指导并劝告患者停止吸烟；指导患者进行有效咳嗽，清理痰液，若痰液黏稠不易咳出，可予雾化吸入；指导患者练习深呼吸、腹式呼吸及缩唇呼吸。

②术前嘱患者练习床上大小便、床上翻身。

③介绍胸腔引流的目的并向患者交代手术后安放引流管的目的及注意事项。

（2）术后指导

①全麻术后未清醒的患者给予平卧位，头偏向一侧；清醒后给予半卧位；肺叶切除者采用平卧或左右侧卧位；肺段切除者宜采用健侧卧位；全肺切除者应避免过度侧卧，可采用1/4侧卧位，以预防纵隔移位和压迫健侧肺导致呼吸循环功能障碍。

②鼓励患者早期下床活动，目的是预防肺不张，改善呼吸循环功能，增进食欲，振奋精神。术后第1日，生命体征平稳，鼓励及协助患者下床或在床旁站立移步；带有引流管者要妥善保护；严密观察患者病情变化，出现头晕、气促、心动过速、心悸和出汗等症状时，应立即停止活动。术后第2日，可扶持患者围绕病床在室内行走3～5分钟，以后根据患者情况逐渐增加活动量。促进手臂和肩关节的运动，预防术侧胸壁肌肉粘连、肩关节强直及失用性萎缩。患者麻醉清醒后，可协助患者进行臂部、躯干和四肢的轻度活动，每4小时1次；术后第1日开始做肩、臂的主动运动。全肺切除术后的患者，鼓励取直立的功能位，以恢复正常姿势。

③严格掌握输液的量和速度，防止前负荷过重而导致肺水肿。全肺切除术后应控制钠盐摄入量，24小时补液量宜控制在2000mL内，速度以20～30滴/分为宜。肠蠕动恢复后，即可开始进食清淡流质、半流质饮食；若患者进食后无任何不适可改为普食，饮食宜为高蛋白、高热量、丰富维生素、易消化，以保证营养，提高机体抵抗力，促进伤口愈合。

④吸氧，鼓励并协助患者深呼吸及咳嗽，每1～2小时1次。定时给患者叩背，叩背时由下向上，由外向内轻叩震荡，使存在肺叶、肺段处的分泌物松动流至支气管中并咳出。患者咳嗽时，固定胸部伤口，减轻疼痛。手术后最初几日由护士协助完成，以后可指导患者自己固定，方法有两种：一种是护士站在患者术侧，一手放在术侧肩膀上并向下压，另一手置于伤口下肢托胸部协助。当患者咳嗽时，护士的头转向患者身后，以避免咳出的分泌物溅到身上。另一种是护士站在患者健侧，双手紧托伤口部位以固定胸部伤口。固定胸部时，手掌张开，手指并拢。指导患者先慢慢轻咳，再将痰咳出。

⑤密切观察引流液量、色和性状，当引流出较多血液（每小时100～200mL）时，应考虑有活动性出血，须立即通知医生。全肺切除术后所置的胸腔引流管一般呈钳闭状态，告知患者不可自行开放，以保证术后患侧胸腔内有一定的渗液，减轻或纠正明显的纵隔移位。

⑥做好术后疼痛管理，体现多模式、个性化、超前镇痛方案。

（四）康复期患者的护理健康教育

1.居住环境宜安静、整洁，定时通风换气，避免接触布满灰尘、烟雾、煤气及化疗刺激物品的环境。注意劳逸结合，逐渐增加活动量，并适当做力所能及的家务劳动。

2.饮食宜高热量、高蛋白、高维生素、易消化，忌食过甜、过咸、高脂肪食品，禁食辛辣、油腻食物。痰中带血的患者平时可饮藕汁以清热止血。咳嗽痰黄、肺热胜者，宜选萝卜、梨、枇杷等以清热化痰。痰白清稀、肺寒者，应禁食生冷水果，恢复期可选用百合、银耳等滋阴补肺。

3.根据自己身体情况选择运动的种类、强度，可选择散步、练益气养肺功等，避免剧烈运动，活动量以不疲劳为宜。

4.积极参与社会活动，如病友联谊会，了解成功病例，树立战胜疾病的信心，避免不良情绪加重病情。

5.接受化学药物治疗者，在治疗过程中应注意血象的变化，定期到医院复查血细胞和肝功能等。

6.定期到门诊复查，坚持后续治疗。

二、食管癌患者的健康教育

食管癌是常见的消化道恶性肿瘤之一，主要症状为吞咽食物时有吞咽困难、胸骨后疼痛等不适。古有真噎之名，是令古代名医也感到棘手的疾病。本病属于中医学"噎膈"范畴，噎为噎唆，指吞咽之时梗塞不畅；膈即隔，为格拒，指饮食不下，或食入即吐。常见证候有痰气阻隔证、瘀血阻隔证、阴虚热结证、气虚阳微证。

（一）病因

本病病因至今尚未明确，可能与下列因素有关：亚硝胺及真菌、遗传因素和基因、营养不良及微量元素缺乏、饮食习惯，以及食管慢性炎症、黏膜损伤及慢性刺激等其他因素。

（二）典型临床表现

1. 早期　常无明显症状，在吞咽粗硬食物时可能有不同程度的不适感觉，包括上腹部饱胀不适，哽咽感，胸骨后烧灼样、针刺样或牵拉摩擦样疼痛。上述症状时轻时重，哽咽、停滞感常通过饮水而缓解消失，进展缓慢。

2. 中晚期

（1）主要是进行性吞咽困难，先是难咽干硬食物，继而只能进半流质、流质饮食，最后滴水难进。随着肿瘤的发展，食管癌可侵犯邻近器官或向远处转移，出现相应的晚期症状。若出现持续而严重的胸背疼痛为肿瘤外侵的表现。癌肿侵入气管、支气管，可形成食管气管瘘或食管支气管瘘，出现吞咽水或食物时剧烈呛咳，并发生呼吸系统感染，后者有时亦可因食管梗阻致内容物反流入呼吸道而引起；侵犯喉返神经者，可出现声音嘶哑；穿透大血管可出现致死性大呕血。

（2）患者逐渐消瘦、贫血、无力及营养不良。中晚期患者可触及锁骨上淋巴结肿大，严重者有腹水征。晚期患者出现恶病质。若有肝、脑等脏器转移，可出现黄疸、腹水、昏迷等。

（三）住院患者的护理健康教育

1. 生活起居指导

（1）病室内经常保持整洁，通风良好，温湿度适宜。

（2）危重患者应住单间，以免相互影响。

（3）保持口腔清洁，进食后漱口。

2. 饮食指导

（1）饮食指导原则　饮食以温热、质软、少渣、易消化为原则。忌油腻、辛辣、硬固和粗纤维之品；戒烟酒、浓茶、咖啡。细嚼慢咽，避免进食过快。

（2）中医辨证施膳

①痰气阻隔证：吞咽哽噎，胸膈痞满，泛吐痰涎，病情可随情绪变化而增减，舌淡苔薄腻，脉弦滑。宜食理气开郁、化痰润燥之品。如冬瓜、香菇等。可选食薏苡仁粥，也可食菱粉粥。忌气机壅滞之品，如蘑菇、竹笋等。

②瘀血阻隔证：饮食难下，食入即吐，吐出物如赤豆汁，胸膈疼痛，肌肤枯燥，面色暗黑，形体消瘦。大便坚如羊屎，或便血。舌质紫暗，或舌质红少津，脉细涩。宜食理气散结、活血化瘀之品，如胡萝卜、梨。可选食大蒜鲫鱼汤。

③阴虚热结证：食入格拒不下，入而复出，形体消瘦，口干咽燥，大便干结，五心烦热。舌

质干红少津，脉细弦数。宜食滋养津液、泄热散结之品，如藕汁、牛奶等流质。可饮五汁饮（梨汁、藕汁、甘蔗汁、乳汁、姜汁），每次量 250 ～ 300mL，缓缓服用，5 ～ 6 次 / 天。忌食羊肉、桂圆等热性食物。

④气虚阳微证：水饮不下，泛吐多量黏液白沫，形瘦神衰，畏寒肢冷，面浮足肿。舌质淡紫，苔白滑，脉弱。宜食补气温阳之品，如桂圆、莲子、鸡、鸽、大枣。可选食桂圆糯米粥。忌食生冷油腻之品，如凉拌蔬菜、冷果汁等。

3. 心理指导

（1）避免忧思恼怒，可采用中医以情胜情、借情移情、安神静志、五音疗法等方法使患者保持心情愉悦。

（2）培养患者的兴趣爱好，如听音乐、练气功、看书报及电视等，使之感到生活的充实，加强战胜疾病的信心。

（3）注意保护性医疗措施，并争取与患者家属联系，希望能密切配合，以最佳身心状态配合治疗及护理。

4. 用药指导

（1）告知患者免疫治疗时若出现寒战、高热、过敏等症状时，立即通知医生处理。

（2）新辅助化疗后会出现倦怠感、食欲不振、恶心等症状，应充分休息，避免体力消耗，注意合理调配饮食，以增进食欲。

（3）中药汤剂服药期间不宜进食辛辣刺激之品，以免影响药效。中成药宜饭后半小时服用，以减少对胃黏膜的刺激。服药期间根据治疗药物服用注意事项、禁忌，做好饮食调节。

5. 围术期指导

（1）术前指导

①吸烟者，术前 2 周严格戒烟，教会并练习有效咳痰的方法。

②指导患者进行肺功能锻炼，采用腹式呼吸法或缩唇呼气法，每分钟做 12 ～ 15 次，连续 30 分钟。每 30 分钟为 1 周期，早、中、晚各 3 周期。每周期间休息 10 分钟。腹式呼吸要求达到吸气时腹部凸起，呼气时腹部凹入。患者可选取床上平卧位，呼吸深长而缓慢，尽量用鼻不用口。缩唇呼气法就是以鼻吸气，缩唇呼气，即在呼气时收腹、胸部前倾，口唇缩成吹口哨状，使气体通过缩窄的口型缓缓呼出。吸气与呼气时间为 1 : 2 或 1 : 3，要尽量做到深吸慢呼，缩唇程度以不感费力为适度。

③向患者说明手术的必要性，必要时让接受过类似手术的患者对其劝说交流。仔细了解患者家庭、社会等方面的情况，为患者寻求最佳的社会支持系统。

（2）术后指导

①病情平稳后宜取半卧位，术后第 1 日每 1 ～ 2 小时鼓励患者深呼吸、吹气球，促使肺膨胀。

②指导患者拔出胸膜腔引流管后，应早日下床活动，以促进肠蠕动、肠功能的恢复，预防便秘的发生。

③术后吻合口处于充血水肿期，需禁食 3 ～ 4 日，禁食期间保持口腔清洁。停止胃肠减压 24 小时后，若无呼吸困难、胸内剧痛、患侧呼吸音减弱及高热等吻合口瘘的症状时，可开始先试饮少量水，术后 5 ～ 6 日可进全清流质饮食，每 2 小时给 100mL，每日 6 次。食管癌切除术后，胃液可反流至食管，致反酸、呕吐等症状，平卧时加重，故进食后 2 小时内勿平卧，睡眠时将床头抬高。食管 - 胃吻合术后患者，应少食多餐，1 ～ 2 个月后，症状多可缓解。

④开胸手术需切断肌肉和肋骨，创伤较大，做好患者术后疼痛的管理。

⑤指导患者注意胸膜腔引流管有无异常出血，是否有混浊液、食物残渣或乳糜液流出。保持切口引流管通畅，妥善固定引流管及导尿管，指导患者翻身时切勿牵拉导管，以免管道滑脱。

（四）康复期患者的护理健康教育

1.居住环境应安静，保持室内空气新鲜、温湿度适宜，注意通风换气。保证充足的睡眠，每天最好睡够8小时，劳逸结合，逐渐增加活动量，可练气功、打太极拳等。

2.术后3周后患者仍应注意少食多餐，细嚼慢咽，进食不宜过多、过快。可进食一些高营养、高蛋白、易消化的食物，如肝泥、蒸蛋、豆腐、乳酸酪、有营养的汤等，多食新鲜蔬菜，如萝卜、豆芽、丝瓜等。食物不能过度稀软，避免出现吻合口狭窄。放疗、化疗者可增加一些抗肿瘤的食物，如山慈菇、菱角，以及增加机体免疫力的食物，如香菇、西兰花、西红柿等。避免海腥发物、刺激及煎炸、烧烤及过硬的食物，禁烟酒及碳酸饮料。

3.胃代食管术后，饮食宜少量多餐，避免睡前躺着进食，进食后根据反流症状程度采取半卧位或"慢走或端坐"，裤带不宜系得太紧，进食后避免有低头弯腰的动作。

4.保持良好的心理状态，避免情绪过激，愉快积极的心情有利于疾病的康复。

5.定期到门诊复查，坚持后续治疗。

【思考题】

1.肺癌患者护理健康教育的重点是什么？

2.针对肺癌不同证型患者，应该如何实施饮食指导？

3.食管癌患者护理健康教育的重点是什么？

4.针对食管癌术后的患者，应该如何计划实施健康教育？

【案例分析】

付某，男，69岁，2022年12月6日就诊。

主诉：咳嗽伴左侧胸痛一月余。

现病史：患者一月前无明显诱因出现咳嗽，以刺激性干咳为主，咳少量白黏痰，无痰中带血，伴左侧胸痛，呈胀痛，吸气时明显，未向其他部位放射，无阵发性加剧，无畏寒、发热、盗汗，起初未引起重视，症状未见好转遂至我院门诊就诊。查肺部CT及CT引导下穿刺取组织病理，诊断左肺下叶腺癌。患者自身原因不同意选择手术治疗。

既往史：肺结核病史2年，当年抗结核治疗半年自诉治愈，无高血压、糖尿病，否认其他手术史和肝炎病史，无食物、药物过敏史。有吸烟史50年，40支/天，无酗酒史。

入院症见：神志清楚，面色无华，形体适中，精神一般，咳嗽气短，胸痛，纳差，二便利，唇暗，舌紫暗或有瘀血斑，苔薄，脉弦涩。

生命体征：T 36.5℃，P 72次/分，R 18次/分，BP 120/76mmHg。

1.该患者目前所患何病？辨证当属何证？

2.请对该患者进行健康教育。

第三节　骨科疾病患者的健康教育

一、常见四肢骨折患者的健康教育

骨折是指骨的完整性或连续性遭到破坏。临床主要表现为疼痛、肿胀、畸形、骨擦音、异常活动等。本病中医诊断为骨折病。本病一般分为三期，骨折初期属血瘀气滞证，骨折中期属瘀血凝滞证，骨折后期属肝肾不足证。

（一）病因

本病外因包括直接暴力、间接暴力、肌肉牵拉、累积性力等，内因包括年龄和健康状况、骨的解剖位置和结构，以及骨骼病变如先天性脆骨病、营养不良、佝偻病、骨感染和骨肿瘤等。

（二）典型临床表现

1. 全身情况

（1）轻微骨折　一般无全身情况。

（2）一般骨折　体温不高于38.0℃，5～7天后降至正常，无恶寒或寒战，兼有口渴、口苦、心烦、尿赤、便秘、夜寐不安等。如合并外伤性休克和内脏损伤，还有相应的表现。

2. 局部情况

（1）疼痛和压痛　骨折处疼痛，移动患肢时疼痛加剧，伴明显压痛。

（2）肿胀和瘀斑　骨折处血管破裂形成血肿，软组织损伤导致水肿，可致患肢肿胀，甚至出现张力性水疱和皮下瘀斑。

（3）活动功能障碍　局部肿胀和疼痛可使患肢活动受限。

（三）住院患者的护理健康教育

1. 生活起居指导

（1）病室环境宜安静舒适，温湿度适宜，阳光充足，避免寒湿。

（2）患肢局部保暖，妥善固定，抬高患肢，有利于消肿止痛。上肢骨折者需注意休息，保持患肢悬吊固定，常采用夹板、固定托、石膏托固定；下肢骨折者以卧床休息为主，保持患肢外展中立位，常采用固定托、皮肤牵引、骨牵引、石膏托固定。固定期间，不可随意拆除。

（3）指导患者在患肢固定制动期间进行力所能及的活动，为其提供必要的生活帮助，如协助进食、排便等。

（4）保持大便通畅。指导患者养成定期排便的习惯，多饮水，多食含纤维多的新鲜蔬菜及水果，顺结肠、直肠方向环形按摩腹部，可用生大黄贴脐，艾灸神阙、关元、天枢等穴，必要时使用开塞露或缓泻剂协助排便。

2. 饮食指导

（1）饮食指导原则　宜高蛋白、高膳食纤维、含钙丰富、清淡、易消化饮食。

（2）中医辨证施膳

①血瘀气滞证：伤后1～2周，血离经脉，淤积不散，气血不得宣通；临床常见局部淤肿明显，疼痛较甚。舌质淡，苔薄白，脉弦。宜食行气止痛、活血化瘀之品，如新鲜蔬菜、蛋类、豆

制品、萝卜、黑木耳、生姜等。食疗方：赤小豆竹笋汤。

②瘀血凝滞证：伤后 2～4 周，淤血未尽，筋骨未连，伤处疼痛拒按，功能活动障碍。舌红或有瘀点，苔白，脉弦。宜食活血化瘀、高蛋白之品，以满足骨痂生长的需要，如牛奶、鸡蛋、排骨、瘦肉、鲫鱼、莲子、大枣、鸡汤等。食疗方：鲫鱼汤。

③肝肾不足证：伤后 4 周以上，表现为骨折愈合迟缓，骨痂较少，腰膝酸软，面色少华。舌淡胖，苔薄白，脉细。宜食滋补肝肾、补益气血之品，如枸杞子、山药、蘑菇、动物肝肾、芝麻、黑豆、榛子、坚果等。食疗方：猪骨汤米粥。

3. 心理指导

（1）向患者及其家属讲解骨折愈合是一个循序渐进的过程，消除焦虑、烦躁等不良情绪。

（2）向患者及其家属强调充分固定和正确功能锻炼的重要性和必要性，增强遵医行为。

（3）可采用中医以情胜情、借情移情、安神静志、五音疗法等方法使患者保持心情愉悦。

4. 用药指导

（1）消炎镇痛药（如塞来昔布、依托考昔等）长期服用可引起胃肠道反应，指导患者饭后半小时服用并遵医嘱服用胃黏膜保护药，若出现恶心、呕吐等胃肠道反应时及时告知医护人员。

（2）使用抗凝药物（如低分子肝素、依诺肝素等）用药后可引起出血，有凝血障碍、肝肾功能不全、消化道溃疡史，或有出血倾向的器官损伤史者慎用；用药后注意观察患者有无出血倾向。

（3）抗骨质疏松药物（如阿仑膦酸钠等）长期服用可引起胃肠道反应，指导患者早餐前 30 分钟服药，用一满杯白水送服，服药后 30 分钟之内避免躺卧。服药后观察药物疗效及反应。

（4）中药汤药宜饭后温服；活血化瘀类中成药（如三七片、接骨七厘片等）宜饭后服用。

（5）使用外敷药时注意包扎的松紧度，包好后定时观察患肢末梢循环情况。敷药取下后，观察患处局部皮肤是否出现肿胀、瘀斑、红疹点等情况。

5. 围术期指导

（1）术前指导

①做好术前宣教、个人卫生指导，如使用抗菌或抑菌皂液或 20000mg/L 葡萄糖酸氯己定擦拭洗净全身皮肤，剪指甲、卸甲油、剃胡须；取下假牙及贵重物品。

②教会患者呼吸功能训练和适应性训练，如深呼吸、有效咳嗽、床上大小便、踝泵运动、手拉吊环收腹抬臀运动、股四头肌等长收缩运动等。吸烟者，术前 2 周戒烟。

③术前在医生指导下停用特殊用药，如复方利血平片、阿司匹林等。

④术前禁食 6～8 小时，禁饮 2 小时。

⑤教会患者正确使用疼痛评估工具，能主动向主管医生及护士反馈疼痛体验。

（2）术后指导

①根据患者手术方式，安置合适体位，将患肢软枕垫高。

②保持伤口敷料外观清洁、干燥，防感染。如有引流管，保持引流管通畅，勿反折、拉扯，观察引流液色、质、量的变化。若引流量每小时 >100mL，怀疑有活动性出血，需汇报医生处理。一般 1～3 天拔除。

③做好疼痛管理，体现多模式、个体化镇痛。除按照镇痛方案执行用药外，可耳穴贴压，取神门、肝、肾、皮质下、骨折相应穴位等。

④指导患者主动活动手指（足趾）关节，以观察肤温、运动、感觉、末梢血运、肿胀等情况，如有异常，及时处理。

⑤功能锻炼：上肢骨折者，根据骨折部位，有针对性地指导其进行活动，如握拳伸指、腕关节屈伸、腕旋转、前臂旋转、肘屈伸、肩关节前后摆动、肩关节前屈、肩关节后伸、肩关节外展、肩关节内旋、肩关节外旋、肩关节内收等；下肢骨折者，根据骨折部位，有针对性地指导其进行活动，如足趾关节、踝泵运动、股四头肌等长收缩运动、髌骨推移、直腿抬高、屈髋屈膝等。

⑥定时翻身、拍背，预防肺部感染；多饮水，预防尿路感染；主动活动，预防下肢深静脉血栓。

6. 专科指导

（1）夹板固定

①注意观察患肢肤温、运动、感觉、末梢血运及肿胀情况。若肿胀加剧、疼痛加重，皮肤变冷、颜色变紫，感觉麻木或消失，动脉搏动减退或触摸不到等需及时汇报医生进行处理。

②保持患肢功能位。上肢三角巾悬吊固定于胸前功能位；下肢抬高患肢，保持外展中立位。

③注意皮肤护理，若出现皮肤过敏、红斑、水疱要及时通知医护人员对症处理。

（2）石膏固定

①石膏未干时，不要覆盖衣被，搬动时需用手掌托起，忌用手指捏压。

②石膏干固后，不可用木签、筷子等伸进石膏内搔抓，患肢保持功能位。

③注意观察患肢肤温、运动、感觉、末梢血运及肿胀情况。如指（趾）麻木、肿胀、发冷、苍白、持续疼痛、石膏内有臭味或有脓液、血液渗出，石膏太紧、太松或断裂，应及时通知医护人员。

（3）牵引

①保持有效牵引，颅骨牵引抬高床头，下肢牵引抬高床尾15°～30°，以保持有效的反牵引力，不得随意放松牵引装置，牵引绳上不得放置物品。

②保持滑车灵活，牵引绳与患肢长轴平行，不可随意增减牵引重量。

③注意观察患肢肤温、运动、感觉、末梢血运及肿胀情况。如出现青紫、肿胀、发冷、麻木、疼痛、动脉搏动减弱等情况，需及时汇报医护人员。

④骨牵引者需注意保持针眼处敷料外观清洁、干燥，以防牵引针眼感染；皮肤牵引者需注意观察边缘皮肤有无水疱或压力性损伤等情况，如有异常，及时处理。

（四）康复期患者的护理健康教育

1. 加强安全防护教育，儿童要妥善看护；青壮年要指导其遵守交通法规及安全生产规程；老年人需评估家庭环境的安全性，妥善处理可能造成患者活动不便的障碍，如绳子、家具等。指导患者日常活动动作宜缓慢，避免在光线黑暗的环境中行走，尽量走平路，忌坐矮凳。活动时需家人陪护，以防摔倒。

2. 康复期宜食高蛋白、高热量、高维生素饮食，以增强机体抵抗力，促进愈合；忌刺激性食物，戒烟酒。

3. 养成良好的生活方式和习惯，防止骨质疏松。鼓励患者多晒太阳；控制服用影响钙吸收、利用的药物或营养物，如含铝的制酸药；长期素食或低盐饮食者，需注意钙的补充；对于绝经期后妇女可小剂量服用雌激素。

4. 告知患者出院后功能锻炼应遵循循序渐进的原则。锻炼时要注意安全，以防再次骨折。

5. 出院后1个月、3个月、6个月门诊复查X线片。若伤口出现红肿热痛、有分泌物出现或异常发热，肢体末梢出现麻木、感觉异常、肿胀加剧，夹板、石膏、外固定器松动，或再次出现跌倒、碰撞导致的疼痛等情况，需及时来院就诊。

二、颈椎病患者的健康教育

颈椎病是由于颈椎间盘本身退行性病变及继发性椎间关节退行性变，如椎间隙狭窄、椎间不稳或骨赘形成，刺激或压迫邻近组织所致脊髓、神经、血管损害而出现相应的症状和体征。本病属于中医学"痹证"范畴，中医诊断为项痹，常见证候有气滞血瘀证、风寒湿阻证、肝肾不足证、痰湿阻络证、气血亏虚证。按照颈椎病变部位、范围、累及组织结构及症状的不同分为神经根型颈椎病、脊髓型颈椎病、椎动脉型颈椎病及交感神经型颈椎病。

（一）病因

1. 基本病因　颈椎间盘退行性病变。

2. 诱因　急性损伤可使原先已退变的椎体、椎间盘、椎间关节损伤加重而诱发颈椎病；慢性损伤亦可加重其退行性变的过程，抑或原有颈椎先天性椎管狭窄加重或并发其他疾病。

（二）典型临床表现

1. 神经根型颈椎病　主要表现为颈部单侧局限性疼痛或颈部僵硬，继而向肩部及上肢放射，上肢皮肤麻木感等。颈部活动受限、僵硬，患侧肩胛骨常有压痛点，臂丛神经牵拉试验阳性，经椎间孔挤压试验阳性。

2. 脊髓型颈椎病　主要表现为手足无力，双下肢麻木，脚踩棉花感，步态不稳，躯干部位有紧束感，甚者进而发生瘫痪。颈部活动受限不明显，上肢活动灵活性欠缺，双侧脊髓传导束的感觉运动障碍。

3. 椎动脉型颈椎病　主要表现单侧颈枕部或枕颈部发作性头痛、头晕，视力减弱，耳鸣，听力下降，颈后伸或侧卧时症状加重，甚至猝倒。头颈旋转时发生眩晕为该病最大的特点。

4. 交感神经型颈椎病　主要表现为头痛或偏头痛，有时伴有恶心、呕吐，以及颈肩部酸困疼痛、上肢发凉发绀、视物模糊、心律不齐等。头部转动时压迫不稳定椎体而加重交感神经症状。

（三）住院患者的护理健康教育

1. 生活起居指导

（1）病室环境整洁、安静，空气新鲜，阳光充足，温湿度适宜。

（2）急性期宜卧硬板床，垫低枕，佩戴颈托，保持颈部良好姿态，避免颈部急速旋转。

（3）肢体麻木时可适当活动肢体，注意保暖，下床活动时专人看护，防止跌仆。

（4）缓解期下床活动时应正确佩戴颈托。首先选择合适的颈托，然后轴线翻身至侧卧位，注意保护颈部，颈托后片按上下位置佩戴好，再轴线翻身至仰卧位，将颈托前片按上下位置佩戴好，将颈托前片边缘压于后片边缘，固定好尼龙搭扣，松紧度以可伸入一指为宜；下床动作宜慢。

（5）非手术治疗患者在行颌枕牵引过程中，要注意牵引的姿势、位置及牵引的重量，牵引中的反应，如呼吸、头晕、心悸、恶心等，牵引绳方向、松紧度适宜，防止压迫气管、下颌和耳周导致症状加重。

2. 饮食指导

（1）饮食指导原则　宜清淡、易消化、高钙，以及富含蛋白质、维生素和微量元素饮食，禁烟、酒。

（2）中医辨证施膳

①气滞血瘀证：颈肩部、上肢刺痛，痛处固定，伴有肢体麻木。舌质暗，脉弦。宜食行气活血、活血化瘀之品，如山楂、桃仁、山药、白萝卜、木耳等。食疗方：山丹桃仁粥。

②风寒湿阻证：颈、肩、上肢窜痛麻木，以痛为主，头有沉重感，颈部僵硬，活动不利，恶寒畏风。舌淡红，苔薄白，脉弦紧。宜食祛风除湿、通络止痛之品，如鳝鱼、木瓜、羊肉、胡椒、花椒等。食疗方：当归红枣煲羊肉。

③肝肾不足证：眩晕头痛，耳鸣耳聋，失眠多梦，肢体麻木，面红目赤。舌红少津，脉沉细。宜食滋阴补肾、补益气血之品，如海参、鸡肉、黑豆、枸杞子、腰果等。食疗方：莲子百合煲瘦肉汤。

④痰湿阻络证：头晕目眩，头重如裹，四肢麻木不仁，纳呆。舌暗红，苔厚腻，脉弦滑。宜食健脾除湿之品，如山药、薏苡仁、赤小豆、冬瓜、丝瓜等。食疗方：丝瓜蛋汤。

⑤气血亏虚证：头晕目眩，面色苍白，心悸气短，四肢麻木，倦怠乏力。舌淡苔少，脉细弱。宜食益气养阴之品，如莲子、大枣、桂圆、羊肉、花生等。食疗方：鳝鱼汤。

3. 心理指导

（1）加强与患者的沟通交流，倾听患者不悦情绪，指导患者注意保持情绪稳定，避免七情过伤等不良刺激，增强遵医行为。

（2）向患者介绍疾病相关知识及疾病转归，介绍成功病例，树立治疗信心，取得信任与配合。

（3）可采用中医以情胜情、借情移情、安神静志、五音疗法等方法使患者保持心情愉悦。

4. 用药指导

（1）消炎止痛药主要有消除局部炎症和缓解疼痛症状的作用，主要的药物有塞来昔布、依托考昔等。用药时可能有胃肠道反应，建议餐后半小时服用。

（2）解痉类药物目的是解除肌肉痉挛，缓解疼痛，常用的有盐酸乙哌立松片、氯唑沙宗片等。有肝功能障碍者慎用，使用本类药有时会出现四肢无力、疲乏等现象，用药期间不宜从事驾驶车辆等危险性的机械操作。

（3）营养神经的药物可以调节神经系统功能，帮助神经变性的恢复，常用的有甲钴胺片等。服用本类药有部分患者会出现胃肠道反应，建议餐后半小时服用。

（4）中药汤剂有活血化瘀、强筋健骨功效，服药期间不宜进食辛辣刺激之品，以免影响药效。中成药宜饭后半小时服用，以减少对胃黏膜的刺激。服药期间根据治疗药物服用注意事项、禁忌，做好饮食调整。

5. 围术期指导

（1）术前指导

①根据手术需要做好胃肠道及皮肤等各项准备，如指导患者术前禁食 6～8 小时，禁饮 2 小时等。告知手术注意事项，做好术前宣教，取得患者的配合。

②术前 3 天指导患者练习床上大小便及气管推移训练，根据手术方式做俯卧位或颈仰卧位训练。

③对于吸烟者劝其戒烟，预防感冒；指导患者练习深呼吸、有效咳嗽和排痰的方法等肺功能锻炼方法。

（2）术后指导

①指导患者保持脊柱一条直线，防止扭曲。翻身时，采取轴线翻身方法。

②根据不同的麻醉方式，正确指导患者进食，进食营养丰富易消化的食物，首次进食可选择半流质、易消化、偏凉的食物，如稀饭、烂面条等，防止对咽喉部的刺激。

③观察伤口敷料渗出情况，指导患者保持切口引流管通畅，妥善固定引流管及导尿管，指导患者翻身时切勿牵拉导管，导致管道滑脱。观察引流液色、质、量的变化。如颈前路手术患者，24小时出血量超过200mL，应注意观察有无活动性出血；如引流量多且呈淡红色，及时报告医生，考虑发生脑脊液漏等。

④指导患者主动活动四肢，以观察四肢感觉、运动、肌力等神经功能的变化；颈前路手术者观察有无咽痛、饮水呛咳、声音嘶哑等症状，如有应及时汇报医生。

⑤指导患者循序渐进地进行床上功能锻炼，可以行四肢主动屈伸活动，促进血液循环。

⑥根据手术方式，术后1～3天指导患者佩戴颈托取半坐卧位或坐于床边，适应体位变化后，练习下地行走，行走时姿势正确，抬头挺胸收腹。

⑦常见并发症预防：指导患者定时翻身，予以拍背，预防肺部感染；指导患者多饮水，预防尿路感染；指导患者主动行踝泵运动和双下肢直腿抬高训练，预防下肢静脉栓塞的发生。

⑧做好术后疼痛管理，体现多模式、个性化、超前镇痛方案。

（四）康复期患者的护理健康教育

1.平时宜卧硬板床休息，低枕卧位，枕头与患者拳头同高为宜。保持颈部良好姿态，避免颈部急速旋转。

2.康复期饮食宜清淡、易消化、高钙，以及富含蛋白质、维生素和微量元素，保持大便通畅。

3.注意颈部保暖，避免风寒、潮湿，夏季避免风扇、空调直接对吹颈部。

4.改变不良的工作和生活习惯，避免长时间低头工作，如长时间阅读、看手机、电脑打字等，伏案期间应定时改变体位休息。

5.避免过度负重和人体震动，进而减少对椎间盘的冲击。避免颈部外伤，乘车外出应系好安全带。

6.每日早晚数次进行缓慢屈、伸、左右侧屈及旋转颈部的运动，加强颈背肌肉等长抗阻收缩锻炼。

7.出院后遵医嘱于术后1个月、3个月、6个月来院复诊，如果出现颈部有异物感等植骨块脱落的情况，立即来院就诊。

三、腰椎间盘突出症患者的健康教育

腰椎间盘突出症是指由于椎间盘变性、纤维环破裂、髓核组织突出刺激和压迫马尾神经或神经根所引起的一种综合征。临床表现为脊柱活动受限，腰痛或一侧下肢放射痛，中央型椎间盘突出时会出现会阴部麻木、二便失常等马尾神经症状。本病属于中医学"痹证"范畴，又称"腰痹"，常见证候有气血瘀滞证、湿阻痰滞证、风寒湿痹证、肝肾亏虚证。

（一）病因

1.基本病因 椎间盘退行性变。

2. 诱因　长期震动、过度负荷、外伤、妊娠等诸多因素。

（二）典型临床表现

本病多数患者出现腰痛及下肢放射痛，病程较久而神经根受压严重者，常有肢体麻木感并伴有下肢活动受限。

1. 腰痛及下肢放射痛　下腰部或腰骶部疼痛，多为持久性钝痛；下肢放射痛主要以一侧下肢坐骨神经区域放射痛为主，多为刺痛。典型表现为从下腰部向臀部、大腿后方、小腿外侧直至足部的放射痛，伴麻木感，中央型腰椎间盘突出症可有双侧坐骨神经痛。疼痛可因咳嗽、打喷嚏、用力排便等腹压升高而加重。体格检查：压痛、叩痛、腰部活动障碍、腰椎侧凸、直腿抬高试验及加强试验阳性。

2. 间歇性跛行　一般行走数百米左右出现腰背痛或患侧下肢放射痛、麻木感加重，蹲位或坐位休息后缓解，再次行走时症状又出现，称为间歇性跛行。

3. 马尾综合征　突出的髓核或脱垂的椎间盘组织压迫马尾神经，出现鞍区感觉迟钝，大小便功能障碍。感觉及运动功能减弱，患者表现为皮肤麻木、发凉、皮温下降等，部分患者出现膝反射或跟腱反射减弱或消失。

（三）住院患者的护理健康教育

1. 生活起居指导

（1）病室环境宜安静舒适，温湿度适宜，阳光充足，避免寒湿，慎防外感，保持大便通畅，戒烟、酒。

（2）急性期宜绝对卧硬板床休息，保持脊柱平直，轴线翻身，禁止下床活动；注意腰部保暖，腰部疼痛时配合拔罐、腰椎牵引、中药敷贴、微波治疗等辅助疗法。

（3）肢体麻木时指导患者按摩拍打麻木肢体，力度适中，麻木肢体注意保暖，行双下肢关节屈伸运动；若马尾神经受压时做好患者二便训练指导。

（4）缓解期下床活动时佩戴腰围，佩戴腰围注意上缘须达肋下缘，下缘至臀裂，佩戴松紧度以一指为宜；起床姿势不宜采取仰卧起坐的方式，宜先翻身侧卧，两腿屈曲，移动到床下，再用肘和手掌支撑缓慢坐起，忌腰部用力，卧床时相反，做到侧起侧卧。

（5）腰椎牵引时指导患者不宜空腹或过饱，牵引重量不可随意增减，牵引带松紧适中，盖被勿压在牵引绳上，保持有效牵引，牵引结束后应平卧 10 ～ 20 分钟后再翻身活动。

（6）保持大便通畅　指导患者养成定期排便的习惯，顺结肠、直肠方向环形按摩腹部，可于神阙穴使用中药贴敷，必要时使用开塞露或缓泻剂协助排便。

2. 饮食指导

（1）饮食指导原则　宜高蛋白、高钙、高纤维素、易消化饮食，多食新鲜蔬菜、水果。

（2）中医辨证施膳

①气血瘀滞证：曾有外伤史，急性发作，腰腿疼痛剧烈，痛如刀割，痛有定处，痛处拒按，并向下肢放射，胸腹胀满，大便难行。舌淡红有瘀斑，苔薄黄，脉涩或弦细。宜食行气活血化瘀之品，如黑木耳、桃仁、山楂等。食疗方：桃仁鳜鱼。

②湿阻痰滞证：下肢疼痛、沉重、酸胀或麻木，麻痛俱重，反复发作，缠绵不愈。舌胖大，边有齿痕，苔白厚或腻，脉沉弦涩或濡滑。宜食清热利湿通络之品，如丝瓜、冬瓜、赤小豆等。食疗方：丝瓜瘦肉汤。

③风寒湿痹证：多无明显外伤史，起病缓慢，腰痛转侧不灵，痛引下肢，遇寒痛增，得温则减。舌淡，苔白，脉沉紧。宜食温经散寒、祛湿通络之品，如牛肉、生姜、羊肉等。食疗方：当归红枣煲羊肉。

④肝肾亏虚证：病程较长，腰痛酸痛，时轻时重，伴下肢酸软乏力，患肢肌肉萎缩，纳差，面色㿠白。舌质淡，苔白稍腻，脉沉迟。肝肾阴虚者宜食滋阴填精、滋养肝肾之品，如枸杞子、黑芝麻等。食疗方：莲子百合煲瘦肉汤。肝肾阳虚者宜食温壮肾阳、补精填髓之品，如黑豆、桃仁、腰果等。食疗方：干姜煲羊肉。

3. 心理指导

（1）指导患者注意调摄精神，保持乐观情绪，避免七情过伤等不良刺激，增强遵医行为。

（2）建立良好的护患关系，向患者讲解疾病治疗及康复过程，令其积极配合治疗和护理。

（3）可采用中医以情胜情、借情移情、安神静志、五音疗法等方法使患者保持心情愉悦。

4. 用药指导

（1）消炎止痛药如塞来昔布、依托考昔等，可引起胃肠道反应，用药时指导患者餐后半小时服用，有消化道溃疡或出血者禁用。

（2）解痉类药物如盐酸乙哌立松片、氯唑沙宗片等，可引起肝肾功能损害，以及四肢无力、疲乏、恶心呕吐等胃肠道反应，用药时指导患者不宜从事驾驶车辆等危险性的机械操作。

（3）营养神经的药物如甲钴胺片等，可引起胃肠道反应，用药时指导患者餐后半小时服用。从事汞及其他化合物的工作人员，不宜长期大量服用。

（4）中药汤剂宜饭后温服，服药期间不宜进食辛辣刺激之品，以免影响药效。

5. 围术期指导

（1）术前指导

①做好术前宣教，如使用抗菌或抑菌皂液或 20000mg/L 葡萄糖酸氯己定擦拭洗净全身皮肤、剪指甲、剃胡须、取下假牙及贵重物品。

②指导患者床上适应性训练和呼吸功能训练，如练习深呼吸、有效咳嗽、床上大小便、俯卧位训练等。

③术前禁食 6～8 小时，禁饮 2 小时。如有特殊情况，及时调整。

（2）术后指导

①指导患者平卧位休息，轴线翻身，平卧与侧卧交替休息，以平卧为主。

②交代患者进食营养丰富、清淡、易消化的食物，忌食油腻、辛辣、豆浆、牛奶等胀气食物。

③告知患者及家属保持伤口敷料外观清洁干燥及引流管通畅的重要性，若引流量大于400mL 或 2 小时内大于 200mL，引流液引出淡红或切口敷料渗出较多的淡黄色液体，应告知医护人员。指导患者翻身或功能锻炼时避免引流管打折、滑脱等。

④指导患者主动活动双下肢，以观察双下肢感觉、运动、肌力等神经功能的变化；如出现双下肢进行性麻木、肌力减退、会阴部麻木等不适及时告知医护人员。

⑤功能锻炼：指导患者行股四头肌舒缩运动，踝关节跖屈、背伸练习，指导行直腿抬高运动，每日 2～3 次，每组 20～30 次，每次坚持 5 秒。下床时间根据手术方式及医嘱确定，如椎间孔镜等微创手术，术后第 1 天可佩带腰围下床活动；腰椎板减压内固定术等手术，术后 7～10 天可佩戴腰围下床活动。首次下床活动时，指导家属在旁陪护，预防因体位性低血压而发生跌倒，确保患者安全。

⑥常见并发症预防。定时翻身拍背，预防肺部感染；多饮水，预防尿路感染；主动行踝关节跖屈训练，预防下肢深静脉血栓。

（3）其他 做好围术期疼痛管理，体现个性化、多模式、超前的镇痛方案。

（四）康复期患者的护理健康教育

1. 居室环境温湿度适宜、温暖向阳，注意通风换气，避免寒湿，慎防外感。

2. 饮食宜富含蛋白质、高维生素，多食新鲜蔬果及含钙的食物，养成定时排便的习惯。

3. 保持正确坐、立、行姿势：坐位时选择高度合适、有扶手的靠背椅，身体靠向椅背，在腰部衬垫一软枕；站立时尽量使腰部平坦伸直、收腹、提臀，胸部挺起，两腿直立，两只脚之间的距离约与骨盆宽度相同；行走时抬头、挺胸、收腹，利用腹肌收缩支持腰部。

4. 避免久坐久站，适当行腰背部活动。弯腰拾物尽量保持上身直立，以屈膝、屈髋、弯腰的顺序进行。长时间伏案工作者，工作期间应休息活动，但避免过度冲撞、扭转、跳跃等剧烈活动。

5. 指导患者下床行走时需佩戴腰围，椎间孔镜等微创手术佩戴时间为 2～4 周，腰椎板减压内固定等手术佩戴时间为 3 个月，防止腰部肌肉萎缩。

6. 选择合适、舒适的运动鞋，避免穿高跟鞋，鞋跟高度以 3cm 为宜。肥胖者应控制饮食量或减轻体重，以免增加腰椎负担。

7. 术后 3 个月内不做腰背肌锻炼及重体力活动，如抬箱子、移动桌椅等，应以直立行走为主，可行简单日常生活活动。恢复期坚持腰背肌的功能锻炼，可做腰部的前屈、后伸、侧屈、旋转活动，行"三点"或"五点支撑""飞燕点水""倒退走路"等，每天 1～2 次，每次 10 分钟。做到循序渐进，以不疲劳为度。

8. 保持情绪舒畅，避免不良因素刺激。

9. 针对具体出院带药，做好药物指导。

10. 如有不适及时就诊，如伤口红、肿、热、痛、渗血、渗夜，出现双下肢感觉异常，疼痛长期没有缓解等情况。常规于术后 3 个月来院复诊。

四、关节置换患者的健康教育

人工关节置换术是指用人工关节替代和置换病损或损伤的关节。研究表明，关节置换可减轻关节疼痛、恢复关节活动能力、提高生活质量。目前以全人工髋关节及膝关节置换最为普遍，本节重点介绍髋、膝关节置换患者的健康教育。手术后可参照骨折分三期，手术早期属血瘀气滞证，手术中期属瘀血凝滞证，手术后期属肝肾不足证。

（一）病因

本病原发病因迄今尚未完全明了，一般认为是多种致病因素包括机械性和生物性因素的相互作用所致，引起关节痛和肿胀反复发作、进行性发展，最终导致关节破坏、强直和畸形。常见的疾病有骨性关节炎、类风湿关节炎、强直性脊柱炎、先天性髋关节发育不良及股骨颈骨折等。

（二）典型临床表现

关节疼痛及压痛，关节僵硬，关节肿胀，关节活动障碍，严重者可发生畸形。术后因手术原因表现以下症状：关节疼痛、关节肿胀及关节僵硬。

（三）住院患者的护理健康教育

1. 生活起居指导

（1）起居有常，饮食有节，不妄劳作，戒烟酒，防感冒。

（2）加强生活护理，保证夜间睡眠。可使用中药药枕，以宁心安神，促进睡眠；失眠患者可耳穴贴压，取神门、皮质下、心等穴。

（3）保持大便通畅。由于患者术后卧床活动量减少，肠蠕动减慢，排便习惯及姿势的改变，易发生便秘，而大便用力使腹压升高易诱发下肢深静脉血栓。指导患者多饮水，多食含纤维多的新鲜蔬菜及水果，顺结肠、直肠方向环形按摩腹部，可于神阙穴使用中药贴敷，必要时使用开塞露或缓泻剂协助排便。

2. 饮食指导　关节置换术后的饮食以高蛋白、高膳食纤维、含钙丰富、清淡、易消化为原则（参见四肢骨折的饮食指导）。

3. 心理指导

（1）耐心向患者讲述疾病治疗及康复过程，介绍成功案例，消除紧张顾虑，积极配合治疗和护理。

（2）术后康复锻炼是个长期的过程，争取患者的家庭支持，鼓励家属多陪伴患者，给予亲情关怀，以提高其依从性。

4. 用药指导

（1）抗凝药（如依诺肝素、阿哌沙班等）预防下肢深静脉血栓，注意有凝血障碍、肝肾功能不全、消化道溃疡史，或有出血倾向的器官损伤史者慎用；加强患者有无出血倾向的病情观察。

（2）消炎镇痛药（如塞来昔布、依托考昔等）长期服用可引起胃肠道反应，指导患者饭后半小时服用并遵医嘱服用胃黏膜保护药，有消化道溃疡或出血者禁用，若出现恶心、呕吐等胃肠道反应时及时告知医护人员。

（3）中药汤剂宜温服，饭后半小时服用，以减少对胃黏膜的刺激。服药期间根据治疗药物服用注意事项、禁忌，做好饮食调整。

5. 围术期指导

（1）术前指导

①根据医嘱完善各项检查，高血压、糖尿病及冠心病患者需控制好病情，如长期服用阿司匹林或利血平等，及时向医生反馈是否需停药。

②教会患者呼吸功能训练和床上适应性训练，如深呼吸、床上翻身、床上如厕、床椅转移等。

③教会患者正确使用疼痛评估工具，能主动向主管医生及护士反馈疼痛体验。

④根据手术需要做好胃肠道及皮肤等各项准备，如指导患者术前禁食 6～8 小时，禁饮 2 小时等。告知手术注意事项，做好术前宣教，取得患者的配合。

（2）术后指导

①根据具体手术方式选择合适体位，如膝关节置换术后取抬高伸直位，髋关节置换术后取外展 15°～20° 中立位。以平卧为主，尽量避免侧卧，如需侧卧，指导患者健肢在下、患肢在上，髋关节置换术后两腿间夹软枕。

②保持伤口敷料外观清洁、干燥，防感染。如有引流管，保持引流管通畅，勿反折、拉扯，观察引流液色、质、量的变化。若每小时引流量 >100mL，怀疑有活动性出血，需立即汇报医生

处理。一般 1 ～ 3 天拔除。

③观察患肢肤温、运动、感觉、末梢血运、肿胀、动脉搏动等情况，如有异常，及时汇报医生处理。

④做好疼痛管理，体现多模式、个体化镇痛。除按照镇痛方案执行用药外，可耳穴贴压，取神门、交感、皮质下、膝、髋等穴。

⑤手术后患肢因循环障碍易肿胀，休息时抬高患肢高于心脏水平；在排除下肢深静脉血栓的基础上，可使用通经活络方中药浴足，或指导家属足底涌泉穴行穴位叩击，以促进下肢血液循环。

6. 功能锻炼指导 患者手术后的功能锻炼应强调循序渐进、动静结合、主动与被动相结合的原则。

（1）肌力训练 卧床期间可进行简单的肌力训练，以主动运动为主。

①踝泵训练：患者平卧于床上，膝关节伸直，踝关节全力屈和伸并绷紧，保持姿势 10 秒，然后放松 10 秒。如此反复，每组做 20 次，每日进行 5 ～ 10 组。

②直腿抬高训练：患者取仰卧位，伸直双下肢，足于中立位，将患肢抬离床面约 20cm，保持 15 ～ 20 秒，然后轻轻放下。一组 20 次，每日进行 5 ～ 10 组。当患者能标准地完成这组训练时，可在下肢负重练习，如在小腿部绑沙袋训练，开始重量为 1.0 ～ 1.5kg，根据患者具体情况调整重量。

③引体向上训练：患者平卧于床上，保持患侧足外展中立位置，健侧下肢屈膝支撑于床面，双手拉住吊环，将臀部离床，停顿 10 秒后放下，每组 10 次，每隔 2 小时完成一组。术后早期患者需要在床上大小便，这种训练可帮助患者顺利地将便盆放置在身体下方，且患者下地后需要有上肢肌肉力量使用助行器或拐杖，完成行走的功能锻炼。

（2）关节活动度训练 在肌力训练的基础上，加强髋、膝关节活动度的训练，关节活动范围由小到大，若后外侧入路的髋关节置换术后患者训练时注意避免髋关节屈曲超过 90°，以及内收超过正中线。

（3）助行器的使用训练 助行器是使用较为广泛的助步行走工具，应教会患者正确使用。

①双手持扶手向前移动助行器约一步距离。

②双手支撑握住扶手，迈出患肢至助行器后两脚支架连线处。

③稳定后移动健肢向前一步。

④重复这些步骤，向前行走（移动：助行器→患肢→健肢）。

（四）康复期患者的护理健康教育

1. 居住环境应宽敞明亮，保持室内空气新鲜、温湿度适宜，注意通风换气，卫生间可安装扶手以防跌扑。

2. 日常起居，后外侧入路髋关节置换术后患者 6 个月内应避免屈髋下蹲、蹲便、盘腿、坐矮凳及沙发、跷二郎腿等，避免发生人工关节的撞击，导致假体松动甚至脱位。

3. 继续加强功能锻炼以增加肌力和关节活动度，锻炼时家属在旁边协助或监护，防止跌倒，锻炼仍按照循序渐进的原则进行。

4. 康复期宜高蛋白、高热量、高维生素饮食，以增加机体抵抗力，促进愈合；忌刺激性食物，忌烟酒。

5. 预防感染，患者拔牙、治疗感冒或其他疾病时，应告诉医生自己曾置换人工关节，以便及时给予抗生素。

6.控制体重，以减轻对关节的压力，应合理安排饮食、合理锻炼，预防肥胖。

7.防治骨质疏松，疏松的骨质会导致人工假体松动和下陷，指导患者从饮食、药物和锻炼三个方面防治骨质疏松，延长人工假体寿命。

8.养成良好的运动习惯，可以进行散步、游泳、骑车等运动，但不能进行跑、跳、爬山等剧烈运动，以免加速人工假体的磨损。

9.人工关节置换术后应长期随诊复查，一般术后第1年每3个月摄片复查1次，以后每1～2年复查1次，以尽早发现可能出现的并发症。一旦出现异常状况及时就医。

【思考题】

1.针对骨折患者，应该如何计划实施功能锻炼健康教育？

2.颈椎病患者术后健康宣教重点是什么？

3.腰椎间盘突出症患者生活中如何保持正确的坐立行姿势？

4.关节置换术后功能锻炼的原则是什么？

5.简单介绍几种肌肉力量训练的方法。

【案例分析】

赵某，男，31岁，工人。2023年1月6日就诊。

主诉：腰痛伴左下肢放射性疼痛10天入院。

现病史：10天前患者因弯腰用力不当致腰痛，且出现左下肢放射性疼痛，咳嗽、喷嚏、排便时疼痛加重，遂来我院就诊。查体：脊柱向左侧弯，腰椎生理曲度消失，腰部活动范围：前屈45°，后伸15°，左侧屈5°，右侧屈15°。腰4～5、腰5骶1棘突间及左旁压痛阳性，且向左小腿后侧及踝部放射，直腿抬高试验：左30°、右80°，左侧加强试验阳性。舌质暗红，苔白，脉弦。腰椎X线摄片示：腰椎屈度变直，略向左侧弯，腰5骶1椎间隙略窄。

既往史：患者既往体健。否认慢性疾病史、传染病史、药物过敏史。

入院症见：神志清楚，面色无华。腰痛伴左下肢放射性疼痛，纳可，眠差，二便调，舌质红，苔白，脉弦。

生命体征：T 36.4℃，P 78次/分，R 19次/分，BP 124/72mmHg。

1.该患者目前所患何病？辨证当属何证？

2.请对该患者进行健康教育。

第四节　五官科疾病患者的健康教育

一、突发性耳聋患者的健康教育

突发性耳聋是指突然发生原因不明的感音神经性耳聋，多在3日内听力急剧下降。因其发病突然，属于中医学"暴聋""卒聋"范畴，常见证候有风邪外犯证、肝火上炎证、痰火郁结证、血瘀耳窍证和气血亏虚证。

（一）病因

本病确切病因尚不清楚，目前认为可能与病毒感染、迷路水肿、血管病变、迷路窗膜破裂及铁代谢障碍有关。

（二）典型临床表现

1. 突然发生的非波动性感音神经性听力损失，常为中或重度。

2. 可伴耳鸣、眩晕、恶心、呕吐，但不反复发作。

3. 除第Ⅷ对脑神经外，无其他脑神经受损症状。

4. 单耳发病居多，亦可双侧同时或先后受累，双侧耳聋则往往以一侧为重。

（三）住院患者的护理健康教育

1. 生活起居指导

（1）病室内保持安静，光线宜暗，嘱患者预防外感，勿用力挖耳，避免污水入耳。

（2）耳鸣者可利用看书、聊天等方法转移其注意力，减轻心理负担。

（3）头晕目眩者宜卧床休息，减少活动。改变体位时动作应缓慢，避免低头、旋转等动作，必要时加床栏保护，防止跌倒。

（4）伴失眠者指导患者睡前喝一杯牛奶、热水泡脚、自我放松等方法促进入睡。

（5）双耳重度耳聋患者避免单独外出，注意行走安全。

2. 饮食指导

（1）饮食指导原则　饮食宜清淡、易消化，忌辛辣、烟酒、浓茶、咖啡等刺激性食物。

（2）中医辨证施膳

①风邪外犯证：听力骤然下降，或伴有耳胀闷感及耳鸣；全身可伴有鼻塞、流涕、咳嗽、头痛、发热恶寒等症；舌质淡红，苔薄，脉浮。宜食疏风解表、散邪通窍之品，如芫荽、菊花、薄荷、豆豉等。可选食薄荷粥、葛根粥等。忌辛辣刺激、肥腻之品，如辣椒、花椒、芥末、肥肉等。

②肝火上炎证：耳聋时轻时重，或伴耳鸣，多在情志抑郁或恼怒之后加重；口苦，咽干，面红或目赤，尿黄，便秘，夜寐不宁，胸胁胀痛，头痛或眩；舌红苔黄，脉弦数。宜食清肝泄热之品，如绿豆、菊花叶、芹菜、黄瓜等。可选食海蜇头凉拌黄瓜丝、芹菜肉丝等。忌辛辣、温燥、动火之品，如辣椒、花椒、芥末、葱、姜、蒜、羊肉等。

③痰火郁结证：听力减退，耳中胀闷，或伴耳鸣；头重头昏，或见头晕目眩，胸脘满闷，咳嗽痰多，口苦或淡而无味，二便不畅；舌红，苔黄腻，脉滑数。宜食清热化痰之品，如薏苡仁、枇杷、莲藕、百合等。可选食荸荠汁、梨汁等。忌辛辣、温燥、肥腻之品，如辣椒、花椒、芥末、胡椒、葱、姜、蒜、肥肉等。

④血瘀耳窍证：听力减退，病程可长可短；全身可无其他明显症状，或有爆震史；舌质暗红或有瘀点，脉细涩。宜食活血化瘀之品，如红糖、山楂、泥鳅、黑木耳、桃仁等。可选食泥鳅炖豆腐、山楂茶等。忌寒凉生冷、辛辣刺激之品，如冰饮料、冰激凌、西瓜、花椒、芥末等。

⑤气血亏虚证：听力减退，每遇疲劳之后加重，或见倦怠乏力，声低气怯，面色无华，食欲不振，脘腹胀满，大便溏薄，心悸失眠；舌质淡红，苔薄白，脉细弱。宜食健脾益气、补血之品，如大枣、枸杞子、山药、桂圆等。可选食红枣汤、山药粥等。忌寒凉生冷、辛辣刺激之品，

如冰饮料、冰激凌、西瓜、花椒、芥末等。

3. 心理指导

（1）突发性耳聋患者常因突如其来的生理变化而感到痛苦、焦虑和恐慌，往往表现为急躁、敏感、易怒、睡眠质量下降。护理人员与患者交流时应面向患者，说话声音稍大，让患者看清口型，尽量使用面部表情及无声语言。

（2）对于全聋患者，以笔书写及手势与之交流。让患者尽快适应环境，了解自己的病情，减轻其心理负担，积极配合治疗及护理。

（3）向患者介绍治疗成功的病例，增强患者战胜疾病的信心。

（4）教会患者调节情绪及自我心理疏导的方法，如转移注意力等，使其保持良好的心态。

4. 用药指导

（1）静脉使用糖皮质激素（如地塞米松、甲泼尼龙）时滴速不宜过快，以 40 ～ 60 滴 / 分为宜；服用糖皮质激素（如地塞米松片）时，应严格遵守医嘱，不可随意增减剂量或停药。避免受凉、防止外感，保持口腔和皮肤清洁。

（2）扩张血管类药物（如长春西丁、银杏叶提取物等）静滴时速度以不超过 80 滴 / 分为宜。告知患者此药易出现头痛、眩晕、乏力、血压下降等症状，同时指导患者在改变体位时动作缓慢，预防体位性低血压的发生。

（3）营养和修复神经类药物（如鼠神经生长因子注射剂）会出现局部疼痛，偶见荨麻疹，注射时应常变换部位。

（4）中药煎剂宜饭后温服，服药期间不宜进食辛辣刺激之品，以免影响药效。

（四）康复期患者的护理健康教育

1. 生活起居指导

（1）生活要规律，勿过度劳累，做到饮食有节，预防感冒。

（2）养成良好的卫生习惯，勿挖耳，勿用力擤鼻。

（3）避免噪音刺激。如工作环境中的噪音、家庭中音响设备等应防护控制，不要长时间在高噪音区逗留，尽量少用电话和手机，噪音大的环境下应佩戴防声耳塞或耳罩，勿使用耳机。

（4）防止双耳进水，避免潜水等运动。

2. 康复锻炼指导

（1）鸣天鼓　调整好呼吸，将两手掌心紧贴于两外耳道口，使外耳道口暂时处于封闭状态，两手指放于枕部，食指叠于中指上，食指从中指上滑下，轻轻叩于脑后枕部。左右手各叩击 24 次，再两手同时叩击 48 次。

（2）营治城廓　以两手按耳轮，一上一下摩擦，每次做 15 分钟，每日两次。

（3）鼓膜按摩　以手食指（或中指）按摩耳屏，随按随放，每次按 20 ～ 30 下，用力均匀，应先左后右交替进行或同时进行。

（4）自行咽鼓管吹张术　用手指捏住鼻翼两侧，先用口吸气，然后闭唇，再用力用鼻呼气。可反复多次，使咽鼓管通畅。急性鼻炎或鼻腔脓涕较多时不宜采用此法。

3. 心理指导　调整心态，积极乐观，保持心情舒畅。

4. 药物指导　不滥用耳毒性药物，如庆大霉素、卡那霉素、链霉素等。

5. 定期复查　指导患者如突然出现耳聋、耳鸣、眩晕症状加重，应及时来院就诊。

二、青光眼患者的健康教育

青光眼是一组以特征性视神经萎缩和视野缺损为共同特征的疾病，病理性眼压升高是其主要危险因素。根据前房角形态、病因机制及发病年龄可将青光眼分为原发性、继发性和先天性三大类。原发性青光眼中的急性闭角型青光眼，属于中医学"绿风内障"范畴，常见证候有风火攻目证、气火上逆证、痰火郁结证。

（一）病因

1. 病因　病因尚未充分阐明，眼球局部的解剖结构变异，包括眼轴较短、角膜较小、前房浅、房角狭窄及晶状体较厚，被公认为是本病的主要发病因素。

2. 诱发因素　情绪激动、暗室停留时间过长、长时间阅读、疲劳等是本病常见诱因。

（二）典型临床表现

本病临床表现为头痛、头晕、眼痛、眼胀、雾视、虹视。急性发作期，严重者出现视力急剧下降，仅有眼前指数或光感，可伴有恶心、呕吐等全身症状。

（三）住院患者的护理健康教育

1. 生活起居指导

（1）病室环境整洁、安静，光线适宜，避免在光线过暗处久留。

（2）避免眼压升高：少用目力，避免长时间阅读；衣领松紧适宜；保持大便通畅，不可过度用力。

（3）宜取高枕卧位，保证充足睡眠。呕吐时，头偏向一侧，以免呕吐物误入气管，引起误吸。

（4）指导患者改变体位时动作宜慢，避免长时间低头、弯腰。

（5）指导患者家属专人陪护，清除周围障碍物，穿防滑鞋，防止跌倒。

（6）病区物品合理放置，便于取用，以减少视力下降给生活带来的不便。

2. 饮食指导

（1）饮食指导原则　饮食宜清淡、易消化，忌烟、酒、浓茶、咖啡、辛辣刺激之品。

（2）饮水量　忌一次性大量饮水，避免血容量急剧增加，房水形成过多导致眼压升高，每次饮水量不宜超过300mL，间隔1～2小时再次饮用。

（3）中医辨证施膳

①风火攻目证：发病急骤，视力锐减，头痛如劈，目珠胀硬，胞睑红肿，白睛混赤肿胀，黑睛雾状水肿，前房极浅，黄仁晦暗，瞳神中度散大，展缩不灵，房角关闭甚或粘连；多伴有恶心、呕吐等全身症状；舌红苔黄，脉弦数。宜食清热明目之品，如荸荠、百合、马齿苋、荷叶、菊花等。可选食荷叶冬瓜汤。忌食辛辣、煎炸食物，如辣椒、花椒、芥末、炸鸡等。

②痰火郁结证：眼症同上；伴有面赤身热，动辄头晕，呕吐痰涎，胸闷不爽，溲赤便秘；舌红苔黄腻，脉弦滑数。宜食清热化痰明目之品，如芹菜、马齿苋、菊花、梨、白萝卜、荸荠等。可选食雪梨菊花饮。忌食辛辣、燥热、肥腻等助湿生痰之品，如辣椒、花椒、芥末、肥肉、奶酪等。

③气火上逆证：眼胀头痛，眼珠变硬，视物不清，反复发作；兼见情志不舒，急躁易怒，胸

胁胀满，口苦咽干；舌红苔黄，脉弦数。宜食清热泻火之品，如苦瓜、冬瓜、绿豆、茭白、西瓜、百合等。可选食绿豆银花汤等。忌食辛辣、燥热之食物，如辣椒、芥末、花椒、羊肉、狗肉等。

3. 心理指导

（1）指导患者保持情绪稳定，避免急躁、激动、恼怒，安心静养。

（2）鼓励患者表达对疾病和手术的担心，有针对性地进行心理干预，以减轻因病痛带来的焦虑、恐惧心理。

（3）要求家属主动关心体贴患者，帮助其自我调适，通过听音乐或交谈的方式分散注意力。

4. 用药指导

（1）拟副交感神经类眼药主要有缩瞳降眼压的作用，主要的药物有毛果芸香碱滴眼液，注意每次滴眼后须压迫泪囊部 2 ~ 3 分钟，以免药液流入鼻腔吸收中毒。

（2）β – 肾上腺素能受体阻滞剂眼药，主要有抑制房水生成、降低眼压的作用，主要的药物有噻吗洛尔滴眼液，每次滴眼与其他眼药需间隔 10 分钟以上。

（3）口服碳酸酐酶抑制剂，主要通过减少房水生成来降低眼压，可作为局部用药的补充，主要的药物有乙酰唑胺，剂量不宜过大且不宜长期服用，如出现口唇面部及指（趾）麻木、全身不适、肾绞痛、血尿等副作用，应及时告诉医护人员，便于调整用药。

（4）静脉滴注高渗脱水剂，主要有减少眼内容积的作用，主要的药物有 20% 甘露醇注射液，需快速静脉滴注，防止外渗。如出现头痛、恶心等症状，可能为颅内压降低所致，宜卧床休息。

（5）原发性闭角性青光眼患者，术前禁用阿托品、托吡卡胺等散瞳眼药，避免瞳孔散大，眼压升高。

5. 围术期指导

（1）术前指导

①避免紧张，保持情绪稳定，保证充足睡眠。

②注意个人卫生，沐浴、更衣、理发、剪指甲。

③术前排空大小便，更换手术衣裤，取出假牙，女子长发应盘起。

④术中配合指导：因术中需患者保持眼球固定不动，术前指导患者练习，以配合手术；教会患者控制咳嗽及打喷嚏的方法，如用舌头顶压上颚或拇指压迫人中等。

（2）术后指导

①手术当日注意休息，避免低头、突然翻身、坐起、大声说笑、咳嗽、弯腰、用力憋气等。

②注意眼部卫生，保持敷料清洁勿污染，眼部敷料勿自行打开，勿碰、挤、揉、压眼球。

③饮食以软烂、易消化为宜，禁忌咀嚼硬固食物。

④观察视力、眼压变化，若出现眼胀、眼痛、头痛、呕吐、视物模糊等变化，应及时通知医师，配合处理。

（四）康复期患者的护理健康教育

1. 起居有常，饮食有节，不可一次性大量饮水，避免在光线过暗处停留过久、感冒、咳嗽、打喷嚏、便秘、疲劳等诱发眼压升高的因素。

2. 保护术眼，慎防碰撞，注意眼部卫生，减少看书、看电视、看手机等用眼行为。

3. 保持心胸开阔、情绪稳定，避免激动、恼怒，引起眼压升高。

4. 按医嘱正确滴眼药，不可擅自停药。滴眼药前洗净双手；滴眼药时头后仰，目上视，轻拉下眼睑，眼药瓶悬空，滴入下眼睑内；滴眼药后，宜闭目，促吸收。两种眼药之间需间隔 10 分钟。一眼已手术，另一眼未手术者，滴眼药后需保持平卧，因两眼所滴的眼药作用完全不同，以免眼药水相互流入。

5. 定期门诊复查，如有眼胀痛、视力急剧下降、视野缺损等改变，应及时就诊，以免耽误治疗。

三、白内障患者的健康教育

白内障是指晶状体透明度降低或者颜色改变所导致的光学质量下降的退行性改变。临床表现为视力下降、单眼复视或多视等。临床以年龄相关性白内障最为常见，又称老年性白内障。本病属于中医学"圆翳内障"范畴，常见证候有肝肾不足证、脾气虚弱证、肝热上扰证。

（一）病因

本病发病原因比较复杂，是机体内外各种因素对晶状体长期综合作用的结果。一般与老化、遗传、代谢异常、外伤、辐射、中毒、局部营养障碍及某些全身代谢性或免疫性疾病等有关。流行病学研究表明，紫外线照射、糖尿病、高血压、心血管疾病、外伤、过量饮酒及吸烟等均与白内障的形成有关。

（二）典型临床表现

1. 视力下降　这是白内障最明显也是最重要的症状。尤其在强光下，瞳孔收缩，进入眼内的光线减少，视力甚至可下降到仅有光感。

2. 视野缺损　由于晶状体混浊所致。

3. 其他　单眼复视或多视、对比敏感度下降、色觉改变、眩光等。

（三）住院患者的护理健康教育

1. 生活起居指导

（1）病室环境整洁、安静，光线柔和，避免强光照射。

（2）注意气候变化，及时增减衣被，慎防外感。

（3）病区物品合理摆放，便于取用，以减少视力下降给生活带来的不便。

（4）指导患者家属专人陪护，清除周围障碍物，穿防滑鞋，防止跌倒。

（5）保持大便通畅，避免过度用力。指导患者建立正常的排便习惯，合理安排膳食，可增加蔬菜、水果等高纤维食物的摄入，还可进行腹部环形按摩以促进排便。

2. 饮食指导

（1）饮食指导原则　宜清淡、易消化饮食，忌辛辣发物、油腻、硬固之品，禁烟、酒。

（2）中医辨证施膳

①肝肾不足证：视物昏花，视力缓降，晶珠混浊；或头昏耳鸣，少寐健忘，腰酸腿软，口干；舌红苔少，脉细。或见耳鸣耳聋，潮热盗汗，虚烦不寐，口咽干痛，小便短黄，大便秘结；舌红少津，苔薄黄，脉细弦数。宜食滋阴补肾、补益气血之品，如海参、黑豆、枸杞子、腰果等。可选食银耳枸杞子汤等。忌食辛辣刺激及寒凉食物，如辣椒、花椒、芥末、生西红柿、冰饮料等。

②肝热上扰证：视物不清，视力缓降，晶珠混浊，或有眵泪，目涩胀；时有头昏痛，口苦咽干，便结；舌红苔薄黄，脉弦或脉数。宜食清热平肝之品，如菊花、决明子、薏苡仁、莲子等。

可选食莲心薏米粥等。忌食辛辣、燥热食物，如辣椒、花椒、芥末、羊肉、狗肉等。

③脾气虚弱证：视物模糊，视力缓降，或视近尚明而视远模糊，晶珠混浊；伴面色萎黄，少气懒言，肢体倦怠；舌淡苔白，脉缓弱。宜食健脾益气之品，如山药、薏苡仁、银耳、猪肝、大枣等。可选食山药薏仁茯苓汤等。忌耗伤脾气及寒凉食物，如苦瓜、黄瓜、茄子、茭白、绿豆、山楂、萝卜、西瓜等。

3. 心理指导

（1）指导患者保持心胸开阔，情绪稳定。根据患者的病情、心理特征和文化层次，给予个性化的心理护理。

（2）向患者讲解白内障的病因、治疗及预防的相关知识，消除患者的焦虑、恐惧心理，积极配合治疗。

4. 用药指导

（1）抗生素类眼药主要有抗菌消炎的作用。主要的药物有左氧氟沙星滴眼液、妥布霉素滴眼液等。滴眼时可能有眼部刺激感或瘙痒感，如不适感久未消失，请告知医护人员。

（2）非甾体抗炎眼药主要对眼部炎症有治疗作用。主要的药物有普拉洛芬滴眼液等，滴眼时可能有眼部刺激、瘙痒感、眼部发红肿胀等表现，如不适感久未消失，请告知医护人员。

（3）肾上腺皮质激素类眼药主要有缓解眼部炎性病变的作用。主要的药物有妥布霉素地塞米松滴眼液、泼尼松龙滴眼液。滴眼时可能有眼睑刺痒、充血、结膜水肿或眼压升高等表现，如不适感久未消失，请告知医护人员。

5. 围术期指导

（1）术前指导

①避免紧张，保持情绪稳定，保证充足睡眠。

②注意个人卫生，沐浴、更衣、理发、剪指甲。

③术前排空大小便，更换手术衣裤，取出假牙，女子长发应盘起。

④术中配合指导：因术中需患者保持眼球固定不动，术前指导患者练习，以配合手术；教会患者控制咳嗽及打喷嚏的方法，如用舌头顶压上颚或拇指压迫人中等。

（2）术后指导

①手术当日注意休息，避免低头、突然翻身、坐起、大声说笑、咳嗽、弯腰、用力憋气等。

②注意眼部卫生，保持敷料清洁勿污染，眼部敷料勿自行打开，勿碰、挤、揉、压眼球。

③饮食以软烂、易消化为宜，禁忌咀嚼硬固食物。

（四）康复期患者的护理健康教育

1. 生活起居要有规律，不要过于劳累，注意休息，保持充足的睡眠。

2. 饮食宜清淡、易消化。忌食辛辣、煎炸、油腻、生冷、硬固之品。平素可用枸杞子或菊花泡茶饮以补肝肾、明目、利二便。

3. 注意用眼卫生，少看电视、少读书报，尤其是字体过小的书报，以免过度用目力。外出戴有色眼镜，避免紫外线照射。

4. 按医嘱正确滴眼药水。滴眼药前洗净双手；滴眼时头后仰，目上视，轻拉下眼睑，眼药瓶悬空，滴入下眼睑内；滴眼药后，宜闭目，促吸收。两种眼药之间，需间隔 5～10 分钟。

5. 保护术眼避免碰撞，勿进水，3 个月内避免头部剧烈运动和重体力劳动。

6. 定期门诊复查，若有不适随时来院就诊，手术 3 个月后可配戴眼镜。如患有糖尿病、高血压等全身疾病者，应及时治疗。

【思考题】

1. 针对突发性耳聋患者，如何计划实施出院健康指导？
2. 突发性耳聋患者的康复指导有哪些内容？
3. 如何对青光眼患者的生活起居进行指导？
4. 青光眼患者的用药指导的重点是什么？
5. 白内障患者的术前准备工作有哪些？

【案例分析】

王某，女，56 岁，退休干部。2022 年 12 月 15 日就诊。

主诉：患者双眼胀痛，视力下降 10 天入院。

现病史：患者 10 天前无明显诱因出现双眼胀痛、恶心、呕吐、视力下降，自行滴眼药水和自服止痛药（具体不详），治疗后疼痛缓解不明显，患者遂至我院门诊就诊，测视力：右眼 4.7，左眼 4.8，测眼压：右眼 22mmHg，左眼 20mmHg。

既往史：否认慢性疾病史、传染病史和药物过敏史。

入院症见：焦虑面容，性情急躁，眼胀痛而伴头痛，夜眠差。视力锐减，头痛如劈，目珠胀硬，白睛混赤肿胀，黑睛雾状水肿，黄仁晦暗，瞳神中度散大；伴有恶心、呕吐等全身症状；舌红苔黄，脉弦数。

生命体征：T 36.5℃，P 80 次 / 分，R 20 次 / 分，BP 120/68mmHg。

1. 该患者目前所患何病？辨证当属何证？
2. 请对该患者进行健康教育。

第五节　泌尿外科疾病患者的健康教育

一、尿路结石患者的健康教育

尿路结石又称尿石症，根据尿路结石所在的部位可分为上尿路结石和下尿路结石。双肾、输尿管的结石称为上尿路结石，膀胱、尿道的结石称为下尿路结石。本病属于中医学"石淋"范畴，常见证候有气血瘀滞证、湿热蕴结证、肾气不足证。

（一）病因

尿路结石多由肾虚和下焦湿热引起，其中尿中形成结石晶体的盐类呈饱和状态、抑制晶体形成物质不足和核基质的存在是形成结石的主要因素，以草酸盐结石最常见。

（二）典型临床表现

1. 上尿路结石　主要症状是疼痛和血尿，其程度与结石部位、大小、活动与否及有无损伤、感染、梗阻等有关。

2. 膀胱结石　排尿突然中断是膀胱结石的典型表现。患者在排尿过程中由于膀胱结石堵塞尿道开口而排尿中止，并感疼痛，伴有排尿困难和膀胱刺激症状。

3. 尿道结石   尿道结石常发生嵌顿，典型症状是排尿困难，点滴状排尿，伴疼痛，重者可发生急性尿潴留和会阴部剧痛。

（三）住院患者的护理健康教育

1. 生活起居指导

（1）病室环境整洁、安静，空气新鲜，阳光充足，温湿度适宜。

（2）促进排石：鼓励患者适量运动，多饮水，注意饮食及个人卫生，少食咸菜、火锅及腌制食物。口服排石利尿和溶石药物及针灸等方法促进结石排出。指导患者每次排尿后收集尿液，注意排石情况，并保留结石进行成分分析，可更有针对性地进行治疗。

（3）止痛：疼痛时指导患者分散注意力，深呼吸，必要时遵医嘱给予解痉镇痛药物，也可配合局部热敷、针刺缓解疼痛。膀胱结石患者可选择侧卧位排尿，以减轻疼痛。

2. 饮食指导

（1）饮食指导原则   宜清淡、易消化饮食，多食蔬菜、水果、清凉饮料，禁忌烟、酒、辛辣刺激及肥甘厚味等食物。

（2）调整饮食结构   根据结石的成分分析调整饮食结构，预防结石形成和复发。草酸盐结石患者，不宜进食富含草酸的食物，如菠菜、土豆、红茶等，可口服氧化镁增加尿中草酸溶解度，或口服维生素 B_6 以减少尿中草酸含量；磷酸盐结石患者，宜用低磷、低钙饮食，少进食牛奶和蛋黄等；尿酸盐结石患者，不宜进食动物内脏等富含嘌呤的食物。

（3）中医辨证施膳

①气血瘀滞证：发病急骤，腰腹胀痛或绞痛，疼痛向外阴部放射，尿频，尿急，尿痛，小便黄或赤。舌质暗红或有瘀斑，脉弦或弦数。宜食行气、活血化瘀之品，如白萝卜、生姜黑大豆等。忌食肥肉、油炸和甘薯、豆子等易胀气的食物。

②湿热蕴结证：腰痛或小腹痛，或尿流突然中断，尿频，尿急，尿痛，小便浑赤，或为血尿，口干欲饮。舌质红，舌苔黄腻，脉弦数。宜食清热利湿之品，如苦瓜、冬瓜、空心菜等。可选用金钱草煮水代茶饮。

③肾气不足证：结石日久，留滞不去，腰部胀痛，时发时止，遇劳加重，疲乏无力，尿少或频数不爽，或面部轻度浮肿。舌质淡，苔薄白，脉细无力。宜食温补肾气之品，如山药、桂圆、牛肉等，忌食辛辣刺激食物。

3. 心理指导   尿路结石表现为肾绞痛、排尿困难或排尿中断，且症状反复。患者常表现不同程度的焦虑或恐惧，鼓励患者与病友多沟通，交流防治经验，指导患者保持乐观情绪，增强治疗信心。

4. 用药指导

（1）中药汤剂服药期间不宜进食辛辣刺激之品，以免影响药效，宜饭后半小时服用，以减少对胃黏膜的刺激。服药期间根据治疗药物服用注意事项、禁忌，做好饮食调整。

（2）解痉止痛药用于缓解肌肉痉挛，缓解疼痛，如间苯三酚、氟比洛芬酯等，给药后观察患者生命体征。指导患者卧床休息，避免饮酒，禁止开车等高度危险操作。

（3）碱化尿液药物：①碳酸氢钠片，长期口服可引起上腹部胀痛、嗳气，可配合足三里、神阙艾灸。高血压及心脏病患者长期服用，可因钠潴留而加重病情，应及时监测患者血压及心率。②枸橼酸钾，偶有胃肠道不适，可按压合谷、内关。肾功能不全者慎用，定期复查肾功能。

5. 围术期指导

（1）术前指导

①根据手术需要做好胃肠道及皮肤等各项准备，如指导患者术前禁食6～8小时，禁饮2小时等。

②告知手术注意事项，做好术前宣教，取得患者的配合。

③对于吸烟者劝其戒烟，预防感冒。

（2）术后指导

①指导患者去枕平卧6小时，6小时后可主动活动四肢，以观察四肢感觉、运动、肌力等神经功能的变化，如有不适，应及时汇报医生。

②根据麻醉方式，正确指导患者进食，宜进食营养丰富、易消化的食物。

③导尿管的护理：妥善固定引流管，并保持引流管通畅，定时捏挤尿管，防止小血块堵塞。

④留置双J管期间避免弯腰、四肢同时升展等运动，以免引起双J管移位脱出。

⑤常见并发症的处理：膀胱痉挛，嘱患者放松，深呼吸缓解疼痛，遵医嘱给予解痉治疗；血尿，遵医嘱使用止血药，并嘱患者多饮水，勿剧烈活动。

（四）康复期患者的护理健康教育

1. 指导患者适当活动，做跳跃活动，如跳绳，可促进排石。肾下盏结石可指导患者做体位排石，取健侧卧位头低足高位并叩击腰部，以促进碎石由肾盏、肾盂进入输尿管，进而排出体外。

2. 嘱患者多饮水，每日饮水量在3000mL以上，增加尿量和排尿次数，减少晶体物质在体内的沉积，且有利于细小结石随尿液排出体外。结石形成最危险的时间是凌晨，睡前及夜间饮水，对预防结石效果更好。

3. 术后半个月门诊复查并拔除双J管。注意有无血尿、发热、腰痛等症状，如出现血尿、疼痛明显，及时就医。

二、泌尿系统损伤患者的健康教育

泌尿系统损伤以男性尿道损伤最常见，肾、膀胱次之，输尿管损伤最少见。泌尿系统损伤的主要表现是出血和尿外渗。

（一）肾损伤

1. 病因

（1）开放性损伤　战时多见，因弹片、枪弹、刀刃等锐器所致，常伴有胸腹部等其他脏器损伤，病情复杂而严重。体表有伤口存在。

（2）闭合性损伤　临床上较多见，为直接暴力（如跌倒、撞击、挤压、肋骨骨折等）或间接暴力（如对冲伤、突然暴力扭转等）所致。其中，直接暴力时，上腹部或腰背部受到外力撞击或挤压是肾损伤最常见的原因。体表无伤口。

2. 典型临床表现

（1）休克　单纯性肾挫伤，休克多不严重，可在数小时内恢复。严重肾裂伤、肾蒂裂伤或合并其他脏器损伤时，因创伤和失血常发生休克，甚至危及生命。

（2）血尿　是肾损伤的最常见症状，血尿与损伤程度可不一致。轻微肾损伤仅见镜下血尿，严重肾裂伤则呈大量肉眼血尿，血块可阻塞尿道；肾蒂血管断裂、输尿管断裂或输尿管被血块阻塞时，血尿可不明显，甚至无血尿。

（3）疼痛 由于肾实质损伤及肾包膜张力增加所致。血块通过输尿管时可发生肾绞痛。血液或尿液渗入腹腔或合并腹内脏器损伤时，出现全腹疼痛和腹膜刺激症状。

（4）腰腹部肿块 肾周围血肿和尿外渗使局部形成肿块，有明显触痛和肌强直。

（5）发热 尿外渗易继发感染并形成肾周脓肿，出现全身中毒症状。

3. 住院患者的护理健康教育

（1）生活起居指导 绝对卧床休息2～4周，待病情稳定、血尿消失后方可离床活动。通常损伤后4～6周，肾挫裂伤才趋于愈合，下床活动过早、过多，都有可能引起再度出血。

（2）饮食指导 术后暂禁食，待病情平稳后可进流食，逐渐过渡到半流质和普食。饮食宜富含粗纤维，多饮水，饮水量每天在3000mL以上，以补充血容量，保证足够的尿量，达到冲洗尿路、促进肾功能恢复的目的。

（3）心理指导 向患者及家属解释疾病的发展、主要治疗护理措施，安抚其焦虑及恐惧情绪，鼓励患者及家属积极配合治疗。

（4）用药指导

①常用消炎止痛药有塞来昔布、地佐辛等，可引起胃肠道反应，建议餐后半小时服用。

②常用解痉类药物有间苯三酚、氟比洛芬酯等，用药可能会出现四肢无力、疲乏等现象，有肝功能障碍者慎用。给药后观察患者生命体征，指导患者卧床休息。避免饮酒，不宜从事驾驶车辆等危险性操作。

③中药汤剂服药期间不宜进食辛辣刺激之品，以免影响药效。中成药宜饭后半小时服用，以减少对胃黏膜的刺激。服药期间根据治疗药物服用注意事项、禁忌，做好饮食调整。

（5）围术期指导

1）术前指导

①做好术前宣教，主动关心、帮助患者和家属了解治愈疾病的方法，解释手术治疗的必要性和重要性，解除思想顾虑。

②针对患者产生焦虑、恐惧、情绪不稳定等心理反应的原因，正确引导和及时纠正异常的心理变化，减轻应激反应以有效缓解其焦虑和恐惧。

③危重患者尽量减少搬动，以免加重损伤和休克。禁食禁水。

2）术后指导

①肾部分切除术后患者需绝对卧床休息1～2周。

②定时测量血压、脉搏、心率及尿量并准确记录，随时注意患者病情和腹部包块的变化情况。

③患者若出现少尿及无尿应及时通知医生。及早发现出血、感染等并发症。

4. 康复期患者的护理健康教育

（1）饮食宜清淡、易消化，多食新鲜的蔬菜、水果或富含纤维的食物，忌食辛辣刺激、海腥发物及肥腻之品，忌饮酒。

（2）出院后2～3个月不宜从事重体力劳动或做剧烈运动。

（3）多饮水，保持尿路通畅，减少尿液对损伤创面的刺激。

（4）指导患者学会观察尿液的颜色、量，排尿通畅程度，伤侧肾局部有无胀痛，发现异常需及时就诊。

（5）手术患者要注意保护健肾，防止外伤，预防感冒，禁用肾毒性药物。

（6）5年内定期复查，以便及时发现并发症。

（二）膀胱损伤

1. 病因

（1）开放性损伤 多见于战时，由弹片或锐器贯通所致，常合并其他脏器损伤，如阴道、直肠等，可形成腹壁尿瘘、膀胱直肠瘘或膀胱阴道瘘等。体表有伤口存在。

（2）闭合性损伤 膀胱充盈时，下腹部遭撞击、挤压、骨盆骨折断端刺伤膀胱壁所致，体表无伤口。

（3）医源性损伤 在膀胱镜检、碎石、膀胱腔内B超检查、经尿道前列腺切除等操作时操作不当造成。

2. 典型临床表现

（1）休克 由创伤、疼痛和失血引起。当大量尿液流入腹腔时，由于尿液刺激引起剧烈腹痛，可引起休克；如发生骨盆骨折、合并其他脏器损伤，可发生失血性休克。

（2）腹痛 腹膜内破裂时，尿液流入腹腔引起全腹压痛、反跳痛及肌紧张，并有移动性浊音；腹膜外破裂时，下腹部疼痛、压痛及肌紧张；膀胱壁轻度挫伤，仅有下腹部疼痛和少量终末血尿。

（3）血尿和排尿困难 由于尿液流入腹腔或膀胱周围，患者可有尿意，但不能排尿或仅排出少量血尿。

（4）尿瘘 开放性损伤者可有体表伤口，直肠、阴道漏尿。闭合性损伤者尿外渗继发感染、破溃后，可形成尿瘘。

3. 住院患者的护理健康教育

（1）生活起居指导 注意加强感染的预防和护理。保持伤口的清洁、干燥，敷料浸湿时要及时更换；保持尿管引流通畅，留置尿管7～10日拔除；遵医嘱应用抗生素；鼓励患者多饮水；密切观察病情，注意有无感染。骨盆骨折者须卧硬板床，勿随意搬动，以免加重损伤。

（2）饮食指导 宜食清淡、易消化、富含维生素和微量元素的营养丰富食物，禁忌烟、酒、辛辣刺激及肥甘厚味等食物。

（3）心理指导 向患者及家属解释疾病的发展、主要治疗护理措施，安抚其焦虑及恐惧情绪，针对产生焦虑、恐惧、情绪不稳定等心理反应的原因，正确引导和及时纠正患者异常的心理变化，减轻应激反应以有效缓解其焦虑和恐惧。

（4）用药指导 同肾损伤内容。

（5）围术期指导

1）术前指导 同肾损伤内容。

2）术后指导

①术后取平卧位，血压平稳后改为半卧位，以利于引流和呼吸，促进肠蠕动。严密观察病情，早发现出血、感染等并发症。

②术后需禁食，遵医嘱给予静脉补液，胃肠功能恢复后给予流质、半流质饮食，逐渐给予普食，鼓励患者多饮水。

③患者术后若留置膀胱造瘘管或尿管，应妥善固定导管，防止过度牵拉造成患者不适或脱出；注意观察引流液的量、色和气味，如有新鲜出血或血性引流液较多，需及时汇报医生；注意有无血块堵塞，导管扭曲、受压、脱落等情况；鼓励患者多饮水，每天2000～3000mL；导管拔除前需进行膀胱功能训练，待患者排尿情况良好后才可拔管。

④术后如出血量多需行膀胱冲洗，可采用连续滴入、间断开放法冲洗。冲洗速度为每分钟60滴，每隔30分钟开放导管1次，待血色变淡时，可改为间断冲洗或每日2次。每次冲洗量不宜超过100mL，膀胱部分切除术者每次冲洗量应少于50mL。

4.康复期患者的护理健康教育

（1）膀胱破裂合并骨盆骨折患者，其中部分患者会有勃起功能障碍，伤愈后应加强心理性勃起训练或采取辅助性治疗。

（2）密切观察排尿功能，有异常及时就诊。

（3）长期留置导管者，指导患者学会导管护理，保持导管引流通畅，避免导管牵拉、受压、扭曲、堵塞，妥善固定导管，防止脱出和逆行感染。多饮水，每日饮水量在2000mL以上，不能擅自拔管，每隔4周左右进行更换。

（三）尿道损伤

1.病因

（1）按尿道损伤的部位分类

①前尿道损伤：多见于男性，多发生于尿道球部，多由骑跨伤将尿道挤向耻骨联合下方所致。

②后尿道损伤：多发生于膜部，膜部尿道穿过尿生殖膈，当骨盆骨折时，尿生殖膈突然移位，产生剪切样暴力，加之膜部尿道比较薄弱，使膜部发生撕裂或横断。

（2）按损伤是否与体表相通分类

①开放性损伤：多由弹片或锐器所致，常伴有会阴部、阴囊、阴茎的贯通伤。体表有伤口存在。

②闭合性损伤：多为挫伤、撕裂伤及腔内器械操作直接损伤。体表无伤口。

2.典型临床表现

（1）疼痛　尿道球部损伤时受伤处疼痛，可放射到尿道口，尤以排尿时为甚。后尿道损伤表现为下腹部疼痛，局部肌紧张并有压痛。

（2）尿道出血　前尿道损伤时，可见尿道出血和血尿。后尿道损伤时，可无尿道口流血或仅少量血液流出。

（3）排尿困难　由于尿道的连续性和完整性遭到破坏，尿道水肿、尿道断裂分离、痉挛及括约肌痉挛，导致排尿困难和急性尿潴留。

3.住院患者的护理健康教育

（1）生活起居指导

①注意加强感染的预防与护理。嘱患者勿用力排尿，避免引起尿外渗而致周围组织继发感染；保持伤口的清洁、干燥，敷料浸湿时要及时更换；鼓励患者多饮水；密切观察病情，注意有无感染。

②骨盆骨折患者须卧硬板床，勿随意搬动，以免加重损伤。

（2）饮食指导

①宜食清淡、易消化、富含维生素和微量元素的营养丰富食物，禁忌烟、酒、辛辣刺激及肥甘厚味等食物。

②宜选用化瘀止血之品，如鲜藕、大枣。可选食鲜藕汁。

（3）心理指导　尿道损伤以男性青壮年为主，常合并骨盆骨折、大出血，甚至休克，伤情重，患者和家属极易产生恐惧、焦虑情绪。护士应主动向患者及家属解释疾病的发展、主要治疗护理措施，安抚其焦虑及恐惧情绪，鼓励患者及家属积极配合治疗。

（4）用药指导 同肾损伤内容。

（5）围术期指导

①术前指导同膀胱损伤内容。

②术后指导同膀胱损伤内容。

4. 康复期患者的护理健康教育

（1）嘱患者多饮水，多排尿，起到内冲洗的作用。

（2）继发性功能障碍者，伤愈后应进行心理治疗或辅助性治疗。

（3）密切观察排尿功能，有异常及时就诊。

（4）定期返院行尿道扩张术，改善排尿困难。

（5）术后 2 周可恢复一般活动，3 个月内避免进行剧烈活动，防止新形成的尿道裂开。

三、泌尿系统肿瘤患者的健康教育

泌尿系统各部位都可发生肿瘤，最常见的是膀胱癌，其次是肾肿瘤，欧美国家最常见的是前列腺癌。肾肿瘤多为恶性，临床上常见的肾肿瘤有肾癌、肾母细胞瘤。小儿泌尿系统中最常见的恶性实体肿瘤是肾母细胞瘤，占小儿恶性实体肿瘤的 8% ～ 24%。本病属于中医学"岩证"范围，常见证候有湿热蕴毒证、瘀血内阻证、脾肾两虚证、阴虚内热证。

（一）病因

1. 肾癌 引起肾癌的病因至今尚未明确，其发病可能与吸烟、环境污染、职业接触（如石棉、皮革等）、抑癌基因缺失等有关。

2. 膀胱癌 引起膀胱癌的病因很多，多数学者认为该病与吸烟、长期接触某些致癌物质（如塑料、橡胶、油漆、印刷等）、膀胱慢性感染与异物长期刺激，以及长期大量服用镇痛药非那西汀等危险因素相关。

3. 前列腺癌 引起前列腺癌的病因尚不明确，可能与种族、遗传、饮食、环境、性激素等有关。发病的危险因素有生活习惯的改变、长期接触镉等化学物质、进食高热量动物脂肪和酗酒等。

（二）典型临床表现

1. 肾癌 血尿、腰痛、肿块为肾癌三联征，多数患者仅出现 1 项或 2 项，3 项都出现占 10% 左右，出现其中任何一项都是病变发展到较晚期的临床表现。10% ～ 40% 的患者可出现副瘤综合征，表现为发热、高血压、高血糖、血沉加快、高钙血症、红细胞增多、贫血、消瘦、体重减轻及恶病质等。肾癌可通过血行和淋巴远处转移至肺、肝、脑、骨骼等处，出现咳嗽、咳血、病理性骨折等转移症状。

2. 膀胱癌 血尿是膀胱癌最常见和最早出现的症状，常表现为间歇性肉眼血尿，可自行减轻或停止，易给患者造成好转或治愈的错觉而贻误治疗。膀胱刺激症状（尿频、尿急、尿痛）多为膀胱癌的晚期表现，由于肿瘤坏死、溃疡或并发感染导致。三角区及膀胱颈部肿瘤可梗阻膀胱出口，造成排尿困难，甚至尿潴留。骨转移患者可出现骨痛。腹膜后转移或肾积水患者可有腰痛。

3. 前列腺癌 早期前列腺癌一般无症状，随着肿瘤的生长可挤压尿道，直接侵犯膀胱颈部、三角区，患者可出现下尿路梗阻症状，如尿频、尿急、尿流缓慢、尿流中断、尿不尽，甚至尿潴留或尿失禁。骨转移患者可出现骨痛、骨髓压迫症状，晚期还会出现贫血、衰弱、下肢水肿、排便困难等症状。

（三）住院患者的护理健康教育

1. 生活起居指导

（1）保持病室整洁、干净，创造良好的休养环境。

（2）膀胱癌患者要戒烟，减少咖啡饮用量，避免食用糖精，慎用镇痛药非那西汀等。

2. 饮食指导

（1）饮食指导原则：宜高热量、高蛋白、高维生素、易消化饮食，忌食辛辣刺激之品。膀胱癌患者应多饮水，以达到稀释尿液、自体冲洗的目的。必要时通过静脉营养支持，纠正营养失衡。

（2）前列腺癌患者避免高脂肪饮食，特别是动物脂肪、红色肉类，多摄入豆类、谷类、蔬菜、水果等富含纤维素的食物。另外，维生素 E、雌激素等有预防前列腺癌的作用，可增加摄入量。

（3）中医辨证施膳：

①湿热蕴毒证：腰痛，腰腹坠胀不适，尿血，尿频，尿急，尿痛，发热，消瘦，纳差，舌红苔黄腻，脉濡数。宜食清热利湿的食物，如薏苡仁、冬瓜、马齿苋等。

②瘀血内阻证：面色晦暗，腰腹疼痛，甚则腰腹部肿块，尿血，发热，舌质紫黯或有瘀斑、瘀点，苔薄白，脉涩。宜食活血化瘀的食物，如山楂、红花、玫瑰、茄子、洋葱等。

③脾肾两虚证：腰痛腹胀，尿血，腹部肿块，纳差，呕恶，消瘦，气短乏力，便溏，畏寒肢冷，舌淡胖有齿痕，苔薄白，脉沉细弱。宜食温补脾肾的食物，如羊肉、黑豆、桂圆、枸杞子等。

④阴虚内热证：腰痛，腰腹部肿块，五心烦热，口咽干燥，小便短赤，便秘，消瘦乏力，舌红，苔薄黄少津，脉细数。宜食清热滋阴之品，如百合、麦冬、银耳、绿豆等。

3. 心理指导　向患者及家属解释疾病的发展、主要治疗护理措施，安抚其焦虑及恐惧情绪，鼓励患者及家属积极配合治疗。

4. 用药指导

①药液灌入膀胱后，取平、俯、左、右侧卧位，每15分钟轮换体位1次，共2小时，待排出药液后鼓励患者多饮水，以起到冲洗膀胱的作用，保护膀胱黏膜。每周灌注1次，6～8周以后，每月1次，持续2年。

②前列腺癌内分泌治疗患者，常见不良反应有潮热、心血管并发症、肝功能损害等，要定时检查肝功能、血常规等，做好患者活动安全的护理，防跌倒。

5. 围术期指导

（1）术前指导

①心理指导：向患者解释病情，告知手术治疗的必要性和可行性，以稳定患者情绪，争取患者的积极配合。

②肠道准备：膀胱癌患者如需行肠道代膀胱术、前列腺癌患者为避免术中损伤直肠，需做肠道准备，于术前3日进少渣半流质饮食，术前1～2日起进无渣流质饮食，口服肠道不吸收抗生素，术前1日及术晨进行清洁灌肠。

（2）术后指导

①体位与休息：肾癌患者术后生命体征平稳后取半卧位，肾全切术后无具体严格卧床时间，肾部分切（肾肿瘤剜除）患者需平卧 3～5 天，术后 3～7 天可协助患者床上活动，1 周后患者可自主轻微床上活动，10 天后可进行室内活动，2 周内可在本楼层内活动。避免过早下床引起手术部位出血。膀胱癌患者术后取半坐卧位，以利于伤口引流和尿液引流。前列腺癌患者术后卧床 3～4 天。

②并发症的观察及护理：出血和感染是术后常见并发症。术后应加强生命体征的监测，观察意识。若患者术后引流液量较多、色鲜红且很快凝固，同时伴血压下降、脉搏加快，常提示有出血，应立即通知医生处理。肾癌术后患者注意观察尿量，预防急性肾衰竭。

③观察切口情况：鼓励患者多饮水，若患者体温升高，伤口处疼痛，血、尿常规提示有感染，应及时通知医生处理。嘱患者取半坐卧位，保持各引流管通畅，盆腔引流管做低负压吸引，遵医嘱应用抗生素。膀胱癌术后造口周围皮肤表面常可见白色粉末状结晶物，是由细菌分解尿酸而成，可先用白醋，再用清水清洗，使尿液顺利流出。

④术后心理指导：膀胱癌进行尿流改道的患者，要做好心理护理，耐心疏导患者，鼓励患者适应形象的改变，学会自我管理，早日回归社会。前列腺癌患者治疗后会出现性欲下降、勃起功能障碍等情况，易造成自卑、情绪低落，特别是年轻患者，要充分尊重患者，帮助其调整不良心理，并积极争取家属的支持。

（四）康复期患者的护理健康教育

1. 保证充分的休息和睡眠，适当锻炼，加强营养，宜选用豆类、谷物、蔬菜、水果、绿茶等，避免摄入动物脂肪、红色肉类。

2. 肾切除患者应注意保护健存肾脏，预防感冒，谨慎用药，以免造成药物性肾损伤。

3. 膀胱癌患者需学会自我护理。

（1）非可控术后患者更换集尿袋的动作要快，避免尿液外流，并准备足够纸巾吸收尿液；睡觉时可调整尿袋方向与身体纵轴垂直，并接引流袋将尿液引流至尿盆中，避免尿液压迫腹部影响睡眠。

（2）可控膀胱术后患者自我导尿应注意清洁双手及导尿管，间隔 3～4 小时导尿 1 次；外出或夜间睡觉可佩戴集尿袋避免尿失禁。

4. 指导膀胱癌患者进行原位新膀胱训练。

（1）贮尿功能：夹闭导尿管，定时放尿，初起每 30 分钟放尿 1 次，逐渐延长至 1～2 小时。

（2）控尿功能：收缩会阴及肛门括约肌 10～20 次 / 日，每次维持 10 秒。

（3）排尿功能：选择特定的时间排尿，如餐前 30 分钟，晨起或睡前；定时排尿，一般白天每 2～3 小时排尿 1 次，夜间 2 次，减少尿失禁。

5. 遵医嘱定期复诊，判断疾病预后，及时发现肿瘤复发或转移。保留膀胱手术后，每 3 个月复查膀胱镜、B 超 1 次，两年无复发者，改为每半年 1 次；根治性膀胱手术后，终生随访，进行腹部 B 超、盆腔 CT 等检查。

【思考题】

1. 尿路结石患者饮食指导内容有哪些？

2. 肾损伤患者生活起居注意事项有哪些？

3.膀胱损伤患者术后指导内容有哪些?

4.泌尿系统肿瘤患者康复期指导内容有哪些?

【案例分析】

李某,男,40岁,教师。2022年8月4日就诊。

主诉:患者左侧腰、腹部疼痛,伴肉眼血尿2天入院。

现病史:患者诉2天前无明显诱因出现左侧腰、腹部剧烈疼痛,伴尿频,尿急,尿痛,肉眼血尿,遂至我院门诊就诊。检查:腹平软,右中下腹沿输尿管走行方向有深压痛,无反跳痛,右肾区压痛、叩击痛明显。小便常规检查WBC(+),RBC(++);B超示左肾集合部见宽约1.2cm分离暗区,并见多个强回声光团,最大直径0.6cm,左侧输尿管上段扩张。

既往史:患者既往体健,否认慢性疾病史、传染病史和药物过敏史。

入院症见:神志清楚,急性痛苦面容,左腹部疼痛,恶心欲吐,口干。情绪焦虑,纳差,眠差,大便干,1~2日/次,小便频,舌红苔黄腻,脉滑数。

生命体征:T 36.5℃,P 96次/分,R 24次/分,BP 120/76mmHg。

1.该患者目前所患何病?辨证当属何证?

2.请对该患者进行健康教育。

第六节　肛肠科疾病患者的健康教育

一、痔患者的健康教育

痔是肛肠科常见疾病,内痔是肛垫的支持结构、静脉丛及动静脉吻合支发生病理性改变或移位;外痔是齿状线远侧皮下静脉丛的病理性扩张或血栓形成;混合痔是内痔通过丰富的静脉丛吻合支和相应部位的外痔相互融合。痔男女老少皆可发病,其中以20岁以上成年人占大多数,男性略多于女性,发病率随年龄增长而升高。本病历代中医学文献中多称之为"痔疮",常见证候有风伤肠络证、湿热下注证、气滞血瘀证、脾虚气陷证。

(一)病因

痔发生的确切病因目前认识尚不清楚,但主要与体位、肛门直肠解剖、感染、排便、饮食、遗传、职业、妊娠与分娩等因素有关。

(二)典型临床表现

1.内痔　以便血及痔核脱出为主要表现。初发便血以无痛性间歇性便后出血为主症,长期出血可发生贫血。若发生血栓、感染及嵌顿,可伴有肛门剧痛。

内痔可分为四期:Ⅰ期排便出血,无痔核脱出;Ⅱ期间歇性便血,排便时痔核脱出,便后可自行回纳;Ⅲ期偶有便血,排便或久站及咳嗽、负重时有痔核脱出,脱出后不能自行回纳,必须用手托方可回纳;Ⅳ期偶有便血,痔核长期脱出,无法回纳或回纳后立即脱出。

2.外痔　以坠胀、疼痛、异物感,有时伴局部瘙痒为主要表现。

3.混合痔　兼有内痔和外痔的表现,严重时可环状脱出肛门,发生嵌顿可引起充血、水肿甚至坏死。

（三）住院患者的护理健康教育

1. 生活起居指导

（1）病室环境安静整洁，温湿度适宜，光线柔和，空气流通。

（2）协助患者取舒适体位，严重出血患者宜卧床休息，减少活动。

（3）保持肛周及会阴部清洁，便后及时清洗。

（4）宜穿柔软、宽松、透气性好的纯棉内裤，如有污染及时更换。

2. 饮食指导

（1）饮食指导原则　多食富含纤维的新鲜水果、蔬菜，多吃粗粮，多饮水，少食辛辣刺激、海鲜发物及肥腻之品。

（2）中医辨证施膳

①风伤肠络证：大便带血、滴血或喷射状出血，血色鲜红，或有肛门瘙痒等，舌质红，苔薄白或薄黄，脉浮数。宜食清热凉血、祛风润燥之品，如绿豆、苦瓜、芹菜、马蹄等。忌食辛辣刺激、海鲜发物、煎炸、燥热之品，如辣椒、酒类、虾、蟹、烧烤、榴梿等。食疗方：丝瓜鸭肉汤。

②湿热下注证：便血色鲜，量较多，肛内肿物外脱，可自行回缩，肛门灼热，舌质红，苔黄腻，脉弦数。宜食清热利湿之品，如绿豆、赤小豆、薏苡仁、菜花、小米等。忌食辛辣刺激、肥腻之品，如辣椒、肥肉、巧克力等。食疗方：绿豆冬瓜汤。

③气滞血瘀证：肛内肿物脱出，甚或嵌顿，肛管紧缩，坠胀疼痛，甚则肛缘水肿、血栓形成，触痛明显；舌质红或暗红，苔白或黄，脉弦细涩。宜食行气活血化瘀之品，如山楂、木耳、桃仁、番茄、黑米等。忌食辛辣刺激、肥腻、胀气之品，如辣椒、肥肉、甜食、豆浆等。食疗方：益母草糯米粥。

④脾虚气陷证：肛门松弛，痔核脱出需手法复位，便血色鲜或淡；面白少华，神疲乏力，少气懒言，纳少便溏，舌质淡，边有齿痕，苔薄白，脉弱。宜食补中益气之品，如茯苓、山药、薏苡仁、鸡肉等。忌食辛辣刺激、生冷寒凉之品，忌暴饮暴食，如辣椒、冰水、柿子、虾、蟹等。食疗方：大枣乌鱼汤。

3. 心理指导

（1）与患者有效沟通，使其增加对疾病的了解，宜选用以情胜情、借情移情之法使其心境愉悦，减轻不良情绪刺激。

（2）使患者了解复发的可能，提高依从性，有效预防。

4. 用药指导

（1）镇痛药：主要分为非甾体抗炎药及阿片类镇痛药两类。代表药物有索米痛片、布洛芬、凯纷、氨酚曲马多片、地佐辛等。用药时可能有胃肠道反应，建议餐后用药。

（2）调节肠道菌群药：主要药物有双歧杆菌三联活菌片（金双歧）、双歧杆菌四联活菌片（思连康）。

（3）润肠通便药：主要药物有小麦纤维颗粒、聚乙二醇散剂、乳果糖口服液，用药后多饮水。

（4）外用药：主要分为栓剂及外用药两类。主要药物有黄芩油膏、普济痔疮栓、肛泰栓、吲哚美辛栓，用前洗净肛门，将药外涂或塞入。

（5）中药汤剂一般情况下每剂药分 2～3 次服用，具体服药时间可根据药物的性能、功效、病情，遵医嘱选择适宜的服药时间。

5. 围术期指导

（1）术前指导

①做好术前宣教，告知手术注意事项及相关准备工作，取得患者配合。

②手术前晚餐进少渣饮食，术晨禁食，术晨灌肠以排空大便。

③术前晚注意休息，保证充足睡眠，必要时可口服安眠药物。

④术前一天洗澡、清洗肛门部位，根据患者情况局部备皮。

⑤必要时做好药敏试验。

（2）术后指导

①病情观察指导：观察术后伤口局部有无出血、肛门坠胀、感染等情况，保持创面清洁干燥、引流通畅，若出现面色苍白、出冷汗、腹痛、腹胀、出血量较多等征象，立即汇报医生，配合处理。

②休息和活动：根据不同麻醉方式，指导患者卧床休息，手术当日尽量避免下床活动。平时勿摇高床头，以防肛缘水肿。变换体位动作要慢，起床如厕须有家属搀扶，慎防晕倒。术后7～9日为痔核脱落阶段，嘱患者少活动以防继发性出血。

③排便护理：嘱患者手术当日勿排大便，以防创面出血。特殊术式，根据医嘱处理。之后每日保持成形软便一次，大便勿用力。便后予中药熏洗以清热解毒，活血消肿。创面每日按时换药。大便干结者可行腹部按摩、大黄贴敷（取穴神阙）或遵医嘱予缓泻剂或开塞露塞肛。

④疼痛护理：及时评估和控制疼痛，教会患者自我放松及减轻疼痛的方法，如缓慢呼吸、听舒缓音乐，协助患者取舒适体位，可辅以耳穴埋籽（取穴神门、直肠、肛门）、穴位按摩（取穴足三里、承山）减轻疼痛。疼痛剧烈者遵医嘱使用止痛药物。

⑤并发症护理：术后排尿困难者，可予下腹部热敷、按摩、温水坐浴等诱导排尿，亦可采用耳穴埋籽（取穴肾、膀胱、尿道）、艾灸（取穴气海、关元、中极等）、车前子泡茶辅助治疗，必要时行保留导尿；术后肛缘水肿者，需缩短熏洗时间，可予 50% 硫酸镁湿敷。

⑥其他：行结扎术者，嘱其勿牵拉留于肛门外之结扎线残端，以免引起疼痛或出血。

（四）康复期患者的护理健康教育

1. 饮食宜清淡、易消化，多食新鲜的蔬菜、水果或富含纤维的食物，忌食辛辣刺激、海腥发物及肥腻之品，忌饮酒。

2. 养成良好的排便习惯，定时排便，保持大便通畅，忌久蹲努责。

3. 避免肛门局部刺激，便纸宜柔软，不穿紧身裤和粗糙内裤。

4. 指导患者避免增加腹压，避免负重远行、用力排便、咳嗽、久站、久蹲，避免长时间坐卧潮湿之地。

5. 起居有常，劳逸适度，适当锻炼，多做提肛运动。

6. 调畅情志，保持心情愉快，避免不良情绪刺激。

7. 出院后，如有便血、肛门部疼痛等不适，及时返院就诊。

二、肛瘘患者的健康教育

肛瘘是指肛门直肠因肛门周围间隙感染、损伤、异物等病理因素形成的肛管或直肠与肛周皮肤相通的肉芽肿性管道，是常见的直肠肛管疾病之一。一般由原发性内口、瘘管和继发性外口三部分组成，也有仅具内口或外口者。肛瘘多由肛周脓肿破溃后形成，多发于青壮年，以男性多见。其临床特点为肛门周围硬结，局部反复破溃流脓、疼痛、潮湿、瘙痒。本病属于中医学"肛漏""痔漏"范畴，常见证候有湿热蕴阻证、正虚邪恋证、阴液亏虚证。肛瘘依据瘘管与括约肌的关系分为括约肌间型、经括约肌型、括约肌上型、括约肌外型；以外括约肌深部划线为标志，瘘管经过此线以上称为高位肛瘘，在此线以下称为低位肛瘘；以瘘口与瘘管数量区分单纯、复杂性肛瘘。

（一）病因

本病病因主要为肛腺感染；肛门异物、肛门直肠手术、外伤、注射、灌肠、肛门检查等致肛门损伤引起的感染；特殊感染，如结核、放线菌等；中央间隙感染；其他如糖尿病、再生障碍性贫血、克罗恩病、溃疡性结肠炎等疾病引起。

（二）典型临床表现

1. 流脓　间歇性或持续性流脓、久不收口是肛瘘的特征。新形成的瘘管流脓多，且有臭味，色黄而稠；时间较久，脓液逐渐减少，时有时无，脓液稀淡如水。

2. 疼痛　瘘管通畅时，一般无疼痛感，仅觉肛门口坠胀感。如外口闭合，瘘管内有脓液积聚，或内口较大，粪便流入管腔，局部可疼痛，尤在排便时或炎症时疼痛加剧。

3. 瘙痒　脓液及分泌物刺激肛周皮肤，引起瘙痒及烧灼感，同时伴有肛周湿疹。

（三）住院患者的护理健康教育

1. 生活起居指导
（1）病室环境安静整洁，温湿度适宜，光线柔和，空气流通。
（2）协助患者取舒适体位，体质虚弱者，宜卧床休息，避免劳累。
（3）保持床单清洁干燥，做好肛周皮肤护理，保持清洁、干燥，便后可予中药熏洗或中药涂搽。

2. 饮食指导
（1）饮食指导原则　饮食应清淡、易消化、富含纤维素，忌食辛辣刺激、海鲜发物及肥腻之品。
（2）中医辨证施膳
①湿热蕴阻证：肛周经常流脓液，脓质稠厚，肛门胀痛，局部灼热；肛周有溃口，按之有索状物通向肛内，舌红，苔黄腻，脉弦或滑。宜食清热利湿之品，如菜花、冬瓜、粟米、丝瓜等。忌食辛辣刺激、海鲜发物、煎炸之品，如辣椒、烧烤、肥肉、巧克力、烟酒类等。食疗方：绿豆薏仁粥。
②正虚邪恋证：肛周流脓液，质地稀薄，肛门隐隐作痛，外口皮色暗淡，漏口时溃时愈；肛周有溃口，按之质较硬，或有脓液从溃口流出，且多有索状物通向肛内，伴神疲乏力，舌淡，苔薄，脉濡。宜食补益气血、扶正祛邪之品，如大枣、木耳、藕、豌豆等。忌食辛辣刺激、生冷寒凉之品，如辣椒、冰水、生黄瓜、柿子、虾、蟹等。食疗方：参芪红枣炖乌鸡。
③阴液亏虚证：肛周溃口，外口凹陷，漏管潜行，局部常无硬索状物可扪及，脓出，脓出稀薄，可伴有潮热盗汗，心烦口干，舌红，少苔，脉细数。宜食养阴生津之品，如百合、银耳、核桃等。忌食辛辣刺激、燥热之品，如辣椒、大蒜、羊肉、狗肉、荔枝等。食疗方：枸杞子乳鸽。

3. 心理指导

（1）与患者有效沟通，使其增加对疾病的了解，宜选用以情胜情、借情移情之法使其心境愉悦，减轻不良情绪刺激。

（2）使患者了解复发的可能，提高依从性，有效预防。

4. 用药指导   见痔患者的用药指导。

5. 围术期指导

（1）术前指导

①做好术前宣教，告知手术注意事项及相关准备工作，取得患者的配合。

②手术前晚餐进少渣饮食，术晨禁食，术晨灌肠以排空大便。

③术前晚注意休息，保证充足睡眠，必要时可口服安眠药物。

④术前一天洗澡、清洗肛门部位，根据患者情况局部备皮。

⑤必要时做好药敏试验。

（2）术后指导

①病情观察指导：观察术后伤口局部有无出血、有无大便失禁、感染等情况；渗出脓液的色、质、量、气味，肛门瘙痒程度，观察有无发热、贫血、消瘦和食欲不振等全身症状。若出现面色苍白、出冷汗、出血量较多等厥脱征象，立即汇报医生，配合处理。保持创面清洁、切开或挂线引流通畅。

②休息和活动：根据不同麻醉方式，指导患者卧床休息，手术当日尽量避免下床活动。平时根据手术切口位置，取利于引流的体位。变换体位动作要慢，起床如厕须有家属搀扶，慎防晕倒。

③排便护理：嘱患者手术当日勿排大便，以防创面出血，行切除缝合术者需适当控制排便，建议术后 3～5 日首次排便，之后每日保持成形软便一次，大便勿用力。便后行中药熏洗、中药涂搽以清热解毒，活血消肿。创面每日按时换药。大便干结者可行腹部按摩、大黄贴敷（取穴神阙）或遵医嘱予缓泻剂或开塞露塞肛。

④疼痛护理：及时评估和控制疼痛，教会患者自我放松及减轻疼痛的方法，如缓慢呼吸、听舒缓音乐，协助患者取舒适体位，可辅以耳穴埋籽（取穴神门、直肠、肛门）、穴位按摩（取穴足三里、承山）减轻疼痛。疼痛剧烈者遵医嘱使用止痛药物。

⑤并发症护理：术后排尿困难者，可予下腹部热敷、按摩、温水坐浴等诱导排尿，亦可采用耳穴埋籽（取穴肾、膀胱、尿道）、艾灸（取穴气海、关元、中极等）、车前子泡茶辅助治疗，必要时行保留导尿；肛周湿疹者，给予加味黄芩油膏、青黛散等涂搽。

⑥其他：肛瘘挂线者，嘱其勿牵拉橡皮筋，以免引起疼痛及断裂。

（四）康复期患者的护理健康教育

1. 饮食宜清淡、富含营养，多食新鲜蔬菜、水果或富含粗纤维的食物，忌生冷、辛辣刺激、肥甘之品，戒烟酒。

2. 起居有常，劳逸适度，防止劳累过度，忌久坐、久站，适当锻炼，多做提肛运动。

3. 防治便秘和腹泻，及时治疗肛窦炎、克罗恩病、溃疡性结肠炎等疾病，以防继发性肛瘘。

4. 出院后，如有发热、肛周疼痛等不适，及时到医院就诊。

三、大肠癌患者的健康教育

大肠癌是常见的消化道恶性肿瘤，包括结肠癌和直肠癌。大肠癌的发病率从高到低依次为直肠、乙状结肠、盲肠、升结肠、降结肠及横结肠，近年有向近端（右半结肠）发展的趋势。本病属于中医学"肠蕈""脏毒""癥瘕""锁肛痔""积聚""便血"等范畴，常见证候有湿热蕴结证、气滞血瘀证、气阴两虚证。

（一）病因

大肠癌的发病与饮食习惯（高脂肪、高蛋白、低纤维素饮食）、遗传因素（家族性腺瘤性息肉病、遗传性非息肉病性结肠癌等）、癌前病变（溃疡性结肠炎、克罗恩病等）有关。

（二）典型临床表现

本病早期多无明显症状，病情发展到一定程度可出现下列症状：①排便习惯改变，多表现为排便次数增多、腹泻、便秘。②粪便性状改变，变细、便血、黏液脓血便。③腹痛或腹部不适。④腹部肿块（以右半结肠癌多见）。⑤便秘、腹胀或阵发性绞痛等肠梗阻相关症状。⑥贫血、消瘦、乏力、低热等全身症状。

（三）住院患者的护理健康教育

1. 生活起居指导

（1）病室环境整洁安静，温湿度适宜，空气流通，减少探视。

（2）卧床休息，取舒适卧位。

（3）起居有常，劳逸结合。

2. 饮食指导

（1）饮食指导原则　宜清淡、易消化、低脂、高热量、高维生素、营养丰富饮食，忌辛辣刺激、生冷、烟熏、油炸及不洁饮食。术后早期禁食禁饮，待肠功能恢复后饮食应循序渐进地过渡到普食。

（2）造口患者　进易消化的饮食，少食可产生刺激性气味或胀气的食物，忌食可致便秘之品。

（3）中医辨证施膳

①湿热蕴结证：肛门坠胀，便次增多，大便带血，色泽暗红，或夹黏液，或下痢赤白，里急后重，舌红，苔黄腻，脉滑数。宜食清热利湿之品，如赤小豆、薏苡仁、莲子、白萝卜等。忌食辛辣刺激、肥腻、煎炸燥热之品，如辣椒、生姜、肥肉、黄鳝、冰激凌、烧烤等。食疗方：赤小豆薏米粥。

②气滞血瘀证：肛周肿物隆起，触之坚硬如石，疼痛拒按，或大便带血，色紫暗，里急后重，排便困难，舌紫暗，脉涩。宜食行气活血化瘀之品，如木耳、黑米、丹参等。忌食辛辣刺激、肥腻、胀气、寒凉之品，如辣椒、肥肉、甜食、豆制品、冰水、柿子、螃蟹等。食疗方：猪血鲫鱼粥。

③气阴两虚证：面色无华，消瘦乏力，便溏或排便困难，便中带血，色泽紫暗，肛门坠胀，或伴心烦口干，夜间盗汗，舌红或绛，苔少，脉细弱或细数。宜食益气养阴之品，如黄芪、银耳、大枣、山药等。忌食辛辣刺激、生冷寒凉之品，如辣椒、西瓜、冰水、梨、柿子、螃蟹等。食疗方：参芪猪骨汤。

3. 心理指导

（1）关心体贴患者，根据患者不同的思想动态及性格差异，针对性地进行心理安慰，消除其紧张恐惧心理，积极配合治疗，树立战胜疾病的信心。

（2）取得家属的理解和支持，从多方面给患者以关怀和心理支持。

（3）必要时介绍成功病例与患者交流，增强战胜疾病的信心。

（4）需行肠造口的患者，做好术前访视，讲解造口的目的、部位、功能、术后可能出现的情况及相应的处理方法等，帮助造口患者正视并参与造口护理，尊重患者隐私，鼓励家属共同参与，必要时合理采用保护性医疗措施。

4. 用药指导

（1）化疗药物主要有氟尿嘧啶、奥沙利铂、伊立替康、西妥昔单抗、贝伐单抗等，注意观察化疗药物的不良反应，按要求做好护理。

（2）肠内、外营养制剂主要有肠内营养粉、氨基酸、脂肪乳等以促进肠功能恢复，改善营养状况，降低术后并发症。

（3）提高机体免疫力药主要有参一胶囊、胸腺法新等。

（4）中药汤剂一般情况下每剂药分 2 ～ 3 次服用，根据药物的性能、功效、病情遵医嘱选择适宜的服药时间。

5. 围术期指导

（1）术前指导

①饮食指导：术前 3 天进少渣饮食，术前 1 天进流质饮食，有梗阻现象应提前禁食。术前 2 ～ 3 天可口服要素饮食，如安素、能全素。进食困难、营养状态差者，可给予肠外营养支持。

②肠道准备：常用的方法有清洁灌肠、全肠道灌洗、肠道水疗和术中结肠灌洗法。

③预防感冒，术前指导患者练习床上大小便，练习深呼吸、有效咳嗽等肺功能锻炼方法，吸烟者劝其戒烟。

④术前晚注意休息，保证充足睡眠，必要时可口服安眠药物。

⑤术前一日做好药敏试验，遵医嘱予抗生素静滴。

⑥行肠造口术者，术前行腹部造口定位。

⑦有梗阻症状者术晨置胃管，减轻腹胀。

（2）术后指导

①病情观察指导：做好生命体征监测，密切观察患者的体温、脉搏、呼吸、血压和血氧饱和度的变化，保持呼吸道通畅。观察切口敷料有无渗血，以及有无恶心、呕吐、腹痛、腹胀、排气、排便等，遇有异常及时汇报医生，配合处理。

②休息与活动：术后平卧 6 小时，待全麻清醒后即予患者半坐卧位或斜坡卧位。指导患者定时床上翻身，予以拍背预防肺部感染；主动行踝泵运动、直腿抬高运动、股四头肌训练，予环抱挤捏按摩等预防下肢静脉栓塞的发生。鼓励早期下床活动，根据患者个体情况，循序渐进增加活动量，以促进肠功能恢复，活动时注意保护伤口以免牵拉。

③引流管护理：胃肠减压管，妥善固定，保持通畅，观察引流液的色、质、量，及时发现术后肠梗阻等并发症，至肛门排气或造口开放后拔除。腹腔或骶前引流，妥善固定，保持通畅，避免受压、打折、堵塞，观察并记录引流液的色、质、量，及时发现出血、吻合口瘘等并发症。留置尿管，妥善固定，保持通畅，观察并记录尿液的色、质、量，留置尿管期间注意保持会阴部清洁，指导膀胱功能训练。

④肠造口护理：保持造口周围皮肤的清洁干燥，观察造口黏膜及周围皮肤情况，指导患者及家属更换造口袋的方法，并告知造口护理的相关注意事项。

⑤并发症护理：术后密切观察患者切口有无充血、水肿、剧烈疼痛及生命体征的变化等切口感染的症状，若发生感染，及时汇报医生，予彻底引流并使用抗生素。密切观察患者有无吻合口瘘的表现，如发生腹痛或腹痛加剧、明显的腹膜炎体征，应禁食、胃肠减压，必要时行急诊手术。观察并做好造口相关并发症的护理。

（四）康复期患者的护理健康教育

1. 术后生活规律，避免过劳，保持乐观情绪，适当参加锻炼。

2. 根据病情调节饮食，多吃新鲜蔬菜、水果、多饮水，避免高脂、辛辣、刺激性食物；造口患者少食粗纤维、产气食物，忌生冷油腻之品。

3. 向患者介绍造口护理的方法和造口护理用品，进行造口术后生活方式指导，嘱其定期门诊复查。

4. 会阴部创面未愈合患者，应继续每日坐浴，教会其清洁伤口和更换敷料，直至创面完全愈合。

5. 遵医嘱按时服药，每3～6个月定期门诊复查，行放、化疗的患者，定期行血常规检查。

【思考题】

1. 痔疮患者护理健康教育的重点是什么？
2. 肛瘘患者出院护理健康教育的重点是什么？
3. 直肠癌患者术后指导的内容有哪些？

【案例分析】

刘某，女，66岁，农民。2023年1月11日就诊。

主诉：黏液脓血便20余天，大便次数增多3天，腹部肿块2天入院。

现病史：3天前患者无明显诱因出现大便次数增多，大便带血，色暗红色，时有腹痛，以上腹痛为主，未用药物治疗。2天前发现腹部肿块，为求进一步系统治疗，遂来我院就诊。

既往史：子宫切除术20余年，乳腺癌切除15年余，甲状腺结节切除10年、否认慢性疾病史、传染病史、药物过敏史。

入院症见：大便不规律伴次数增多，大便带血伴有黏液，质稀不成形，上腹部痛，无发热，无咳嗽咳痰。近期1月体重下降5公斤，睡眠差，小便正常。舌淡，苔薄，脉弦滑。

生命体征：T 36.3℃，P 82次/分，R 19次/分，BP 112/60mmHg。

1. 该患者目前所患何病？辨证当属何证？
2. 请对该患者进行健康教育。

第七节　皮肤科疾病患者的健康教育

一、带状疱疹患者的健康教育

带状疱疹是由水痘－带状疱疹病毒引起的以沿单侧周围神经分布的簇集性小水疱为特征的皮

肤病，常伴有或遗留明显的神经痛。病愈后可获得较持久的免疫。本病多发于胸胁及腰部，故又名"缠腰火丹"，亦称为"火带疮""蛇丹""蜘蛛疮"。带状疱疹，依据中医文献而言，由于其灼痛钻心、皮肤红斑、群集水疱而列入"丹门"。皮疹分布形如蛇，又称"蛇丹""蛇串疮""蜘蛛疮"等。常见证候有肝经郁热证、脾虚湿蕴证、气滞血瘀证。

（一）病因

本病病因为水痘－带状疱疹病毒感染。

（二）典型临床表现

带状疱疹有两个临床特征：一是神经痛，二是一侧性沿神经分布、呈带形的多片红斑上成簇的疱疹，并常伴有发热及局部淋巴结肿大。

临床症状程度轻重不一，轻者可以不痛，但是有痒感，或只见红斑而没有明显疱疹。重者疼痛明显，坐卧不安，皮肤可以出现大疱、血疱甚至坏死。当三叉神经眼支受累时，可造成角膜病变，影响视力；当面神经和听神经受累时，可发生面瘫、耳痛及外耳道疱疹三联征；当骶神经受累时，可发生神经源性膀胱，出现排尿困难或尿潴留，治疗可康复。一般年轻人症状较轻，老年人症状较重，并可有严重的疱疹后神经痛，在疱疹消退后更长时间仍有持续神经痛。

（三）住院患者的护理健康教育

1. 生活起居指导

（1）保持病室空气新鲜、流通，温湿度适宜，每日定时开窗通风，保持环境安静、舒适，并每天用紫外线照射消毒1次。

（2）及时更换床单、被套，每天清洗皮肤，保持清洁、干燥，勤剪指甲，勤换衣裤，注意个人卫生，避免接触易感人群（小孩、老人、大手术后及免疫疾病缺陷的人群）。

（3）治疗期间嘱咐患者应多休息，保持充足的睡眠时间，每天6～8小时，睡前可热水泡脚、喝热牛奶、听轻音乐等。

（4）嘱患者取健侧卧位，切勿搔抓水疱，以防继发感染，严密观察病情，认真做好护理记录。

2. 饮食指导

（1）饮食指导原则　宜清淡、易消化的高维生素、高蛋白、高热量、富纤维素、低脂饮食。忌食肥甘厚味，防止湿热停聚；忌食辛辣之品，以防生热化火。

（2）中医辨证施膳

①肝经郁热证：皮损处色鲜红，灼热刺痛，疱壁紧张；口苦咽干，心烦易怒，大便干燥，小便黄；舌质红，苔薄黄或黄厚，脉弦滑数。宜食清肝胆火之品，如菠萝、苦瓜、西瓜等。

②脾虚湿蕴证：皮损色淡，疼痛不显，疱壁松弛；口不渴，食少腹胀，大便时溏；舌淡或正常，苔白或白腻，脉沉缓或滑。宜食清热解毒、健脾利湿之品，如冬瓜、扁豆、绿豆汤、薏苡仁粥等。

③气滞血瘀证：皮损减轻或消退后局部疼痛不止，痛不可忍，重者可持续数月或更长时间，可伴心烦，夜寐不安；舌质黯，苔白，脉弦细。宜食养血益气、清解余毒、行气通络之品，如八珍糕、丝瓜汤、陈皮、洋白菜、茴香等。

3. 心理指导

（1）充分理解患者，多与患者沟通，做好工作，使其心情平稳安定。

（2）给患者多讲解带状疱疹的相关知识，使其树立信心，更好地配合治疗。

（3）鼓励家属多陪伴患者，亲朋好友给予情感支持。

（4）鼓励病友间相互交流各自的治疗体会，提高自己的认知，增强后续治疗的信心。

4. 用药指导

（1）中医治疗以清热利湿、行气止痛为主，汤剂每天1剂，取汁450mL，分3次口服。静脉注射丹参以活血化瘀，喜炎平以清热解毒。口服三七通舒胶囊以活血化瘀。外敷青黛散以清热消肿止痛，收敛水泡。

（2）西医治疗以抗病毒、抗炎、营养神经、止痛为主。静脉滴注阿昔洛韦抗病毒，甲钴胺营养神经；肌注甲硫维生素 B_1、维生素 B_{12} 营养神经；口服泼尼松以抗神经炎症，预防后遗神经痛，西咪替丁护胃，芬必得、对乙酰氨基酚、布洛芬治疗神经痛。

（3）严格按照医嘱的剂量、时间、方法服药，并观察用药疗效和不良反应。

（4）了解常用药物的不良反应，在服药期间若出现恶心、呕吐、腹泻、乏力、失眠等，应及时报告医生。

（5）对于并发高血压的患者，在服药期间，应监测好患者的血压情况，如有持续升高或不退者，要及时报告医生。

（四）出院患者的护理健康教育

1. 增强体质，提高抗病能力。注意休息，劳逸结合，不可过度劳累；应坚持适当的户外活动或参加体育运动，以畅通气血，增强体质，提高机体抵御疾病的能力，养成良好的生活习惯。

2. 预防感染。感染是诱发本病的原因之一，预防各种疾病的感染，尤其是在冬春季节，寒暖交替，要适时增减衣服，避免受寒引起上呼吸道感染。此外，口腔、鼻腔的炎症应积极给予治疗。

3. 饮食宜清淡、易消化。多食用水果蔬菜，如苹果、香蕉、梨、橘子、火龙果等。忌食牛羊肉、鱼腥虾蟹、葱姜蒜、胡椒、辣椒等海鲜发物及辛辣刺激食物。忌食油炸、烧烤、高脂类食物。

4. 保持积极乐观的良好心态，避免情绪过度激动，乐观愉悦的心情有助于疾病的康复。

5. 出院后定期门诊复查，如若出现恶心、呕吐、腹泻、乏力、低热、纳差、患处热感或神经痛或触之有明显的痛觉敏感等不良反应，应该及时去医院就诊，以免耽误病情。

二、湿疹患者的健康教育

湿疹是由多种内、外因素引起的真皮浅层及表皮炎症，是一种有明显渗出倾向的过敏性炎症性皮肤病。急性期皮损以丘疱疹为主，有渗出倾向；慢性期以苔藓样变为主，易反复发作。本病属于中医学"浸淫疮""血风疮"或"栗疮"范畴，常见证候有湿热蕴肤证、脾虚湿蕴证、血虚风燥证。

（一）病因

湿疹病因复杂，常为内外因相互作用的结果。过敏素质是主要因素，与遗传有关，可随年龄、环境而改变。

（二）典型临床表现

湿疹按皮损表现可以分为急性、亚急性、慢性三期。

1. 急性湿疹　皮肤最初为多数密集粟粒大小的丘疹或小水疱，基底潮红，逐渐融成片，由于挠抓，丘疹或水疱表面被抓破呈明显的点状渗出，并有小糜烂面，边缘不清。如继发感染，炎症较明显，可形成脓疱、毛囊炎、疖等。感觉剧烈瘙痒。好发于头面、耳后、肢体远端等，多对称分布。

2. 亚急性湿疹　相对于急性湿疹炎症较轻，皮损以小丘疹和鳞屑为主，可见少许丘疱疹及糜烂。有剧烈瘙痒。

3. 慢性湿疹　常由于急性、亚急性湿疹反复发作不能治愈而转为慢性湿疹，也可开始就为慢性湿疹。临床表现为患处皮肤增厚、浸润，棕红色、色素沉着，表面粗糙，覆鳞屑，或因抓破结痂，感觉瘙痒剧烈。常发于小腿、手、足、肘窝、腘窝等处。病程不定，易复发，长时间不愈。

（三）住院患者的护理健康教育

1. 生活起居指导

（1）室温应适宜，冬季使用暖气时，湿度适宜；不宜放置芳香的花卉、燃点卫生香及喷洒有香味的空气清洁剂。

（2）穿棉质衣服，渗出多者要及时更换衣单。

（3）保持皮肤清洁，清洗时，动作缓慢轻柔，不强行剥离皮屑，避免造成感染，不搔抓皮肤，防止继发性感染。忌用热水及肥皂水烫洗。不可滥用止痒和刺激性的外用药物。

（4）劳逸结合勿劳累。

2. 饮食指导

（1）饮食指导原则　宜食清淡，易消化等食物，多食蔬菜水果，忌辛辣及海鲜等发物。禁烟、酒。

（2）中医辨证施膳

①湿热蕴肤证：起病快、病程短，皮肤潮红、有疱疹，并且有瘙痒感觉、甚则流水、心烦口渴、身热不扬。舌红，苔薄白或黄，大便干，小便短赤，脉滑数。宜食清热利湿之品，如薏苡仁、赤小豆、苦瓜、冬瓜、西瓜翠衣等。可选食凉拌鲜马齿苋、鲜蒲公英等。忌动风发物，如牛肉、羊肉、虾、蟹等。

②脾虚湿蕴证：发病缓慢，皮肤潮红，丘疹伴瘙痒，抓破后会出现渗出，平时易出现腹胀便溏和身体乏力或疲惫。舌胖大、苔白腻，脉濡缓。宜食健脾利湿之品，如玉米须、陈皮、山药、薏苡仁、扁豆等。可选食薏苡仁粥、陈皮山药粥等。忌辛辣发物，如花椒、虾、蟹等。

③血虚风燥证：病程久，易复发，皮肤发暗或有色素沉着，瘙痒剧烈，遇热症状加重，伴有口干不欲饮，腹胀等症状。舌淡、苔白或干、脉细弱。宜食滋阴润燥之品，如百合、银耳、黑木耳、樱桃、桑椹等。可选食银耳百合羹。忌辛辣刺激食物和海鲜，如辣椒、花椒等，暂时少食或不食高蛋白食物，禁烟戒酒，忌饮浓茶。

3. 心理指导

（1）关心理解患者，耐心讲解湿疹的发病因素、疾病特点、治疗护理等疾病知识，使其保持良好的心态，更好地配合治疗。

（2）告知患者和家属该病无传染性，无须与亲人隔离，鼓励家庭支持。

4. 用药指导　湿疹病因复杂，治疗好转后仍易反复发作，难根治。因临床形态和部位各有特点，故用药因人而异。

（1）全身疗法　选抗组胺药止痒，必要时两种配合，交替使用。泛发性湿疹可口服或注射糖皮质激素，但不宜长时间使用。

（2）局部疗法　根据皮损程度选用合适剂型和药物。

①急性湿疹局部用生理盐水、3% 硼酸，1∶2000 ～ 1∶10000 高锰酸钾溶液冲洗、湿敷等，炉甘石洗剂收敛、保护。

②亚急性、慢性湿疹用合适的糖皮质激素霜剂、焦油类制剂、免疫调节剂，如他克莫司软膏等。继发感染患者应加抗生素制剂。

（四）康复期患者的护理健康教育

1. 保持室内外清洁卫生，家中要少养猫、狗等宠物，并避免吸入花粉、粉尘等，也应避风寒暑湿燥火及虫毒之类侵袭。

2. 饮食禁忌：应忌食辛辣、鱼虾及鸡、鹅、牛、羊肉等发物，亦应忌食香菜、韭菜、芹菜、姜、葱、蒜等辛香之品。

3. 根据自己身体情况选择适宜的运动，活动量以不疲劳为度。

4. 放松紧张情绪，保持心情愉快，减轻抑郁、焦虑、愤怒等负面心理压力。

5. 尽量穿柔软及宽松的棉质或天然纤维衣服，避免穿用会引起过敏的纤维及毛料的衣、被。

6. 气候干燥寒冷时，应擦油脂性的乳液来滋润皮肤，避免在户外暴露过久，以防过度吹风，造成皮肤过于干燥而发病。

7. 在专业医师指导下用药，切忌乱用药。

三、银屑病患者的健康教育

银屑病是一种常见的慢性复发性炎症性皮肤病，典型皮损为鳞屑性红斑，多发生于青壮年，春重夏轻、发病率在世界各地差异很大，与种族、地理位置、环境等因素有关。本病属于中医学"松皮癣""干癣""蛇虱""白壳疮"等范畴，常见证候有血热内蕴证、血虚风燥证、气血瘀滞、湿毒蕴积证等。

（一）病因

本病确切病因尚不清楚，目前认为，免疫介导是主要的发生机制。遗传、感染及神经因素与发病有一定关系，且饮酒、吸烟、药物和精神紧张为可能诱因。

（二）典型临床表现

1. 寻常型银屑病　是最常见的一型，多急性发病。多见边界清楚、形状大小不一的红斑，周围有炎性红晕。表面覆盖多层银白色鳞屑。鳞屑易于刮脱，刮净后见淡红色发亮的半透明薄膜，刮破薄膜可见小出血点。皮损好发于头部、骶部和四肢伸侧面。部分患者有不同程度的瘙痒。

2. 脓疱型银屑病　较少见，有泛发型和掌跖型两种。泛发型脓疱型银屑病是红斑上出现群集性浅表的无菌性脓疱，部分可以融合成脓湖。全身均可发病，其中以四肢屈侧和皱褶部位多见，口腔黏膜可同时受累。急性发病或者突然加重时常伴有寒战、发热、关节疼痛、全身不适及白细胞计数升高等全身症状。掌跖型脓疱型银屑病皮损局限于手足，对称发生，一般状况良好，但病情顽固，易反复发作。

3. 红皮病型银屑病　又称银屑病性剥脱性皮炎，是一种较为严重的银屑病。常由寻常型银屑病发展而成，或因外用刺激性较强的药物，以及长期大量应用糖皮质激素，减量过快或突然停药所致。表现为全身皮肤弥漫性潮红、肿胀和脱屑，并且伴有发热、畏寒、不适等全身症状，浅表淋巴结肿大，白细胞计数升高。

4. 关节病型银屑病　又称银屑病性关节炎。常有寻常型银屑病的基本皮肤损害，同时发生类风湿关节炎样的关节损害，这种情况可累及全身大小关节，但以末端趾节间关节病变最特别。受累关节红肿疼痛，关节周围皮肤也常红肿。

（三）住院患者的护理健康教育

1. 生活起居指导

（1）室内安静整洁，空气新鲜流通，温湿度适宜。

（2）勤剪指甲，忌搔抓皮肤，保持皮肤清洁，忌用碱性肥皂、热水烫洗，宜用温水清洗，选择宽松柔软的棉织衣服。

（3）避免接触刺激性物品，如染发烫发剂、发胶等，皮损处禁止进行静脉穿刺及使用胶布粘贴。发作期不可用刺激性药物以免引起同形反应，可以在皮损处涂浓度低、性质温和的黄连膏。

（4）脓疱型患者换药时严格遵守无菌操作。结痂者不宜过早将痂揭除，防止继发感染。

（5）除做好一般皮肤护理外，还要注意五官、外阴及肛门部卫生。

2. 饮食指导

（1）饮食指导原则　给予低脂、高热量、高蛋白、高维生素饮食，如肉、蛋、豆制品及新鲜蔬菜。忌食海鲜、牛羊肉及辛辣刺激食物，禁饮酒。

（2）中医辨证施膳

①血热内蕴证：皮疹多呈点滴状，发展迅速，颜色鲜红，层层鳞屑，瘙痒剧烈，刮去鳞屑有点状出血；伴口干舌燥，咽喉疼痛，心烦易怒，便干溲赤；舌质红，苔薄黄，脉弦滑或数。可选食鲜茅根、鲜生地等煎水代茶饮，大便干结者宜多吃香蕉、蔬菜或用番泻叶泡水代茶饮以清热泻火通便。

②湿毒蕴积证：皮损多发生在腋窝、腹股沟等皱褶部位，红斑糜烂有渗出，痂屑黏厚，瘙痒剧烈，或表现为掌跖红斑、脓疱、脱皮；或伴关节酸痛、肿胀，下肢沉重；舌质红，苔黄腻，脉滑。宜食清热利湿之品，如多饮温开水，多吃马齿苋、芹菜、冬瓜等蔬菜。可选食绿豆汤、赤小豆粥、薏苡仁粥、山楂等以清热利湿健脾。

③血虚风燥证：病程较久，皮疹多呈斑片状，颜色淡红，鳞屑减少，干燥皲裂，自觉瘙痒；伴口咽干燥；舌质淡红，苔少，脉沉细。宜食滋阴养血润燥之品，如赤小豆、龙眼肉、大枣、核桃、蜂蜜。可选食百合鸡汤。

④气血瘀滞证：皮损反复不愈，皮疹多呈斑块状，鳞屑较厚，颜色暗红；舌质紫暗有瘀点、瘀斑，脉涩或细缓。宜食活血化瘀之品。如黑豆、红糖、山楂、红花等。可选食黑豆红花饮、乌鸡白凤丸等，忌食油腻寒凉食物，如萝卜、苦瓜、橘子等。

3. 心理指导

（1）银屑病病程较长，反复发作，顽固难治，护理人员应经常深入病房，安慰、鼓励患者。向患者进行健康知识教育，使其对自身疾病有一定的认识，了解疾病的转归及治疗的需要。

（2）介绍治疗效果明显的病例，给予患者精神支持，消除其顾虑，稳定情绪，以增强其治疗信心的目的。

（3）告知患者和家属该病无传染性，无须与亲人隔离，鼓励家庭支持。

4. 用药指导

（1）**抗感染药物** 主要应用于伴有上呼吸道感染的点滴状银屑病，寻常型银屑病和一些红皮病性、脓疱型银屑病。还可选用相应的对溶血性链球菌有效的抗生素或抗菌药物，如青霉素、头孢菌素等。

（2）**氨甲蝶呤** 主要用于红皮病性银屑病及严重影响功能的银屑病，例如手掌和足跖、广泛性斑块性银屑病。

（3）**维 A 酸类** 阿维 A 治疗斑块性、脓疱型、掌跖型、红皮病性银屑病是有效的。虽出现骨质变化的症状很少见，但对于部分出现韧带和肌腱钙化的患者，必须限制长期使用。

（4）**环孢素** 严格遵照皮肤科的应用剂量，每天 <5mg/kg 是相对安全的。肾毒性是其主要的不良反应，要认真监测，必要时可咨询肾病专家。严重的银屑病在环孢素停止治疗后 2 个月可能复发。

（5）**糖皮质激素** 用糖皮质激素可能会导致红皮病性银屑病或泛发型脓疱型银屑病，所以只有皮肤科医生认为绝对需要时才可应用，只适用于难以控制的红皮病性银屑病。

（四）康复期患者的护理健康教育

1. 居住环境应该保持通风，温湿度适宜。

2. 生活作息规律，保持充足睡眠，饮食清淡。忌食海鲜、辛辣刺激性食物，禁饮酒。

3. 适当运动，应以舒缓类运动为宜，例如散步、练太极拳等。避免大量出汗，避免过度疲惫。

4. 出院后定期复查，发现有脓疱、红斑及发热等症状要及时就医。

【思考题】

1. 针对发疹前期的带状疱疹患者，应该如何预防病情的加重，怎样实施预防健康教育？

2. 湿疹可分为几类，分别有什么特点？

3. 银屑病患者健康教育的重点是什么？

【案例分析】

李某，男，38 岁，职员。2023 年 1 月 10 日就诊。

主诉：全身泛发丘疹水疱，搔抓渗液，伴有剧烈瘙痒 10 天。

现病史：患者有类似病史 2 年，反复发作，此次发病前曾食用海鲜。

既往史：患者既往有吸烟史 10+ 年，否认慢性疾病史、传染病史，否认药物过敏史。

入院症见：神志清楚，面色无华，全身泛发红斑、丘疹、丘疱疹、水疱、糜烂、渗液，并有散在脓疱，境界不清。伴有剧烈瘙痒，胸闷纳呆，口苦，大便干，小便赤少。舌质红，苔薄黄，脉滑数。生命体征：T 36.2℃，P 70 次 / 分，R 17 次 / 分，BP 110/72mmHg。

1. 该患者目前所患何病？辨证当属何证？

2. 请对该患者进行健康教育。

第八章
儿科常见疾病患者的健康教育

扫一扫，查阅本章数字资源，含PPT、音视频、图片等

第一节　常见疾病患者的健康教育

一、小儿肺炎患者的健康教育

肺炎是指各种病原体或其他因素（异物吸入或过敏反应等）所引起的肺部炎症。临床以发热、咳嗽、气促、呼吸困难和肺部固定中、细湿啰音为主要特征。本病属于中医学"肺炎喘嗽"范畴，常见证候有风寒闭肺证、风热闭肺证、痰热闭肺证、毒热闭肺证、阴虚肺热证、肺脾气虚证、心阳虚衰证、邪陷厥阴证。

（一）病因

肺炎的常见病原体为病毒和细菌，也可是病毒、细菌混合感染。发达国家以病毒为主，发展中国家以细菌为主。婴幼儿中枢神经系统发育尚不完善，加上呼吸系统解剖生理及免疫特点使其易患肺炎。居住环境拥挤、通风不良、阳光不足、空气污染等均可诱发本病。

（二）典型临床表现

肺炎以发热、咳嗽、气促、呼吸困难和肺部固定中、细湿啰音为主要临床表现。重症患儿可累及循环、消化及神经系统而出现相应的临床症状。

1. 轻型肺炎　发热，多为不规则发热，也可为弛张热或稽留热，新生儿或重度营养不良儿体温可不升或低于正常；咳嗽较频繁，初为刺激性干咳，后咳嗽有痰；呼吸增快，多在发热、咳嗽后出现，重者可有鼻翼扇动、点头呼吸、三凹征、唇周及指（趾）端发绀。另外，还可出现精神不振、食欲减退、烦躁不安、腹泻、呕吐等全身症状。肺部体征早期常不明显，仅有呼吸音变粗或减弱，以后双肺可闻及较固定的中、细湿啰音，以背部两侧下方及脊柱两旁多见，深吸气末更明显。

2. 重型肺炎　肺炎合并心力衰竭时，表现为呼吸突然加快，极度烦躁不安，面色苍白或发绀；肝脏短期内迅速增大；心音低钝或出现奔马律；少尿或无尿，颜面和四肢出现浮肿。重型肺炎几乎都有不同程度的神经系统损害，可表现为精神萎靡、烦躁、嗜睡，严重者可发生脑水肿或中毒性脑病，出现昏迷、惊厥、球结膜水肿、前囟膨隆等，还可有脑膜刺激征，呼吸不规则，瞳孔对光反射减弱或消失。消化系统多伴有食欲减退、呕吐、腹泻等。若发生中毒性肠麻痹时，有严重的腹胀，呼吸困难加重，肠鸣音减弱或消失。

3. 并发症　若延误诊断或病原体致病力加强者如金黄色葡萄球菌性肺炎，可并发脓胸、脓气胸和肺大泡。

（三）住院患者的护理健康教育

1. 生活起居指导

（1）勤测体温　温度超过38℃时，应协助家长立即采取降温措施，如松解包被或衣物、冷毛巾湿敷前额或贴物理降温贴、温水擦浴等，必要时遵医嘱给予药物降温。体温骤降时要观察有无面色苍白、大量出汗等虚脱的表现。保持皮肤清洁，热退汗出时，要及时擦干汗液，更换汗湿衣物，防寒保暖。

（2）保持呼吸道通畅　及时清除呼吸道分泌物，保证足够的液体摄入量，预防呼吸道黏膜干燥。定时翻身拍背，同时指导和鼓励患儿有效咳嗽。拍背力度适中，时间为10分钟，以不引起患儿疼痛为宜。发生惊厥时，要立即松解患儿的衣服，取侧卧位，清理呼吸道分泌物及口腔呕吐物，防止吸入性窒息的发生。同时防止舌咬伤，应在上下齿间放置牙垫，但牙关紧闭时，不可强行撬开，以免损伤牙齿。

（3）保持病室环境清洁、安静　定时通风（注意避免对流风），保持室内空气新鲜。定期空气消毒，做好呼吸道隔离，避免交叉感染。

（4）保证患儿安全舒适　被褥要轻软，内衣应宽松，宜半卧位或床头抬高30～40°，以利于呼吸运动及呼吸道分泌物的排出；胸痛的患儿鼓励患侧卧位以减轻疼痛；各项护理操作尽量集中进行，减少刺激，减少机体耗氧量；烦躁不安者遵医嘱给予镇静药物。易发生惊厥的患儿，应专人守护，床边设置防护床档，防止病情发作时碰伤、坠床等意外事件发生。

（5）保持口腔清洁　患儿因咳嗽、痰多、张口呼吸、发热等导致口腔干燥，注意保持口腔清洁，进食或喂奶后给予少量温开水，年长儿可漱口。如有口腔溃疡者，涂以口腔溃疡散。

（6）观察伴随症状　观察患儿的神志情况，尤其是惊厥缓解后神志的恢复情况。观察有无呕吐、皮疹等。

2. 饮食指导

（1）饮食指导原则宜食清淡、营养、易消化之品。忌生冷、油腻、辛辣之品。

（2）鼓励患儿多饮水，防止发热、出汗导致脱水，湿润呼吸道黏膜，稀释痰液以利于排出。

（3）患儿高热时宜给予流质或半流质饮食，如牛奶、米汤等；热退后宜给予易消化的食物，如软饭、面条等。宜少量多餐。避免产气的食物，以免造成腹胀。抽搐患儿抽搐时要禁食，抽搐缓解后以流质素食为主；病情好转后，给予高营养、易消化的食物。

（4）患儿若出现严重腹胀、呕吐、肠鸣音减弱或消失、呕吐咖啡渣样物或便血等情况，提示有中毒性肠麻痹及胃肠道出血的可能，应禁食、胃肠减压。

（5）中医辨证施膳

①风寒闭肺证：发热恶寒，无汗，呛咳气急，痰白稀，口不渴，舌咽不红，苔薄白或白腻，脉浮紧。宜食辛温散寒、止咳之品，如紫苏、生姜等。食疗方：苏叶姜汁茶。

②风热闭肺证：发热恶风，微汗出，咳嗽气急，痰多黏稠或黄，口渴咽红，舌红，苔薄白或黄，脉浮数。宜食辛凉宣肺、清热化痰之品，如梨、菊花等。食疗方：桑菊杏仁饮。

③痰热闭肺证：发热烦躁，咳嗽喘促，胸闷胀满，喉间痰鸣，泛吐痰涎，气急鼻扇，口唇青紫，面赤口渴，舌红，苔黄腻，脉滑数。宜食清热涤痰之品，如雪梨、竹茹等。食疗方：冰糖梨汁。

④毒热闭肺证：高热持续，咳嗽喘憋，气急鼻扇，涕泪俱无，鼻孔干燥，唇红面赤，口渴烦躁，小便短黄，大便秘结，舌红而干，苔黄燥，脉洪数。宜食清热解毒之品，如荸荠、梨等。食疗方：冰糖冬瓜茶。

⑤阴虚肺热证：干咳少痰，低热盗汗，五心烦热，面色潮红，舌红少津，苔花剥、少苔或无苔，脉细数。宜食养阴清热、润肺止咳之品，如梨、百合等。食疗方：百合粥。

⑥肺脾气虚证：咳嗽无力，喉中痰鸣，低热不定，面白少华，动辄汗出，食欲不振，大便溏薄，舌偏淡，苔薄白，脉细无力。宜食补肺益气、健脾化痰之品，如山药、杏仁等。食疗方：山药粥。

⑦心阳虚衰证：突然面色苍白，口唇青紫，呼吸困难，或呼吸浅促，烦躁不安，四肢解冷，额汗不温，或神萎淡漠，肝脏迅速增大，舌略紫，苔薄白，脉细弱而数。宜食温补心阳、救逆固脱之品，如人参、羊肉等。食疗方：独参汤。

⑧邪陷厥阴证：壮热烦躁，神昏谵语，四肢抽搐，口噤项强，两目窜视，舌红绛。宜食平肝息风、清心开窍之品，如牛黄、栀子等。食疗方：安宫牛黄丸。

3. 心理指导

（1）稳定患儿情绪，关心体贴患儿，满足其心理需求，积极配合治疗和护理。

（2）多与患儿沟通，分散其注意力，鼓励说出内心感受，给予心理支持，消除紧张及恐惧心理，使其保持良好的情绪。

（3）因病情反复发作引起的疑惑和顾虑，可采用释疑解惑法，消除不良情绪。

4. 用药指导

（1）使用抗生素时，应注意观察用药效果和有无不良反应发生。静脉输液时应严格控制滴速，防止加重心脏负担，诱发心力衰竭。重症患儿应记录液体出入量。遵医嘱宜早期、足量、联合、足疗程用药，现配现用。

（2）使用糖皮质激素时，观察可能出现的不良反应。

（3）雾化吸入时，嘱其深吸气，雾化后及时漱口。

（4）肺炎患儿伴喘息明显时，可遵医嘱于睡前嚼服孟鲁司特钠咀嚼片。

（5）中药汤剂按时按量服用，风寒闭肺者汤药宜热服，药后可予热粥、热汤以助药性，使微汗出；风热闭肺者汤药宜凉服；痰热闭肺和毒热闭肺者汤药宜温服或凉服，少量频服；心阳虚衰者汤药宜急煎，频频热服。惊厥患儿惊厥完全停止后方可口服中药，避免呛入气管。惊厥患儿根据病情遵医嘱给予儿童回春颗粒或定风颗粒、安宫牛黄丸、八保惊风散、清热镇惊颗粒、小儿惊风散等。采用中药汤剂保留灌肠时，需抬高臀部，药液保留30分钟。

（6）密切观察患儿用药后的反应。由于止惊药物多有抑制呼吸的作用，用药期间注意加强生命体征监测。静脉注射苯妥英钠时做好心电监护，监测心率及血压变化。

（四）康复期患者的护理健康教育

1. 保持室内空气新鲜、温湿度适宜，定时通风。教育患儿养成良好的个人卫生习惯，如咳嗽、喷嚏时，用面巾纸遮挡口鼻，带有痰液的废纸扔到废物袋中，不要随意丢弃。

2. 避免诱发肺炎的各种因素。对婴幼儿应尽可能避免接触呼吸道感染的患儿，注意防治容易并发严重肺炎的呼吸道传染病，如百日咳、流感、腺病毒及麻疹等，免疫缺陷疾病或应用免疫抑制剂的患儿更要注意。进行疫苗接种可以有效降低儿童肺炎的患病率。在寒冷季节或气候骤变时，应注意保暖，避免着凉，应少到人多的公共场所，避免交叉感染。

3.饮食宜富营养、清淡、易消化，少量多餐。避免进食油腻、产气的食物。忌食辛辣刺激、生冷、腐败及变质食物。鼓励多饮水。

4.积极开展户外活动，进行体格锻炼，增强体质。患儿抽搐控制后，应加强功能锻炼，保持肢体功能位，治予肢体被动运动。

5.避免情绪激动及过度紧张、焦虑。保持情绪稳定、心情乐观、舒畅、睡眠充足。

6.预防或治疗营养不良、佝偻病、营养性贫血及先天性心脏病等，增强机体抵抗力，减少呼吸道感染的发生。指导家长一般呼吸道感染的处理方法，使患儿在疾病早期能得到及时处理。指导家长掌握预防惊厥的措施，应告知家长及时控制体温是预防惊厥的关键，有高热惊厥史患儿，在外感发热初起时，要及时采取物理或药物降温，必要时加服抗惊厥药物。演示惊厥发作时急救的方法，如就地抢救，按压人中、合谷穴，保持呼吸道通畅，保持镇静，发作缓解时迅速将患儿送往医院。

7.定期复查，按时接种各种疫苗。

二、小儿哮喘患者的健康教育

哮喘是小儿时期常见的一种反复发作的哮鸣气喘性肺系疾病。哮指声响，喘指气息，哮必兼喘，故统称为哮喘。临床以反复发作性喘促气急、喉间哮鸣、呼气延长，严重者不能平卧、张口抬肩、口唇青紫为主要特征。中医诊断为哮喘。常见证候有寒性哮喘、热性哮喘、外寒内热证、气虚痰恋证、肾虚痰恋证、肺脾气虚证、脾肾阳虚证、肺肾阴虚证。

（一）病因

本病多数患儿以往有婴儿湿疹、变态反应性鼻炎、食物或药物过敏史，并与接触过敏原、感染、剧烈运动、冷空气刺激等环境因素有关。

（二）典型临床表现

哮喘的典型症状是反复喘息、气促、胸闷或咳嗽，呈阵发性发作，以夜间或晨起为重。哮喘可分为急性发作期、慢性持续期和临床缓解期。急性发作期哮喘根据发作持续时间、发作程度不同可分为四度。

轻度：偶有烦躁焦虑，呼吸频率轻度增加，走路时呼吸急促，活动轻度受限。

中度：活动受限，明显烦躁焦虑，呼吸频率增加，可有三凹征，常采取端坐位。

重度：活动明显受限，呼吸频率和心率明显增快，三凹征明显并伴有发绀。

哮喘持续状态：哮喘严重发作，活动明显受限，烦躁不安，呼吸困难，端坐呼吸，严重发绀，伴有心肺功能不全和呼吸衰竭。

（三）住院患者的护理健康教育

1.生活起居指导

（1）根据病情提供舒适体位，如采用端坐位或半坐卧位。明确过敏原者，应远离过敏原环境。保持病室内空气清洁，温湿度适宜。室内不宜摆放花草，避免有害气味及强光的刺激。

（2）强调动静结合，根据患儿情况，适当进行活动和锻炼。如出现喘息明显、呼吸困难、发绀等症状时，应停止活动，及时报告医护人员。

①哮喘持续状态：配合医生进行抢救，病情缓解后绝对卧床休息，帮助患儿床上进食、翻

身、洗漱、排便等日常生活活动。

②重度：卧床休息，严格限制一般体力活动。在日常生活活动方面，帮助患儿床上进食、洗漱、翻身、排便等。

③中度：多卧床休息，中度限制一般体力活动。适当进行室内运动。在日常生活活动方面，协助患儿进餐、如厕等。

④轻度：不限制一般活动，避免剧烈运动，注意休息。

（3）缓解期和恢复期可以适当增加运动，指导呼吸运动，以加强呼吸肌的功能，可做腹式呼吸、缩唇呼吸和呼吸吐纳功——小儿呼吸操。以提高肺活量，改善呼吸功能，定期监测肺功能。

2. 饮食指导

（1）饮食指导原则　饮食宜清淡、易消化，保证营养的供给。避免摄入易引起过敏的食品，如鱼虾蛋奶、海腥发物。忌食生冷、辛辣、油腻等刺激之品。

（2）饮水量　保证足够水分的摄入，以降低分泌物的黏稠度，促进痰液排出。

（3）中医辨证施膳

①寒性哮喘：气喘咳嗽，喉间哮鸣，痰稀色白，形寒肢冷，鼻塞流清涕，面色淡白，唇青，恶寒无汗，舌淡红，苔白滑或薄白，脉浮紧。宜食温肺散寒、豁痰利窍之品，如杏仁、生姜等。食疗方：苏杏汤。

②热性哮喘：喘息咳嗽，声高息涌，喉间痰鸣，痰稠黄难咳，胸膈满闷，面赤身热，鼻塞流黄稠涕，口干咽红，尿黄便秘，舌红，苔黄，脉滑数。宜食清热宣肺、化痰定喘之品，如荸荠、丝瓜花等。食疗方：丝瓜花饮。

③外寒内热证：喘促气急，胸闷，咳嗽痰鸣，痰黏稠色黄，鼻塞流清涕，或恶寒发热无汗，面赤口渴，夜卧不安，小便黄赤，大便干结，舌红，苔薄白或黄，脉滑数或浮紧。宜食解表清里、化痰平喘之品，如甘蔗、梨等。食疗方：甘蔗鲜梨饮。

④气虚痰恋证：咳嗽减而未平，静止不发，活动时发作，形体偏瘦，面色少华，易感冒、出汗，晨起喷嚏流涕，神疲纳呆，便溏，舌淡，苔薄白或白腻，脉弱。宜食补益肺脾之品，如黄芪、党参等。食疗方：参枣汤。

⑤肾虚痰恋证：喘息气促，喉间哮鸣不止，动则喘甚，胸满咳嗽，痰稀色白易咯，面色欠华，肢冷畏寒，神疲纳呆，小便清长，舌淡，苔薄白或白腻，脉细弱或沉迟。宜食补肾纳气、泻肺祛痰之品，如蛤蚧、核桃肉等。食疗方：参桃汤。

⑥肺脾气虚证：反复感冒，咳嗽无力，神疲懒言，气短自汗，纳差形瘦，面白少华或萎黄，便溏，舌淡胖，苔薄白，脉细软。宜食补肺益气之品，如党参、茯苓等。食疗方：党参黄芪粥。

⑦脾肾阳虚证：动则喘促，咳嗽无力，心悸气短，形寒肢冷，面色苍白，腿软无力，腹胀纳差，夜尿多，大便溏泄，发育迟缓，舌淡，苔薄白，脉细弱。宜食健脾温肾之品，如黄芪、羊肉等。食疗方：黄芪山药粥。

⑧肺肾阴虚证：喘促乏力，咳嗽时作，咳痰不爽或干咳，形体消瘦，面色潮红，潮热盗汗，手足心热，咽干口燥，便秘，舌红少津，苔花剥，脉细数。宜食补肾纳气之品，如山药、麦冬等。食疗方：麦冬粥。

3. 心理指导

（1）哮喘发作时，守护并鼓励患儿，进行心理疏导，耐心倾听患儿的倾诉，避免不良情绪刺激。

（2）鼓励家属多陪伴患儿，给予心理支持，保持心情愉悦。

（3）告知患儿及家属情志因素对疾病的影响。情绪稳定是预防哮喘复发的重要措施。

（4）介绍疾病诱因、治疗过程及预后，使患儿及家长积极配合治疗。

4. 用药指导

（1）静脉注射氨茶碱时宜缓慢，注意观察面色、心率、心律、血压及有无烦躁、惊厥等症状，若出现异常立即通知医护人员。

（2）使用吸入剂时应注意：吸入药物时取坐位，指导患儿正确使用吸入装置；指导患儿正确的呼吸方法，用力呼气后再用口尽力吸入，确保药物充分发挥药效；使用激素类药物后应及时漱口洗脸，避免激素残留在口腔引起真菌感染；在医生指导下坚持使用吸入药物，不得擅自停药。

（3）指导患儿按规律用药，告知本病难以速愈和根治，需遵医嘱适时调整药物，不可自行减药或停药。

（4）中药汤剂宜浓煎。寒性哮喘中药汤剂宜热服，服药后给予热水或热汤以助药性；热性哮喘宜偏凉服；补虚汤药宜温服；服用含麻黄的中药时，注意观察患者汗出及生命体征变化情况。服药期间禁食辛辣刺激之品，以免影响药效。

（四）康复期患者的护理健康教育

1. 居住环境安静，保持室内空气清新，温湿度适宜，室内切勿放置花草，禁止养宠物及铺地毯等。

2. 接触过敏原和感染是诱发哮喘的主要因素。避免服用致敏食物和接触烟雾、油漆、尘螨、花粉等。天气寒冷或传染病流行时，不到公共场所，出门时应戴口罩。

3. 饮食宜高热量、清淡、易消化、少食多餐，每日进食 5～6 次。保证充足水分的摄入。

4. 根据患儿情况选择合适的呼吸运动种类，可选择小儿呼吸操、腹部呼吸运动法、胸部扩张运动法等。避免剧烈运动，注意休息。

5. 保持良好的心理状态，减少不良刺激，保持情绪稳定，心情舒畅。

6. 积极查找过敏原，避免接触，预防哮喘发作。患儿出现外感时，积极治疗。

7. 患儿出院后定期门诊复查，出现咳嗽、喘息、呼吸困难时及时就诊。

三、小儿腹泻患者的健康教育

小儿腹泻是一组由多病原、多因素引起的以大便次数增多及大便性状改变为特点的消化道综合征。临床以胃肠道症状，水、电解质和酸碱平衡紊乱为主要特征。本病属于中医学"泄泻"范畴，常见证候有风寒泻、湿热泻、伤食泻、脾虚泻、脾肾阳虚泻、气阴两伤证、阴竭阳脱证。

（一）病因

腹泻可由感染因素和非感染因素引起。感染因素可分为肠道内感染和肠道外感染，非感染因素与饮食和气候环境有关。

（二）典型临床表现

腹泻以胃肠道症状，水、电解质和酸碱平衡紊乱为主要临床表现。腹泻根据病程分为急性腹泻（病程在 2 周以内）、迁延性腹泻（病程在 2 周至 2 个月）、慢性腹泻（病程大于 2 个月）；急性腹泻根据病情分为轻型腹泻和重型腹泻。

1. 急性腹泻

（1）轻型腹泻   起病可急可缓，以胃肠道症状为主，可出现食欲不振，偶有溢奶或呕吐。大便次数增多，一般每天在 10 次以内，每次大便量不多，稀薄或带水，呈黄色或黄绿色，有酸味，常见白色或黄白色奶瓣和泡沫，一般无脱水及全身中毒症状，多在数日内痊愈。多由饮食因素或肠道外感染引起。

（2）重型腹泻   起病常较急，除有较重的胃肠道症状外，还有明显的脱水、电解质紊乱、酸碱失衡及全身中毒症状，多由肠道内感染引起。

①胃肠道症状：常有呕吐（严重者可吐咖啡样物）、腹痛、腹胀、食欲不振等。腹泻频繁，每日大便十余次至数十次，多为黄绿色水样或蛋花汤样便，量多，可有少量黏液，少数患儿可有少量便血。

②水、电解质和酸碱平衡紊乱：主要有脱水、代谢性酸中毒、低钾血症及低钙、低镁血症等。

③全身中毒症状：发热，体温可达 40℃，或体温不升，烦躁不安，精神萎靡，嗜睡，昏迷，惊厥，甚至休克。

2. 迁延性腹泻和慢性腹泻   腹泻迁延不愈，病情反复，大便次数和性状不稳定，严重时可出现水、电解质紊乱。以人工喂养、营养不良儿多见，由于营养不良儿患腹泻易迁延不愈，腹泻又加重营养不良，两者互为因果，形成恶性循环，最终可引起免疫功能低下，继发感染，导致多脏器功能衰竭。

（三）住院患者的护理健康教育

1. 生活起居指导

（1）室内空气保持清新，温度以 22 ～ 24℃、湿度以 50% ～ 60% 为宜。注意防寒保暖，防止受凉。

（2）注意床边隔离，注意手卫生，患儿的饮食用具要清洗干净并消毒，各种玩具要勤擦洗，不要和其他患儿分享玩具，防止交叉感染。

（3）减少探视，治疗、护理集中进行，保证患儿休息。

（4）加强肛周皮肤的护理。选用吸水性强的柔软布类尿布，勤更换；每次便后用温水清洗臀部并擦干，保持皮肤清洁干燥；局部皮肤发红涂以 5% 鞣酸软膏或 40% 氧化锌油并按摩片刻，促进局部血液循环；局部皮肤发红有渗出或溃疡者，可采用暴露疗法或灯光照射，使局部皮肤保持干燥，促进创面愈合。

（5）密切观察体温变化并记录，体温过高时给患儿多饮水，及时擦干汗液，更换衣服，必要时药物降温。

2. 饮食指导

（1）饮食指导原则   宜食清淡、易消化的食物，忌生冷、辛辣、油腻、产气之物。

（2）合理调整饮食，减轻胃肠道负担，恢复消化功能   腹泻患儿除严重呕吐者暂禁食（不禁水）4 ～ 6 小时外，均应继续进食。母乳喂养儿应继续哺乳，暂停辅食，减少乳量和次数。人工喂养儿可给予米汤、稀释的牛奶、酸奶或其他代乳制品。年长儿给清淡、易消化半流质食物，如粥、面条等，少量多餐，随着病情的稳定和好转逐渐过渡到正常饮食；腹泻停止后逐渐恢复营养丰富的饮食，并每日加餐 1 次，共 2 周，以满足生长发育的需要。

（3）中医辨证施膳

①风寒泻：大便清稀，夹有泡沫，臭味不甚，腹痛肠鸣，或伴发热恶寒，鼻流清涕，咳嗽，舌淡，苔薄白，脉浮紧。宜食疏散风寒、化湿和中之品，如生姜、红糖等。食疗方：生姜红糖茶。

②湿热泻：大便水样，或如蛋花汤样，泻下急迫，次频量多，气味秽臭，或伴少许黏液，肛门红赤，腹痛时作，或伴恶心呕吐，或发热，口渴尿黄，舌红，苔黄腻，脉滑数。宜食清肠泄热、化湿止泻之品，如薏苡仁、粳米等。食疗方：三宝粥。

③伤食泻：大便稀溏，夹有食物残渣或乳凝块，气味酸臭，或如败卵，嗳气酸馊，脘腹胀满，或伴呕吐，腹痛拒按，泻后痛减，夜卧不安，舌苔厚腻或微黄，脉滑实。宜食运脾和胃、消食化滞之品，如麦芽、鸡内金等。食疗方：粳米粥。

④脾虚泻：大便稀溏，色淡不臭，多于食后腹泻，神疲倦怠，面色萎黄，形体消瘦，食欲不振，舌淡，苔白，脉缓弱。宜食健脾益气、助运止泻之品，如莲子、茯苓等。食疗方：炒面粥。

⑤脾肾阳虚泻：久泻不止，食入即泻，大便清稀，澄澈清冷，完谷不化，形寒肢冷，面色㿠白，精神萎靡，寐时露睛，舌淡，苔白，脉细弱。宜食温补脾肾、固涩止泻之品，如枸杞子、羊肉等。食疗方：羊肉粥。

3. 心理指导

（1）腹痛时应多与患儿交流，分散其注意力，以减轻疼痛。

（2）讲解疾病相关知识，稳定患儿情绪，满足其心理需求，使其积极配合治疗和护理。

4. 用药指导

（1）口服补液盐时应遵医嘱根据生理需要量适量稀释，少量多次频服。

（2）静脉补液过程中，注意掌握输液速度，密切观察病情，注意观察疗效，准确记录24小时液体出入量。补充高渗性液体时避免漏出血管外，以防局部组织坏死；当脱水、酸中毒纠正后更容易出现低钾血症，应遵循"见尿补钾"的原则，不要随意调节输液速度；出现低钙惊厥，静脉推注钙剂时宜慢。若出现异常立即呼叫医护人员。

（3）使用抗生素时易诱发肠炎，应严格根据医嘱用药，切忌滥用抗生素，避免引起顽固的菌群失调。

（4）使用微生态疗法（如双歧杆菌、嗜乳酸杆菌），服用时注意水温不能超过40℃，最好与抗生素间隔服用。

（5）使用肠黏膜保护剂（如蒙脱石粉）应遵医嘱，且使用时要用50mL温水稀释，不要过稠或过稀。

（6）中药汤剂宜温热服，少量多次。中药难以喂服者，可行中药保留灌肠。

（四）康复期患者的护理健康教育

1. 保持居室安静，温湿度适宜，保证患儿休息，减少能量的消耗。保持居室清洁卫生。

2. 避免诱发腹泻的因素，如感染、受寒、过敏等。

3. 饮食宜清淡、易消化。指导家长合理喂养，宣传母乳喂养的优点，避免在夏季断奶。添加辅食应遵循规律，由一种到多种，由少到多，由稀到稠，由细到粗。切忌几种辅食同时添加，防止过食、偏食及饮食结构突然变动。避免进食产气食物。

4. 注意气候变化，适当进行户外活动，增强体质，穿着要合适，避免腹部受凉。

5. 保持良好的心理状态，避免情绪过激。

6. 讲解消毒隔离相关知识。注意饮食卫生，培养良好的卫生习惯。食具要消毒，教育儿童饭前便后洗手，勤剪指甲。饮食要定时定量，不要暴饮暴食。注意食物新鲜、清洁，不吃变质食物。

7. 向家长讲解腹泻的相关知识，指导家长正确使用口服补液盐的方法和注意事项，指导其观察病情变化。

四、小儿肾病综合征患者的健康教育

肾病综合征简称肾病，是一组多种病因引起的肾小球基底膜通透性增加，导致大量蛋白质从尿液中丢失引起的临床综合征。肾病又分为先天性、原发性和继发性 3 大类。原发性肾病又分为单纯性肾病和肾炎性肾病两型。临床有四大特征：大量蛋白尿、低蛋白血症、高脂血症和明显的水肿。水肿是最常见的临床特征，本病属于中医学"水肿"范畴，常见证候有肺脾气虚证、脾肾阳虚证、肝肾阴虚证、气阴两虚证、外感风邪证、水湿证、湿热证、血瘀证、湿浊证。

（一）病因

单纯性肾病可能与肾脏 T 细胞功能紊乱有关；肾炎性肾病可能与免疫病理损伤有关；先天性肾病与遗传有关。久病劳倦、感染及环境等因素均可诱发本病。

（二）典型临床表现

本病是小儿时期常见的一种肾脏疾病，可发于任何年龄，多发于 2～8 岁小儿，男多于女，临床易反复发作。单纯性肾病临床表现如下。

1. 水肿：眼睑、颜面部浮肿，甚至全身性浮肿。水肿为凹陷性，重者累及浆膜腔，出现胸腔积水、腹水、阴囊水肿。

2. 水肿明显时尿少，尿有较多的泡沫。

3. 常伴有面色苍白、乏力、厌食、精神萎靡等。

4. 单纯性肾病一般无血尿和高血压，若伴有血尿、高血压、氮质血症、血清补体下降其中之一者称为肾炎性肾病综合征。

（三）住院患者的护理健康教育

1. 生活起居

（1）保持病室干净整洁，温湿度适宜，定时开窗通风，保持空气清新。

（2）慎起居，随天气变化随时增减衣被，避免受凉，防止感冒。

（3）除严重水肿和高血压外，一般不需要卧床休息，即使卧床休息也应该经常更换体位，防止血栓的形成。病情缓解后可逐渐增加活动量，但不能剧烈活动和过度劳累。

（4）观察水肿变化，浮肿严重时配合护理人员每日定时测量腹围、体重及记录 24 小时出入量。

（5）加强个人卫生，如口腔卫生、会阴清洁及皮肤护理。

①指导患儿注意保持口腔卫生，防止感染。

②保持皮肤清洁干燥，及时更换内衣；保持床单清洁、干燥、平整、无皱褶、无渣屑。高度水肿患儿衣服应宽松、床褥应松软。

③帮助患儿床上擦浴，尤其是腋窝、腹股沟等皮肤皱褶处，每天擦洗 1～2 次，并保持干燥。

④协助患儿活动时避免拖、拉、拽等动作，防止皮肤擦伤。修剪指甲每周 1～2 次，避免患儿抓破皮肤。勤翻身，防止水肿局部受压发生褥疮。水肿严重时，臀部和四肢受压部位垫软垫，或是气垫床。

⑤阴囊水肿时，可用棉垫或吊带将阴囊托起。每次排尿后及时用柔软毛巾擦干净，减少尿液刺激。穿柔软全棉宽松的内裤，经常更换体位，避免长时间受压，防止皮肤破溃。

⑥防止虫咬、挠抓损伤皮肤，及时处理毛囊炎和皮肤疖肿。皮肤破损者可涂聚维酮碘预防感染。水肿严重者尽量避免肌肉注射。

⑦做好会阴部清洁，用 3% 硼酸溶液坐浴每日 1～2 次，以预防尿路感染。

2. 饮食指导

（1）饮食指导原则给予清淡、易消化的饮食，忌食辛辣、油腻之品，保证优质蛋白（如蛋、鱼、家禽等）、低脂肪、足量碳水化合物及高维生素食物的摄入。忌食胀气的食物，如土豆、山芋等。一般患儿不需要特别限制饮食，由于消化道黏膜水肿使消化功能减退，应注意减轻消化道负担。

（2）中医辨证施膳

①肺脾气虚证：全身浮肿，面目为著，身重面白，气短乏力，自汗，易感冒，或咳嗽喘息，尿量减少，纳呆便溏，舌淡胖，苔薄白，脉虚弱。宜食补气健脾之品，如黄芪、大枣等。食疗方：黄芪粥。

②脾肾阳虚证：全身浮肿明显，下肢尤甚，按之深陷难起，神疲倦卧，畏寒肢冷，面白无华，小便短赤不利，可伴胸腹水，恶心呕吐，纳少便溏，舌淡胖或有齿印，苔白滑，脉沉细无力。宜食温补脾肾之品，如大枣、羊肉等。食疗方：姜桂仁汤。

③肝肾阴虚证：浮肿或轻或重，头痛头晕，心烦易怒，手足心热，口燥咽干，或有面色潮红，目睛干涩或视物不清，失眠多汗，舌红，苔少，脉弦细数。宜食滋补肝肾之品，如枸杞子、黑芝麻等。食疗方：地黄粥。

④气阴两虚证：神疲乏力，面色无华，汗出，易感冒或浮肿，头晕耳鸣，口咽干燥或咽痛，手足心热，舌稍红，苔少，脉细弱。宜食益气养阴之品，如党参、大枣等。食疗方：大枣粥。

⑤外感风邪证：发热恶风，无汗或有汗，头身疼痛，咳嗽流涕，或咳喘气急，或咽痛，乳蛾肿痛，舌苔薄，脉浮。宜食宣肺祛风之品，外感风寒如生姜、红糖；食疗方：生姜桔梗汤。外感风热如桑叶、菊花等；食疗方：桑叶桔梗汤。

⑥水湿证：全身广泛浮肿，肿甚者皮肤光亮，可伴腹胀水膨，或见胸闷短气，心下痞满，甚有咳喘，小便短少，舌淡，苔白腻，脉沉。宜食健脾利水之品，如茯苓、薏苡仁等。食疗方：红小豆粥。

⑦湿热证：皮肤有脓疱疮、疮疡、疖肿、丹毒等；或口苦口黏，口干不欲饮，纳差，胸闷；或小便频数不爽、量少、色黄赤混浊、有灼热或刺痛感，小腹坠胀不适，或有恶寒发热、腰痛、口苦便秘，舌红，苔黄腻，脉滑数。宜食清热利湿之品，如黄花菜、冬瓜等。食疗方：冬瓜粥。

⑧血瘀证：面色晦暗，眼睑下青黯，皮肤不泽或肌肤甲错，常伴腰痛或胁下癥瘕积聚，唇舌紫暗，舌有瘀点或瘀斑，苔少，脉弦涩。宜食活血化瘀之品，如当归、桃仁等。食疗方：当归鲫鱼汤。

⑨湿浊证：恶心呕吐，纳呆，身体困倦或精神萎靡，水肿加重，舌苔厚腻。宜食利湿化浊之品，如茯苓、莲子等。食疗方：小藕莲车汤。

（3）急性水肿、高血压时适当限制钠的摄入，给予低盐或无盐饮食（每日 <2g），病情缓解

后一般不必长期过分限盐，因水肿主要是血浆胶体渗透压下降、低蛋白血症所致，限制水钠摄入对减轻水肿的作用不明显，过分限制易造成低钠血症及食欲下降。指导家长在低盐饮食的同时应少食面包、饼干、汽水等含钠量高的食物；在少尿期少吃橘子、香蕉、苹果等含钾高的食物。

（4）大量蛋白尿期间蛋白质摄入不宜过多，控制在每日 2g/kg 为宜。有氮质血症时应给予优质蛋白，并限量摄入，每日以 0.5g 为宜。蛋白尿消失后长期服用糖皮质激素治疗期间应多补充蛋白质。

（5）为减轻高脂血症，应少食动物脂肪，以植物性脂肪为宜，同时增加富含可溶性纤维的饮食，如燕麦、米糠等。

（6）低血钙及使用糖皮质激素可引起骨质疏松，故应补充维生素 D 及钙，每日 10 ～ 30mg/kg，每日酌情给予铁 2 ～ 6mg/kg、锌 5 ～ 20mg/kg 等微量元素。活动时注意安全，避免奔跑和患儿之间打闹，以免摔伤和骨折。

3. 心理指导

（1）多与患儿交谈，鼓励其说出内心感受，给予心理支持，消除紧张及恐惧心理，使其保持良好的情绪。

（2）本病病程较长，易复发，家长易出现焦虑、失望，注意进行心理疏导。

（3）告知患儿及家属肾病综合征的各种因素，使患儿及家属对疾病有正确的认识，掌握相关的医学知识，加强自我保健意识，增强遵医行为。

（4）告知身体形象的改变会随着病情好转、药物逐渐减量和停用后减轻和消失，使其安心治疗。

4. 用药指导

（1）应用糖皮质激素期间，每日应监测体重、血压、尿量、尿蛋白、血浆蛋白的变化。注意观察药物的不良反应，如高血压、库欣综合征（满月脸、向心性肥胖、多毛、紫纹等）、糖尿病、骨质疏松、消化道溃疡等，一般无须治疗，停药后可消失。甲强龙冲击治疗时应注意有无应激性溃疡，监测心率的变化。遵医嘱及时补充维生素 D 及钙剂，以免发生骨质疏松及手足搐搦症。

（2）使用糖皮质激素应严格遵守医嘱，不可随意增减剂量或停药，应遵医嘱减量。一般不主张直接停用，应缓慢减量，漏服应及时按量补服。

（3）告知患者在服用利尿剂时，注意观察尿量和血压。尿量多时，应多食大枣、橘子、香蕉等含钾高的食物。当出现嗜睡、肌肉无力、腹胀、恶心等低血钾症状时，应报告医护人员，并遵医嘱服用补钾药物。

（4）使用免疫抑制剂如环磷酰胺治疗时，要注意药物不良反应，如白细胞计数下降、胃肠道反应及出血性膀胱炎等，要加强防护，预防感染，尽量多饮水，观察尿量及尿色，并定期复查血常规。

（5）应用抗凝和溶栓疗法时注意监测凝血时间及凝血酶原时间，看护好患儿，减少磕碰，进行静脉穿刺拔针时要延长按压时间。

（6）中药应温服，观察用药效果及反应，做好记录。

（7）中药注射剂需单独给药，缓慢注射，注射前后用生理盐水间隔。应用白蛋白、血浆等血液制品时速度宜慢，观察不良反应，告知患儿及家属勿自行调节。

（8）外用中药应根据临床辨证分型选用不同的方药熏蒸，注意时间控制在 20 ～ 30 分钟，温度 43 ～ 46℃。指导患者熏蒸前饮水 200mL 左右，餐前餐后 30 分钟内不宜熏蒸，熏蒸后及时擦干汗液，注意保暖，避风寒。

（四）康复期患者的护理健康教育

1. 随天气变化随时增减衣被，预防感冒。保持皮肤清洁干燥，预防感染。

2. 给予高碳水化合物、高维生素饮食，保证优质高蛋白的摄入，如乳类、蛋、鱼、家禽肉等，忌食辛辣、油腻之品。

3. 注意锻炼身体，增强体质，提高抗病能力。同时注意安全，避免摔伤或骨折。

4. 恢复期可组织一些轻松的娱乐活动，适当安排一定的学习，以增强患儿信心，积极配合治疗，争取早日康复。

5. 肾病复发率较高，系统治疗是关键，患儿及家长主动配合，坚持按计划用药，不可随意停药。有明确的感染或感染灶时选用敏感的抗生素，控制和预防感染，但应避免盲目地预防性使用抗生素。

6. 出院定期随访和复查。教会家长或较大儿童学会用试纸监测尿蛋白的变化。肾病患儿短时间内应避免免疫接种。尽量避免使用对肾脏有损害的药物。

五、小儿病毒性心肌炎患者的健康教育

病毒性心肌炎是各种病毒侵犯心脏，引起心肌局限性或弥漫性的炎症表现。临床上以面色苍白、心悸气短、神疲乏力、肢冷多汗为临床特征。本病属于中医学"心悸""怔忡""胸痹"范畴，常见证候有风热犯心证、湿热侵心证、气阴两虚证、痰瘀互结证、心阳虚衰证。

（一）病因

病毒性心肌炎主要由肠道病毒和呼吸道病毒引起，尤其是柯萨奇病毒最常见，其次是埃可病毒，其他病毒如腺病毒、骨髓灰质炎病毒、流感和非流感病毒、腮腺炎病毒及单纯疱疹病毒均可引起本病。感染、营养不良、酗酒、妊娠、劳累、寒冷、缺氧可诱发病毒性心肌炎。

（二）典型临床表现

本病多数患儿发病前数日或数周会出现咽喉痛、咳嗽、发热、周身酸痛乏力等上呼吸道感染样症状，或腹痛、恶心、呕吐、腹泻等消化道症状。患者可有心悸、胸闷、呼吸困难、胸痛等心脏受累表现，大部分以心律失常为主诉或首发症状。

（三）住院患者的护理健康教育

1. 生活起居指导

（1）协助患儿取舒适体位，加强基础护理，保持病室内适宜的温湿度，注意保暖。

（2）强调卧床休息，减轻心脏负担，减少心肌耗氧量，促进心肌功能恢复。急性期应卧床休息，至少应休息至热退后 3 ~ 4 周，防止过度劳累，待临床症状消失，心电图恢复正常后，方可下床走动。患儿心脏扩大者、出现过心功能不全症状者、有心力衰竭者应延长卧床休息时间，直至心脏恢复正常大小和心功能恢复后，根据具体情况再逐渐增加活动量。恢复期仍应适当限制活动 3 ~ 6 个月。

（3）保持大便通畅，多食富含粗纤维和维生素 C 的食物，如新鲜的水果、蔬菜，养成定时排便的习惯。发生便秘时使用开塞露或缓泻剂协助排便，排便时注意避免过度用力，以免加重疾病或诱发心脏骤停。

2. 饮食指导

（1）饮食指导原则　进食高蛋白、高维生素、富于营养、清淡易消化的食物，宜少食多餐。

（2）饮食禁忌　不喝浓茶或咖啡，不吃刺激性食物。

（3）中医辨证施膳

①风热犯心证：恶寒发热，或低热缠绵，鼻塞流涕，咽红肿痛，胸闷胸痛，咳嗽有痰，肌痛肢楚，心悸气短，舌红，苔薄，脉浮数或结代。宜食疏风清热、解毒护心之品，如莲子、苦瓜等。食疗方：五汁茶。

②湿热侵心证：寒热起伏，全身酸痛，腹痛腹泻，恶心呕吐，倦怠乏力，胸闷心悸，舌红，苔黄腻，脉濡数或结代。宜食清热化湿之品，如绿豆、荷叶等。食疗方：绿豆汤。

③气阴两虚证：心悸怔忡，胸闷气短，夜寐不安，神疲倦怠，少气懒言，头晕目眩，失眠乏力，自汗盗汗，烦热口渴，舌红少津，脉细数或结代。宜食补气养阴之品，如百合、西洋参等。食疗方：百合糯米粥。

④痰瘀互结证：心悸气短，胸闷憋气，或心痛如针刺，面色晦暗，唇甲青紫，脘腹满闷，恶心泛呕，舌紫暗，舌边尖有瘀点，苔腻，脉滑或结代。宜食活血化瘀、豁痰开痹之品，如山楂、白萝卜等。食疗方：橘子羹。

⑤心阳虚衰证：心悸怔忡，胸闷不舒，四肢不温，面色苍白，头晕自汗，甚或大汗淋漓，四肢厥冷，口唇指（趾）青紫，呼吸浅促，舌淡暗，苔薄白，脉细数或脉微欲绝。宜食益气温阳之品，如羊肉、韭菜等。食疗方：羊肉粥。

3. 心理指导

（1）家长应多陪伴患儿，关心患儿，协助生活护理，减轻患儿心理压力。消除年长患儿的心理顾虑，使其主动配合治疗、护理工作。

（2）保持患儿精神愉悦，家长应帮助调控情志，保持平淡静志，避免七情过极，尽量满足患儿的合理要求，避免情绪激动。

（3）指导年长儿掌握自我排解不良情绪的方法，如音乐疗法、移情疗法等。

4. 用药指导

（1）遵医嘱及时准确给药，观察用药后的效果及副作用。

（2）静脉输液治疗时，应注意严格控制输液速度，告知患儿和家属勿自行调节滴速，以免加重心脏负担，发生心力衰竭。

（3）应用洋地黄类药物治疗时剂量宜偏小，在用药期间应密切观察心率、心律。若心率过缓或恶心、呕吐等消化系统症状出现时，应及时报告医师妥善处理，避免洋地黄中毒。

（4）中药汤剂宜浓煎，少量多次温服。服药期间应避免进食辛辣刺激之物，以免影响疗效。同时应根据治疗药物的注意事项、禁忌，合理调整饮食。

5. 病情观察指导

（1）指导家长观察患儿有无病毒感染史及引起或加重心脏不适的因素，如紧张、劳累、寒冷等。

（2）密切观察并记录心率、脉搏的强弱和节律，注意定期测量血压、体温、呼吸，观察精神状态的变化，以便对病情的发展做出正确的估计。

（四）康复期患者的护理健康教育

1. 保持居住环境内温湿度适宜，每天通风换气 30 分钟，保持室内空气新鲜。注意保证睡眠时间，提高睡眠质量。

2. 注意饮食卫生，防寒保暖，预防消化道或呼吸道病毒感染。

3. 饮食宜清淡、易消化，少食多餐。保持大便通畅，大便秘结时，可予以腹部按摩中脘、关元等穴位，刺激肠蠕动，多食新鲜的水果、蔬菜等高纤维的食物。

4. 平素增强体质，适当锻炼，根据身体情况选择合适的运动，注意劳逸结合，避免过度劳累，提高和增强机体的抗病能力。

5. 严格遵医嘱服药，不得随意改变药物的用量和用法。

6. 保持情绪稳定，避免过激。

7. 定期复查，病情变化时应及时就医。

六、小儿脑性瘫痪患者的健康教育

脑性瘫痪是指由于各种原因造成的发育期胎儿或婴儿非进行性脑损伤，临床上以运动发育和姿势异常、运动功能受损为主要特征。严重病例可伴有智力低下，抽搐及视、听或语言功能障碍。本病属于中医学"胎弱""胎怯"范畴，中医诊断为五迟、五软，常见证候有肝肾不足证、心脾两虚证、痰瘀阻滞证。

（一）病因

脑性瘫痪为先天禀赋不足，后天调养失宜、药物损伤、产伤、窒息、早产、出生后喂养不当、家族史，以及父母为近亲结婚或低龄、高龄产育者等多种因素所致。

（二）典型临床表现

脑性瘫痪由于临床类型、受损部位的不同，表现形式也有所不同。以出生后非进行性运动发育异常为特征，常合并智力低下、听力障碍、语言发育障碍、视力障碍、过度激惹、小头畸形、癫痫等。

1. 基本表现

（1）运动发育落后 患儿不能完成相同年龄正常儿童应有的运动发育进程，包括大运动及手的精细动作。

（2）肌张力异常 痉挛型脑性瘫痪在新生儿时期除个别严重的可表现为肌张力增高外，大多数表现为肌张力低下，随月龄增长而肌张力逐渐增高，关节活动范围减少；肌张力低下型则表现为瘫痪肢体肌肉松弛；手足徐动型肌张力高低变化不定。

（3）姿势异常 受肌张力和原始反射消失不同情况的影响，患儿可出现多种肢体异常姿势，如呈足尖着地行走，或双下肢呈剪刀状交叉。

（4）反射异常 表现为原始反射延迟消失、保护性反射减弱或延缓出现，痉挛型脑性瘫痪患儿腱反射活跃或亢进，可引出踝阵挛或病理反射。

2. 临床类型

（1）痉挛型 最常见的类型，主要表现为拇指内收，肘、腕关节屈曲，走路时两腿伸直交叉或呈剪刀步，足跟悬空，足尖着地。

（2）手足徐动型 主要表现为不自主、不协调和无效的运动状态，睡眠时消失，安静时减少，紧张时加重，面部鬼脸表情，吞咽困难，流涎，或表现为扭转痉挛。

（3）肌张力低下型 患儿肌张力显著降低而呈软瘫状，自主动作很少。

（4）强直型　较少见，全身肌张力显著增高，身体异常僵硬。

（5）共济失调型　主要表现为运动和平衡障碍，走路不稳、步态蹒跚及肌肉协调性差。

（6）震颤型　主要表现为静止性震颤。

（7）混合型　同时兼有两种或两种以上类型的表现，以手足徐动型与痉挛型并存多见。

（三）住院患者的护理健康教育

1. 生活起居指导

（1）指导家长制定适宜的作息时间表，在保证夜间睡眠时间的基础上，尽量安排有规律的起床和入睡时间。协助患儿取舒适卧位，加强皮肤护理，保持床单干净、整洁、无渣屑，及时更换尿布，注意防寒保暖。在患儿进食和行走时，加强患儿及家属的安全防范意识，防止窒息和跌伤发生。

（2）根据病情及临床类型合理安排活动和休息，协助患儿进行被动或主动运动，促进肌肉、关节活动和肌张力的改善，同时配合针刺、推拿、按摩及理疗等，以纠正异常姿势。帮助患儿练习翻身、坐、爬、跪及站立行走的训练，训练应从较小运动开始，逐渐增加，站立行走时应有保护。培养生活自理能力，鼓励脑性瘫痪患儿尽量用正常方式运动，使其在卧、坐、跪和站立时保持正确体位，预防畸形发生。

①痉挛型：放松僵硬的肌肉，避免痉挛体位的运动。

②肌张力低下型：在良好体位下提供支持，鼓励运动以增强肌肉力量。

③手足徐动型：学会用手抓握以稳定不自主的动作，如果异常体位变化不定按痉挛型儿童训练方法。

④共济失调型：改善站立和行走平衡，控制不稳定的抖动，尤其是手和足。

2. 饮食指导

（1）饮食指导原则　宜食营养丰富、易消化之品，如乳制品、鱼、蛋类、蔬菜、水果等，少食多餐，忌辛辣刺激油腻之品。

（2）保证营养供给　鼓励母乳喂养，婴幼儿应注意添加辅食。为患儿提供高热量、高蛋白及富含维生素、容易消化的食物。对独立进食困难的患儿应进行饮食训练，必要时可鼻饲或静脉补给。

（3）中医辨证施膳

①肝肾不足证：智能低下，坐、立、行走和牙齿发育明显迟于同龄小儿，肌肉萎软或肢体瘫痪，手足震颤，甚至手不能握、足不能行，舌淡，苔薄，脉沉细。宜食补益肝肾之品，如莲子、枸杞子等。食疗方：莲子小米粥。

②心脾两虚证：智力低下，形瘦面黄，语言迟钝，肌肉松弛，四肢痿软，头发稀疏枯槁，口角流涎，舌伸口外，咀嚼无力，纳差，舌淡，苔少，脉细弱。宜食健脾养心之品，如大枣、桂圆等。食疗方：大枣桂圆粥。

③痰瘀阻滞证：失聪失语，反应迟缓，动作不自主，意识不清，或关节强硬，肌肉软弱，或流涎，喉间痰鸣，或发癫痫，舌胖质暗，或见瘀点瘀斑，苔腻，脉沉涩滑。宜食涤痰开窍、活血通络之品，如海带、丹参等。食疗方：海带绿豆汤。

3. 心理指导

（1）关心体贴患儿，尽量在患儿周围创造快乐和谐的气氛，多与患儿游戏交流，以保持其心情愉快，避免产生心理障碍。加强语言及益智教育以促进患儿心智发育。

（2）重视患儿家长的心理状态，多与其沟通交流，对不良的情绪及时给予疏导，树立家长为患儿治疗疾病的信心。

（3）向家长介绍疾病的病因和康复途径，使其明白康复治疗的重要性及家庭成员在康复治疗中所承担的重要职责。

4. 用药指导

（1）应告诫家长谨遵医嘱，按时给患儿服药，能自行服药的患儿，鼓励其自行服药，向患儿及家长讲解药物的作用及不良反应。

（2）对于脑性瘫痪合并癫痫的患儿，教育患儿家长按医嘱服药，不能自行加药、减药、停药、换药。

（3）中药汤剂宜浓煎，少量多次温服，中药难以喂服者给予保留灌肠，灌肠药需浓煎。内服中药要与西药间隔30分钟。

（四）康复期患者的护理健康教育

1. 保持室内空气新鲜、温湿度适宜，注意通风换气。保证充足的睡眠，天气寒冷或传染病流行时，不去公共场所，出门应戴口罩、帽子，在医生指导下接种疫苗。

2. 饮食宜清淡、细软、易消化，喂养时要耐心、细心，教会患儿独立进食。

3. 指导家长日常正确护理姿势，根据患儿年龄进行日常生活动作训练。对于肌张力高的患儿：抱姿时应让患儿双臂伸直伸向家长的背部或围住家长的颈部，髋部及膝盖弯曲并双腿分开放在家长腰部两侧，身体贴近家长的身体；睡姿时应让患儿侧卧位并双腿分开，两腿之间可放一圆柱枕芯或让患儿睡于船形吊床中；坐姿时坐的高度应以膝关节到足底的长度为宜，使双足着地以防脚踝僵直下垂。

4. 穿脱衣训练：帮助患儿认识衣、裤、鞋、袜，衣服要简单、宽松一些，指导患儿穿衣时先穿患肢一侧，再穿健侧，而脱衣服时先脱健侧，后脱患侧。

5. 进食训练：半卧位进食、坐位进食、用辅助器进食、用特制杯饮水训练等。防止异物吸入及牙齿紧咬时强行喂食而损伤牙齿。耐心地教患儿学习进食动作，如训练手持汤匙及手取食物，尽早脱离他人喂食。

6. 洗漱训练：包括洗脸、刷牙、梳头等，如梳头时手够不着头，可用长柄粗把木梳。

7. 如厕训练：包括教会患儿示意排便、脱穿裤子、下蹲动作、便后用纸、用水冲洗及便后洗手等。

8. 语言训练：对伴有听力、语言障碍的患儿，应按儿童语言发育规律进行训练，给患儿丰富的语言刺激，鼓励患儿发声，纠正发声异常，并持之以恒。

9. 告知家长注意给予患儿更多的关爱与照顾，防止发生自卑、孤独心理。年长患儿积极进行职业训练，培养其克服困难的信心。

10. 出院后定期到门诊复查。

七、过敏性紫癜患儿的健康教育

过敏性紫癜是一种常见的血管变态反应性出血性疾病。感染、饮食、药物等因素均可导致过敏性紫癜的发生。临床以对称性皮肤紫癜，关节肿痛，腹痛，消化道黏膜出血，便血和肾脏损伤为特征。本病属于中医学"紫癜风"范畴，常见证候有风热伤络证、血热妄行证、湿热痹阻证、气不摄血证、阴虚火旺证。

（一）病因

本病病因尚不清楚，中医学认为小儿素体亏虚是发病之内因。本病的发生可能是各种刺激因子作用于具有遗传背景的个体，激发 B 细胞克隆扩增而导致 IgA 介导的系统性血管炎。发病前有细菌或病毒感染史，服用药物及进食鱼、虾、蟹等，接触花粉、尘埃，菌苗或疫苗接种，虫咬，受凉和寒冷刺激等均可诱发本病。

（二）典型临床表现

本病以皮肤紫癜、消化道黏膜出血、腹痛、关节肿痛、便血和血尿为主要临床表现。多见于儿童和青少年，男性多见。发病前常有上呼吸道感染、低热、全身不适等前驱症状，继而皮肤黏膜出现散在瘀点。根据受累部位及临床表现的不同，可分为以下几种类型。

1. 皮肤型紫癜　仅累及皮肤者，皮疹多见于四肢远端及臀部，多在关节伸侧，对称分布，也可向上发展累及躯干和上肢。紫癜大小不等，米粒样或针尖样，分批出现，高出皮面，压之不褪色，颜色由紫红色变为暗紫色和棕褐色，4～6 周后渐消退，称为单纯型紫癜。

2. 腹型紫癜　与消化道黏膜及腹膜脏层毛细血管受累有关，主要症状是腹痛、呕吐、便血，可为首发症状，先于皮肤紫癜出现。严重者可出现肠套叠、肠穿孔等。

3. 关节型紫癜　多累及膝、踝、肘、腕等四肢大关节，表现为关节肿胀、疼痛及功能障碍，呈游走性、反复性发作，一般在数日内症状消失，无关节畸形等后遗症。

4. 肾型紫癜　为肾小球毛细血管襻受累所致，多见于儿童及青少年，多在病程 1～8 周内出现，常有尿液改变如血尿、蛋白尿、管型尿，偶见水肿、高血压和肾功能不全。

5. 混合性紫癜　具有两种以上类型的特点，称为混合性紫癜。

6. 其他　少数患者可累及眼、脑及脑膜血管而出现视神经萎缩、视网膜出血水肿、中枢神经系统受累的症状体征。

（三）住院患者的护理健康教育

1. 生活起居指导

（1）病室内温湿度适宜，通风良好，保持病床干燥整洁，患者衣被以柔软、棉质为宜。不可使用毛毯，禁止摆放鲜花，禁止接触新物品及用具，避免接触过敏原。

（2）急性期应卧床休息，急性期症状消失后，适度锻炼。

（3）注意保暖、避风寒、防止感冒诱发加重疾病。

（4）保持皮肤清洁、干燥，防破损、划伤，定期修剪指甲，避免抓伤引起感染。注意安全，避免外伤，婴幼儿加床档。

（5）做肾脏穿刺术者，术前指导患儿憋气训练，术后伤口加压包扎，观察伤口有无渗血等情况，保持伤口清洁干燥。术后 6 小时禁止翻身，24 小时禁止下床活动，1 个月内禁止剧烈活动，1 个月后适度锻炼。

2. 饮食指导

（1）饮食指导原则清淡饮食，宜软而少渣，主食以大米、面食为主。急性期禁动物性蛋白质，忌食容易引起过敏的食物，禁食辛辣、海腥发物，以及煎炸、煎烤、固硬之物。

（2）腹痛患者可给予流质或半流质饮食，少食多餐，不可饱餐。

（3）有消化道出血者应限制饮食，出血量多者应禁食。

（4）紫癜性肾炎时，应给与低盐饮食。

（5）中医辨证施膳

①风热伤络证：起病较急，全身皮肤散发紫癜，大小不一，色泽鲜红，呈对称性，尤以下肢及臀部为多，可有发热、关节肿痛、腹痛、尿血等，舌红，苔薄黄，脉浮数。宜食清热凉血之品，如丝瓜、绿豆等。食疗方：茅根水炖猪皮。

②血热妄行证：起病较急，皮肤瘀点瘀斑，色泽鲜红，或伴鼻衄、齿衄、便血、尿血，血色鲜红或紫红，同时伴心烦口渴、大便干结等，舌红绛，脉数有力。宜食清热凉血止血之品，如小蓟、藕等。食疗方：赤豆红枣粥。

③湿热痹阻证：皮肤紫癜多见于关节，尤以膝、踝关节为主，关节肿胀灼痛，屈伸不利，或伴腹痛腹泻，舌红，苔黄腻，脉滑数或弦数。宜食清热除湿之品，如绿豆、薏苡仁等。食疗方：紫齿苋粥。

④气不摄血证：病程迁延，紫癜反复出现，瘀斑瘀点色淡，常伴鼻衄、齿衄，神疲乏力、面色苍黄，头晕心悸、食少纳呆，舌淡，苔薄，脉细无力。宜食益气养血之品，如党参、花生等。食疗方：仙鹤草茶。

⑤阴虚火旺证：紫癜时发时止，鼻衄、齿衄或尿血，血色鲜红，低热盗汗，手足心热，心烦少寐，小便黄赤，大便干结，舌红少津，苔少，脉细数。宜食滋阴降火之品，如山药、枸杞子等。食疗方：百合粥。

3. 心理指导

（1）因病情反复发作引起的疑惑和顾虑，可采用释疑解惑法，消除患儿不良情绪。

（2）对因饮食限制引起焦虑的患儿，可采用移情易性法，尽量满足患儿合理要求，家属多陪伴，安排同病种患儿于同一病房，便于沟通交流，以保持饮食原则的一致性。

（3）减少不良应激事件对患儿的刺激，鼓励支持其诉说自身感受，培养兴趣爱好，多听音乐、多与其他患儿交流，可采用移情法，树立其治愈疾病的信心和耐心。

（4）告知患儿及家属引起过敏性紫癜的各种因素，使其对疾病有正确的认识，掌握相关的医学知识，加强自我保健意识，增强遵医行为。

4. 用药指导

（1）中药宜温服，观察用药效果及反应，做好记录。

（2）中药注射剂（如丹参、清开灵、热毒宁）需单独给药，缓慢注射，注射前后用生理盐水间隔。

（3）根据临床辨证分型选用不同的方药熏蒸或擦洗，注意时间控制在 20～30 分钟，温度 43～46℃。指导患者熏蒸前饮水 200mL 左右，餐前餐后 30 分钟内不宜熏蒸，熏蒸后及时擦干汗液，注意保暖，避风寒。

（4）用糖皮质激素治疗期间应严格遵医嘱、按时、按剂量及疗程使用，不可随意增减剂量或停药，应遵医嘱缓慢减量，漏服应及时按量补服。注意饭后服用激素类药可减轻不良反应，必要时加用胃黏膜保护剂，监测血压和电解质变化，注意预防各种感染。

（5）紫癜性肾炎使用免疫抑制剂治疗时，保护血管，注意药物不良反应，加强防护。尽量多饮水，观察尿量及尿色变化，并定期复查血象。

（6）及时补充维生素 C 及葡萄糖酸钙等，改善毛细血管通透性。

（四）康复期患者的护理健康教育

1. 随天气变化随时增减衣被，防止感冒。保持皮肤清洁、干燥，防破损、划伤。应避免与花粉等过敏原相接触，避免去新装修的场所，防止昆虫叮咬，去除可能的过敏原。

2. 饮食管理对过敏性紫癜患儿非常重要，严格遵照饮食指导原则。应禁食生葱、生蒜、辣椒、酒类等刺激性食品，肉类等动物蛋白的食物逐步增加种类和量，并注意观察不良反应。

3. 注意休息，避免劳累，逐步增加活动量，增强体质，提高抗病能力，避免参加剧烈体育运动。

4. 调节情绪，避免情绪波动及精神刺激。

5. 因不同分型用药各不相同，出院后按医生指导用药。禁用已知致敏的各种食物和药物。在有明确的感染或感染灶时，积极预防感染，选用敏感的抗生素，应避免盲目地预防性使用抗生素。

6. 为防止复发，患者治愈后应坚持巩固治疗 1 个疗程，出院定期随访和复查。肾型患者 3 个月内每 1～2 周复查尿常规 1 次，3 个月后每月复查尿常规 1 次。未痊愈前不宜接种疫苗，痊愈 3～6 个月后，需要接种疫苗者应咨询专科医生。

八、新生儿黄疸患者的健康教育

新生儿黄疸是指婴儿出生后皮肤面目发生黄疸的一种新生儿常见疾病。因产生原因与感受湿热、寒湿之邪有关，临床上以皮肤、面目、巩膜发黄为主要特征。本病属于中医学"胎黄"范畴，常见证候有湿热郁蒸证、寒湿阻滞证、气滞血瘀证、胎黄动风证、胎黄虚脱证。

（一）病因

胆红素生成过多、肝脏胆红素代谢障碍、胆红素排泄障碍、胆管阻塞等为本病的主要病因，并与感染、缺氧、酸中毒、头颅血肿或并发其他疾病有关。

（二）典型临床表现

当血清胆红素超过 $85\mu mol/L$（$5mg/dL$）时，则出现肉眼可见的黄疸。病情严重时可出现胆红素脑病。根据黄疸出现时间、消退时间、黄疸程度、进展状况及伴随症状，分为生理性黄疸和病理性黄疸两种。

1. 生理性黄疸 足月儿大多在生后第 2～3 天出现黄疸，4～5 天达高峰，5～7 天消退，最迟不超过两周；早产儿黄疸多于出生后 3～5 天出现，5～7 天达高峰，7～9 天消退，最长可延迟到 3～4 周；每日血清胆红素升高低于 $85\mu mol/L$（$5mg/dL$），血清胆红素足月儿低于 $221\mu mol/L$、早产儿低于 $257\mu mol/L$。患儿一般情况良好，除有轻微食欲不振外无其他临床症状，肝功能正常。

2. 病理性黄疸 黄疸出现早（出生后 24 小时以内）、发展快（血清总胆红素每天升高超过 $85\mu mol/L$）、程度重（足月儿总胆红素值超过 $221\mu mol/L$，早产儿总胆红素超过 $257\mu mol/L$）、消退迟（超过 2～3 周）或黄疸退而复现。足月儿总胆红素超过 $342\mu mol/L$ 可引起胆红素脑病，损害中枢神经系统。

（三）住院患者的护理健康教育

1. 生活起居指导

（1）保持病室安静，减少不必要的刺激，病室温湿度适宜，做好保暖，避免低温引起游离脂肪酸升高，加重黄疸。

（2）保持大便通畅，给予腹部按摩，双手沿脐周顺时针按摩，每次20～30分钟，每日1～2次。两次喂养之间增加喂水频次。必要时使用开塞露或缓泻剂协助排便，促进胆红素排泄。

2. 饮食指导

（1）饮食指导原则　提倡按需母乳喂养。病情允许可提早足量喂养，有利于建立肠道菌群，使胎粪尽快排出，减轻黄疸的程度。

（2）及时补充水分和热量　光疗期间应及时补充水分，按需喂养，保证热量供应，必要时静脉点滴10%葡萄糖注射液。

（3）中医辨证施膳

①湿热郁蒸证：面目皮肤发黄，色泽鲜明如橘，不欲吮乳，哭声响亮，口渴唇干，或有发热，小便深黄，大便秘结，舌红，苔黄腻。宜食清热、利湿、退黄之品，如茵陈、玉米须等。食疗方：玉米须茶。

②寒湿阻滞证：面目皮肤发黄，色泽晦暗，神疲纳呆，四肢欠温，小便短少，大便溏薄，舌淡，苔白腻。宜食温中、化湿、退黄之品，如茵陈、干姜等。食疗方：茵陈干姜茶。

③气滞血瘀证：面目皮肤发黄，晦暗无华，右胁下痞块质硬，肚腹膨胀，青筋显露，或见衄血、瘀斑，唇色暗红，舌见瘀点，苔黄。宜食行气、消积、化瘀之品，如当归、三七等。食疗方：当归三七茶。

④胎黄动风证：黄疸迅速加重，嗜睡，神昏，抽搐，舌红，苔黄腻。宜食平肝息风之品，如牛黄、水牛角等。食疗方：安宫牛黄丸。

⑤胎黄虚脱证：黄疸迅速加重，伴面色苍黄、气促浮肿、神昏肢冷、胸腹欠温，舌淡苔白。宜食消肿、补气之品。如鲫鱼、西洋参等。食疗方：鲫鱼汤。

3. 心理指导

（1）向家长进行疾病知识的宣教，解除焦虑，取得家长的合作。

（2）及时给予患儿抚摸，多进行肢体接触，消除陌生感，满足其生理与心理需求。

4. 用药指导

（1）内服中药　少量多次频服。难以喂服者给予保留灌肠。内服中药要与西药间隔30分钟。

（2）注射给药　中药注射剂（如生脉、茵栀黄）需单独给药，缓慢注射，注射前后用生理盐水间隔。

（四）康复期患者的护理健康教育

1. 居住环境温湿度适宜，保持室内空气清新。

2. 多晒太阳，增强体质。

3. 指导家长合理母乳喂养，正确添加辅食。

4. 如发生胆红素脑病者，及早进行新生儿行为神经测定。对可能有后遗症者，进行床上主动性活动训练和各关节被动活动训练。

5. 康复训练时注意循序渐进。

6. 做好脐部护理。接触新生儿前后要洗手，防止感染。

7. 定期门诊复查。

【思考题】

1. 小儿肺炎的用药指导重点是什么？

2. 小儿高热惊厥的饮食应注意什么？

3. 哮喘患儿用药应进行哪些方面指导？

4. 小儿腹泻的分型及临床表现是什么？

5. 小儿肾病综合征的出院健康指导有哪些？

6. 应如何指导病毒性心肌炎患儿卧床休息，减轻心脏负担？

7. 如何对病毒性心肌炎患儿进行饮食指导？

8. 对脑性瘫痪患儿应采取哪些康复护理措施？

9. 过敏性紫癜患儿饮食护理的要点是什么？

【案例分析】

陈某，男，8岁，2019年9月21日就诊。

主诉：反复咳嗽气喘半月余，加重伴痰鸣2日。

现病史：患儿半月前受凉后出现咳嗽气喘，不能平卧，鼻塞痰多。予止咳平喘、抗菌等药物（具体不详）治疗后咳嗽减轻，气喘未见缓解，以清晨及夜间明显，发作时伴气急喘憋，痰鸣，经予止咳平喘药（具体不详）治疗后可暂时缓解；近2日因受寒咳喘加重，喉间痰鸣，痰多色白泡沫样，鼻塞浓涕，予西药（具体不详）治疗后无明显好转而就诊。血常规：白细胞计数 $8.7 \times 10^9/L$，中性粒细胞百分比77%，淋巴细胞百分比23%；胸部X线：未见明显异常；体检：双肺呼吸音粗糙，伴少许哮鸣音。

既往史：患儿平素体虚，有"哮喘"病史3年，既往过敏试验提示过敏原为"螨虫"，经脱敏治疗后近半年未曾复发；否认家族史和药物过敏史。

入院症见：形体消瘦，精神尚可，咳嗽气喘，痰鸣，痰多色白泡沫样，鼻塞浓涕，面色白，咽部充血，舌红，苔白，脉滑数。

生命体征：T 37.2℃，P 93次/分，R 21次/分，BP 98/67mmHg。

1. 该患儿目前所患何病？辨证当属何证？

2. 请对该患儿进行健康教育。

第二节　常见传染病患者的健康教育

一、小儿流行性腮腺炎患者的健康教育

流行性腮腺炎是由腮腺炎病毒所引起的急性呼吸道传染病，以发热、耳下腮部漫肿疼痛为主要临床症状。中医诊断为"痄腮"，又称"大头瘟"。本病主要是由于外感风温邪毒所致，属温病范畴。一般温毒在表多属轻证，热毒入里多属重证，常见证候有邪犯少阳证、热毒壅盛证、邪陷心肝证、毒窜睾腹证。

（一）病因

本病病因主要是病毒感染，腮腺炎病毒首先侵入上呼吸道及眼结膜，在局部黏膜上皮组织中大量增殖后入血循环，经血流累及腮腺及一些组织，在这些器官中进行增殖后，再次入血波及涎腺、睾丸、卵巢、胰腺、肝脏及中枢神经系统等。

（二）典型临床表现

本病潜伏期一般为 14 ～ 25 天，平均为 18 天。大多数患儿无前驱期症状，少数患儿可出现肌肉酸痛、发热、食欲减退、乏力等症状。

1. 首发临床表现为腮腺肿大。通常先见单侧腮腺肿大，2 ～ 4 天后对侧腮腺逐渐肿大，双侧肿大患儿约占 75%。肿大部位以耳垂为中心，向前、后、下发展，腮腺肿大边缘不清，表面皮肤颜色亮而不红，质坚韧，触之疼痛，局部皮肤温度随之升高。腮腺肿大持续 4 ～ 5 天后逐渐消退。因腮腺导管堵塞，开口处可见红肿、无脓液，患儿咀嚼和进食时疼痛加剧。

2. 患儿可有不同程度的发热，持续时间不等，短者可为 1 ～ 2 天，大多数可达 5 ～ 7 天，但仍有部分患儿体温始终正常。

3. 舌下腺和下颌下腺肿大。

4. 可出现脑膜脑炎、睾丸炎、卵巢炎、胰腺炎等并发症。

（三）住院患者的护理健康教育

1. 生活起居指导

（1）发热期间协助患儿取舒适体位，卧床休息至体温正常。

（2）保持病室内适宜的温湿度，注意保暖。探望陪护者佩戴口罩，减少陪探视率，防止交叉感染。

（3）保持口腔清洁，清除口腔内的食物残渣，进食前给予温盐水漱口，进食后用生理盐水或 4% 硼酸溶液漱口，预防继发感染。

（4）邪陷心肝证患儿，应尽量减少刺激。抽搐时立即平卧，头偏向一侧，松解衣领，保持呼吸道通畅，必要时吸氧。

（5）邪毒窜睾证患儿，应绝对卧床至睾丸肿胀、疼痛感完全消失后。

（6）睾丸肿痛可局部冷敷，并用丁字带托起，缓解疼痛。

2. 饮食指导

（1）饮食指导原则　进食富有营养、易消化的半流质饮食或软食，如稀饭、面条、面汤等。腮腺肿胀期间，禁食酸、辣、甜、硬而干燥的食物，防止因唾液分泌及咀嚼加剧疼痛。

（2）中医辨证施膳

①邪犯少阳证：轻微发热，或微恶寒，一侧或两侧耳下腮部漫肿疼痛，咀嚼不便，头痛，纳差，舌红，苔薄白或薄黄，脉浮数。宜食疏风清热、消肿散结之品，如绿豆、马齿苋等。食疗方：马齿苋粥。

②热毒壅盛证：高热烦躁，一侧或两侧耳下腮部漫肿疼痛，坚硬拒按，张口困难，咀嚼酸痛，头痛，口渴欲饮，咽红肿痛，颌下肿块胀痛，小便短赤，大便秘结，舌红，苔黄腻，脉数有力。宜食清热解毒、养阴生津之品，如梨、绿豆等。食疗方：荸荠茅根饮。

③邪陷心肝证：高热不退，耳下腮部漫肿疼痛，烦躁不安，或神昏嗜睡，头项强痛，呕吐，

四肢抽搐，舌红绛，苔黄腻，脉数有力。宜食清热解毒、息风开窍之品，如水牛角、淡竹叶等。食疗方：至宝丹。

④毒窜睾腹证：腮部肿胀消退，一侧或双侧睾丸肿胀疼痛，或脘腹、少腹疼痛拒按，舌红赤，苔黄腻，脉数有力。宜食清肝泻火、活血止痛之品，如百合、莲子等。食疗方：百合粥。

3. 心理指导

（1）流行性腮腺炎传染性较强，应及时向家长讲解隔离治疗的必要性，使其能主动积极地配合医护人员工作。

（2）患儿因疼痛易出现烦躁、焦虑情绪，需耐心劝说引导，介绍减轻疼痛的方法，使其配合治疗。

（3）因腮腺导管堵塞，腺体肿大，患儿咀嚼和进食时疼痛加剧，会产生一种畏惧进食的心理，可采取移情易性法，转移其注意力，鼓励进食，满足其营养需求。

4. 用药指导

（1）服用中药时量不宜过多，服药后观察药物疗效及有无不良反应。

（2）腮腺肿胀处局部冷敷，可用中药湿敷，减轻疼痛及炎症充血。

（四）康复期患者的护理健康教育

1. 注意居住地、活动场所、学校的室内环境空气新鲜，温湿度适宜。

2. 注意个人卫生。平时应多饮水，注意饮食均衡。

3. 注意劳逸结合，加强锻炼身体，避免过度劳累，提高机体的免疫能力。

4. 如发现有类似流行性腮腺炎的症状，应尽早就医，一旦确诊及时进行呼吸道隔离治疗，直至腮腺肿大完全消退后 10 天左右为止。

5. 患儿有并发症者应定期复查。

二、水痘患者的健康教育

水痘是水痘 – 带状疱疹病毒引起的传染性极强的儿童期出疹性疾病。临床上以皮肤黏膜丘疹、斑疹、疱疹、结痂相继出现和同时存在为主要特征。本病尚有水疱、水花之名。本病属于中医学"水痘"范畴，常见证候有邪伤肺卫证、邪炽气营证、邪陷心肝证、邪毒闭肺证。

（一）病因

水痘是由水痘 – 带状疱疹病毒感染引起。体弱、免疫力低下、过度劳累或并发其他疾病可诱发本病。

（二）典型临床表现

本病潜伏期一般为 14 天左右（10 ～ 24 天）。

1. 前驱期：婴幼儿常无症状或症状轻微，年长患儿可有头痛、乏力、咳嗽、低热等症状。

2. 出疹期：皮疹先见于发际，后延及躯干、头面部及四肢。皮疹分布呈向心性，特点为初为红色斑疹，数小时内出现丘疹，发疹以胸背等躯干为多，四肢较少。而后变为疱疹，形状大小不一，多呈椭圆形，周围有红晕，有痒感，1 ～ 2 天后结痂，红晕消失，数日至十数日后落痂，痂落后不遗留瘢痕。

3. 重型水痘皮疹融合，形成大疱，出血型水痘患儿全身症状重，皮肤黏膜有瘀点瘀斑、疱疹内有出血及内脏出血等。

（三）住院患者的护理健康教育

1. 生活起居指导

（1）保持皮肤清洁、干燥，防破损、划伤，定期修剪指甲，必要时婴儿可戴连指手套，避免挠破皮疹，引起继发感染。

（2）勤换内衣。

（3）注意安全，避免外伤，年龄较小患儿加床档。

（4）保持病室空气新鲜，温湿度适宜，采取呼吸道隔离治疗，直至皮疹全部结痂干燥为止，轻型1周，重型延长至8～12天。

（5）卧床休息至退热。

2. 饮食指导

（1）饮食指导原则 宜食高热量、高蛋白、清淡、易消化、富含维生素和微量元素的食物，禁食辛辣、煎炸、煎烤、油腻之物。鼓励患儿多饮水。

（2）中医辨证施膳

①邪伤肺卫证：发热恶寒，或不发热，鼻塞流涕，喷嚏咳嗽，1～2天后分批出现皮疹，初为斑疹、丘疹，疹色红润，疱浆清亮，根盘红晕，分布稀疏，躯干多见，皮肤瘙痒，继而疱疹，结痂，舌苔薄白，脉浮数。宜食清热、利湿、解毒之品，如绿豆、金银花等。食疗方：芦菊茶。

②邪炽气营证：壮热不退，烦躁不安，口渴欲饮，面红目赤，皮疹密集，疹色紫暗，疱浆混浊，根盘红晕明显，甚至可见出疹性皮疹、紫癜，小便短黄，大便干结，舌红或绛，苔黄糙而干，脉数有力。宜食清热凉营，解毒利湿之品，如西瓜、绿豆等。食疗方：三豆饮。

③邪陷心肝证：壮热持续，烦躁不安，神昏谵语，或昏愦不语，甚至抽搐昏迷，舌红绛，苔黄糙，脉弦数。宜食清热解毒，镇惊开窍之品，如麦冬、马齿苋等。食疗方：五汁饮。

④邪毒闭肺证：高热不退，咳嗽痰鸣，喘憋气急，鼻翼扇动，口唇发绀，小便黄赤，大便秘结，舌红，苔黄，脉洪数。宜食清热解毒，开肺化痰之品，如梨、枇杷等。食疗方：枇杷竹叶茶。

3. 心理指导

（1）指导患儿注意调摄情志，保持情绪稳定，避免焦虑、紧张及过度兴奋。减少不良应激事件对患儿的刺激，鼓励支持患儿诉说自身感受，培养兴趣爱好，多听音乐、多与其他患儿交流，可采用移情法，树立患儿治愈疾病的信心和耐心。

（2）帮助患儿保持心情愉快，让亲属陪伴，给予亲情支持。

4. 用药指导

（1）皮肤瘙痒可涂炉甘石洗剂，用前摇匀，可每日多次使用。大量渗出性皮损处禁用。

（2）使用阿昔洛韦静脉注射时应缓慢滴入，不可推注，注意观察胃肠道反应。

（3）出现水痘时应停止使用免疫抑制剂及大剂量肾上腺皮质激素。

（四）康复期患者的护理健康教育

1. 居住环境应安静，保持室内空气新鲜、温湿度适宜，注意通风换气。保证充足的睡眠。

2. 天气寒冷或传染病流行时，不带孩子去公共场所，出门应戴口罩、帽子。

3. 饮食宜高热量、高蛋白、高维生素、清淡、易消化。

4. 适当进行体育锻炼，避免剧烈运动，活动量以不感到疲劳为宜。

5. 保持良好的心理状态，避免情绪过激，愉快积极的心情有利于疾病的康复。

6. 勤洗手，养成良好的卫生习惯。患儿用具、被服等在阳光下暴晒或煮沸消毒处理。

7. 患儿出院后定期到门诊复查，当出现发热、咳嗽等情况，应及时就诊。

三、小儿手足口病患者的健康教育

手足口病是肠道病毒引起的具有明显特征的出疹性传染病。临床表现以发热和手、足、口腔疱疹或皮疹为主要特征。中医诊断为手足口病，常见证候有风热外侵证、湿热蒸盛证。

（一）病因

本病多与肠道病毒感染有关。体弱、免疫力低下者易患此病。

（二）典型临床表现

1. 轻型　潜伏期 3～7 天，早期无明显症状，可有低热、口痛、呕吐、拒食、轻咳、咽痛等症。口腔黏膜可见散在的小疱疹或已经破溃的溃疡，1 周自愈。口腔水疱疹后 1～2 天出现特殊皮疹，先为斑丘疹，后转为疱疹。临床上皮疹有"四不"特征：不痛、不痒、不结痂、不留疤。皮疹主要侵犯手、足、口、臀 4 个部位。水疱及皮疹多在 7～10 天内消退。

2. 重型　高热不退，肢体抖动，发绀，昏迷，烦躁，汗出肢冷等症。

（三）住院患者的护理健康教育

1. 生活起居指导

（1）保持皮肤清洁，皮肤疱疹勿挠抓，定期修剪指甲，必要时婴儿可戴连指手套，避免溃破引起感染。

（2）注意卧床休息，房间空气流通，定期开窗透气，以保证空气新鲜，做好消毒隔离，一般隔离 2 周。

（3）重型患儿密切观察精神状态、生命体征等，出现并发症时及时给予相应的治疗和护理。

2. 饮食指导

（1）饮食指导原则　宜进高热量、清淡、易消化、富含维生素的温凉流质、半流质食物。禁食冰凉、过咸之物。鼓励患儿多饮水。

（2）中医辨证施膳

①风热外侵证：低热，或无发热，或咳嗽流涕、恶心纳差、呕吐泄泻，手足掌心及口腔疱疹，分布稀疏，疹色红润，疱液清亮，根盘红晕不著，舌红，苔黄腻，脉浮数。宜食宣肺解表、清热化湿之品，如薄荷、绿豆等。食疗方：绿豆汤。

②湿热蒸盛证：高热持续，手足掌心、口腔、四肢和臀部疱疹，分布稠密，疹色紫暗，疱液混浊，根盘红晕明显，痛痒剧烈，甚或拒食，烦躁口渴，小便黄赤，大便秘结，舌红绛，苔黄厚腻或黄燥，脉滑数。宜食清热凉营、解毒祛湿之品，如栀子、麦冬等。食疗方：麦冬粥。

3. 心理指导

（1）帮助患儿保持心情愉快，消除紧张心理，树立战胜疾病的信心和勇气，以利于疾病的好转或康复。

（2）告知患儿家属导致手足口病的因素，使患儿家属对疾病有正确的认识，掌握相关的医学知识。

（3）鼓励患儿多听音乐，可采用移情法。

4. 用药指导

（1）口腔局部涂药前要用干棉球擦净病变部位黏膜，涂药后不能立即漱口、进食和饮水。

（2）服用中药时注意药量不宜过多，应温服。

（四）康复期患者的护理健康教育

1. 居住环境应安静，保持室内空气新鲜、温湿度适宜，注意通风换气。保证充足的睡眠。

2. 天气寒冷或传染病流行时，不去公共场所，出门应戴口罩。

3. 饮食宜高热量、高蛋白、高维生素、清淡、易消化。

4. 适当进行体育锻炼，防止过度疲劳而降低机体抵抗力。

5. 保持良好的心理状态，有利于疾病的康复。

6. 加强个人卫生、食品卫生、环境卫生，勤洗手，哺乳前清洁乳头，养成良好的卫生习惯，衣物应置阳光下暴晒。

7. 患儿定期到门诊复查，当出现发热、咳嗽等情况，应及时就诊。

四、小儿麻疹患者的健康教育

麻疹是感受麻疹时邪（麻疹病毒）引起的急性出疹性疾病。临床上以发热、上呼吸道感染、结膜炎、麻疹黏膜斑、全身斑丘疹、疹退后出现糠麸样脱屑及色素沉着为主要特征。又称"麻子"或"疹子"。本病属于中医学"麻疹"范畴，常见证候有邪犯肺卫证、邪炽肺脾证、肺胃阴伤证、邪毒闭肺证、邪毒攻喉证、邪陷心肝证。

（一）病因

本病为感染麻疹病毒所致。

（二）典型临床表现

1. 典型麻疹

（1）潜伏期　6～18天，平均10天左右。可有低热、精神差、全身不适等症状。

（2）前驱期

①发热：多为中度以上发热，热型不定，是首发症状。

②上呼吸道感染症状：如咳嗽、喷嚏、咽部充血等，其中流涕、结膜充血、眼睑水肿、畏光、流泪等卡他症状为本病的特点。

③麻疹黏膜斑：为麻疹早期的特征性体征。出疹前1～2天出现在双侧第二磨牙对应的颊黏膜上，为0.5～1.0mm大小的灰白色小点，周围有红晕，1～2天内迅速增多融合，于出疹后逐渐消失。

（3）出疹期　皮疹首先见于耳后、发际，渐及前额、面部、颈部，自上而下至胸、腹、背及四肢，最后到达手掌与足底，2～3天遍及全身。多在发热3～4天后，发热、呼吸道症状明显加重时出现。皮疹初为淡红色斑丘疹，压之褪色，直径2～5mm，散在分布，疹间皮肤正常。出疹高峰期皮疹增多密集而融合成片，颜色转为暗红色。随出疹达高峰，全身毒血症状加重，体温可高达40℃，患儿可有嗜睡或烦躁不安，甚至谵妄、抽搐。

（4）恢复期 出疹 3 ～ 4 天后，体温下降，全身症状减轻，皮疹按出疹顺序逐渐消退，疹退处遗留棕褐色色素沉着伴细小糠状脱屑。整个病程约 2 周。

2. 非典型麻疹

（1）轻型麻疹 表现为一过性低热，无麻疹黏膜斑，皮疹稀疏且色淡，呼吸道症状轻，疹退后无退屑和色素沉着，无并发症。

（2）重型麻疹 持续高热，中毒症状严重，可伴有惊厥昏迷等，皮疹密集融合，颜色深重。

（3）异性麻疹 少见，表现为持续高热、乏力、头痛、皮疹不典型呈多样性。

（三）住院患者的护理健康教育

1. 生活起居指导

（1）采取呼吸道隔离。患儿应置于单间病房，保持室内空气新鲜，光线柔和，避免强光刺激。室内温度保持在 18 ～ 22℃，湿度 50% ～ 60%。患儿绝对卧床休息至皮疹消退、体温正常为止。每日通风 2 次，但避免直接吹风，防止受凉。

（2）发热期间多喂开水及热汤，一般不宜用药物及物理方法强行降温，尤其禁止冷敷及酒精擦浴。

（3）出疹期间保持口腔、眼、耳、鼻及皮肤清洁，勤换内衣，穿宽松舒适棉质衣裤；剪短指甲，避免搔抓，防止皮肤破损继发感染。保持床铺平整清洁，皮肤干燥者可涂液状石蜡润滑。

（4）结膜炎者可用生理盐水清洗，滴氯霉素眼液。

（5）及时清除鼻腔分泌物及干痂，保持鼻腔通畅。出疹不畅时可用芫荽根煮汤服用，以促疹出。

（6）麻疹合并肺炎时应延长隔离至出疹后 10 天。对于重症患儿，应严密观察病情变化及时对症处理，每日口腔护理 2 次，有口腔溃疡者涂锡类散。烦躁不安、惊厥者适当给予镇静剂。

2. 饮食指导

（1）饮食指导原则 以清淡易消化的流质、半流质饮食为宜，少量多餐。出疹期忌食油腻、辛辣之品。

（2）饮水量 保证足够水分的摄入，避免服用刺激性饮料，如可乐、汽水等。

（3）中医辨证施膳

①邪犯肺卫证：发热咳嗽，微恶风寒，头身疼痛，鼻塞流涕，咽喉肿痛，双目红赤畏光，泪水汪汪，精神不振，食少纳呆，发热 2 ～ 3 天后口腔两颊贴近臼齿处可见麻疹黏膜斑，周围红晕，舌红，苔薄黄，脉浮数。宜食辛凉透表、清宣肺卫之品，如薄荷、藕粉等。食疗方：薄荷粥。

②邪炽肺脾证：发热 3 ～ 4 日后于耳后、发际、颈项、头面、胸腹、四肢相继出现红色斑丘疹、稠密紫红，伴壮热烦躁、咽红肿痛，咳嗽加重，口渴欲饮，小便短赤，大便秘结，舌红绛，苔黄腻，脉洪数。宜食清热解毒、透疹达邪之品，如鲫鱼、白萝卜等。食疗方：萝卜鲫鱼汤。

③肺胃阴伤证：出疹后 3 ～ 4 日，发热渐退，皮疹开始按出疹顺序消退，皮肤有糠麸样脱屑或色素沉着，神宁疲倦，纳食增加，咳嗽减轻，口干少饮，大便干结，舌红少津，苔薄，脉细数。宜食养阴益气、清除余邪之品，如麦冬、麦芽等。食疗方：麦冬茶。

④邪毒闭肺证：高热不退，烦躁不安，精神萎靡，咳嗽气喘，喉间痰鸣，鼻翼扇动，口唇发绀，皮疹融合、稠密、紫暗或见瘀斑，小便短赤，大便秘结，舌红绛，苔黄腻，脉滑数。宜食清热解毒、宣肺开闭之品，如杏仁、冰糖等。食疗方：杏仁茶。

⑤邪毒攻喉证：高热不退，咽喉肿痛，或溃烂疼痛，吞咽不利，饮水呛咳，咳声重浊，声如犬吠，声音嘶哑，喉间痰鸣，甚则吸气困难，胸高胁陷，面唇发绀，烦躁不安，皮疹融合、稠密、紫暗或见瘀斑，舌红，苔黄腻，脉滑数。宜食清热解毒、利咽消肿之品，如绿豆、芦根等。食疗方：绿豆粥。

⑥邪陷心肝证：高热不退，神昏谵妄，烦躁不安，四肢抽搐，喉间痰鸣，皮疹融合、稠密、紫暗或见瘀斑，小便短赤，大便秘结，舌紫绛，苔黄燥起刺，脉弦数。宜食平肝息风、清新开窍之品，如菊花、苦瓜等。食疗方：菊花茶。

3. 心理指导

（1）指导患儿注意调理情志，避免七情过极和外界不良刺激，保持情绪稳定。

（2）疏导家长焦虑急躁的不良情绪，消除紧张心理，树立战胜疾病的信心。

4. 用药指导

（1）使用抗病毒药物时，注意观察药物疗效及不良反应。

（2）出现麻疹时应停止使用免疫抑制剂及肾上腺皮质激素。

（3）不要过度使用退热剂，体温在 39.5～40℃ 以上，遵医嘱给予小剂量退热剂以防惊厥。

（4）中药汤剂宜浓煎，少量多次温服。

（四）康复期患者的护理健康教育

1. 保持室内空气新鲜、温湿度适宜，注意通风换气。

2. 恢复期给予高蛋白、高热量、富含维生素的饮食。

3. 根据患儿身体情况选择运动的种类、强度，可选择散步、做保健操等，避免剧烈运动，活动量以不感到疲劳为宜。

4. 多与患儿游戏交流，以保持其良好的心理状态。

5. 定期到门诊复查。

习近平总书记在党的二十大报告中指出："坚持男女平等基本国策，保障妇女儿童合法权益"，这充分彰显了党对妇女儿童的关爱。在临床实践中，我们也会遇到受家庭暴力侵害的儿童，依照《未成年人受侵害强制报告制度》要求，医务人员在接诊遭受或疑似遭受人身、精神损害的未成年人时，除实施规定的医疗行为外，应当详细询问未成年人遭受损害的时间、原因、过程、方式等内容，按照病历书写规范的有关要求真实、准确记录，并保存相关病历资料，存在涉嫌违法犯罪情形的，应当立即向公安机关报案或举报。

【 思考题 】

1. 描述小儿腮腺炎的饮食指导？

2. 水痘患儿住院期间护理健康教育的重点是什么？

3. 典型水痘患儿的临床表现有哪些？

4. 手足口病患儿出院的护理健康教育内容有哪些？

5. 麻疹患儿出院后应如何实施健康教育？

【 案例分析 】

王某，男，4 岁，2020 年 8 月 16 日就诊。

主诉：发热泄泻 1 日。

现病史：患儿外出用餐后出现发热，泄泻，大便 6～7 次 / 日，色黄夹有黏液，气味臭秽，时有腹痛腹满，尿短少色黄而就诊。血常规：白细胞计数 $19.5×10^9/L$，红细胞计数 $4.33×10^{12}/L$，血小板计数 $108×10^9/L$，中性粒细胞百分比 81.5%，淋巴细胞百分 24.2%，血红蛋白 125g/L；大便常规：色黄质稀，黏液（++），白细胞（+），红细胞（+）；体检：腹胀满，疼痛拒按。

既往史：既往体健。

入院症见：精神萎靡，发热，泄泻，大便 6～7 次 / 日，色黄质稀，夹有黏液，气味臭秽，腹痛腹满，尿短少色黄，舌红，苔黄腻，脉滑数。

生命体征：T 38.8℃，P 105 次 / 分，R 24 次 / 分，BP 90/64mmHg。

1. 该患儿目前所患何病？辨证当属何证？
2. 请对该患儿进行健康教育。

扫一扫，查阅本章数字资源，含PPT、音视频、图片等

第一节　妇科常见疾病患者的健康教育

一、盆腔炎性疾病及其后遗症患者的健康教育

盆腔炎性疾病是指女性上生殖道的一组感染性疾病，主要包括子宫内膜炎、输卵管炎、输卵管卵巢脓肿和盆腔腹膜炎。炎症可局限于一个部位，也可同时累及几个部位，多发生于性生活活跃、有月经的妇女。盆腔炎性疾病若被延误诊断或未能得到有效治疗有可能导致上生殖道感染后遗症，如不孕、输卵管妊娠等，称为盆腔炎性疾病后遗症，影响妇女的生殖健康，增加家庭负担。

盆腔炎性疾病

盆腔炎性疾病发病初期临床症状以发热为主，热退后以小腹疼痛和盆腔炎性包块为主症。盆腔炎性疾病发展至后期可引起弥漫性腹膜炎、败血症、感染性休克，严重者甚至危及生命。根据其临床表现本病属于中医学"热入血室""妇人腹痛""产后发热""带下病""癥瘕"等范畴，最早见于《伤寒论》。常见证候有热毒壅盛证、湿热瘀结证。

（一）病因

机体免疫力下降、分娩、手术等损伤了女性生殖系统的自然防御机能，如产后或流产后感染、宫腔内手术操作后感染、经期卫生不良、感染性传播疾病、邻近器官炎症蔓延、慢性盆腔炎急性发作、宫内节育器等。

（二）典型临床表现

因炎症轻重及范围大小而有不同的临床表现。轻者为下腹痛，阴道分泌物增多，腹痛为持续性、活动或性交后加重。重者可有寒战、高热、头痛、食欲不振，患者呈急性病容，体温升高，心率加快。腹部检查可见下腹部压痛、反跳痛、肌紧张及肠鸣音减弱或消失等。

（三）住院患者的护理健康教育

1. 生活起居指导

（1）注意个人卫生，保持外阴部清洁。患者的会阴垫、便盆、被褥等用后立即消毒；经期、

产褥期避免性生活、盆浴、游泳，避免多个性伴侣和不洁性生活。

（2）提供良好的环境，充分休息，避风寒，取半卧位以利于脓液积聚于子宫直肠陷凹而使炎症局限。

（3）高热者采用物理降温，注意保暖，多饮水。

（4）禁止日常灌洗阴道，避免不必要的妇科检查，以防炎症扩散。

2. 饮食指导

（1）高热患者给予高热量、高蛋白、高维生素的流质或半流质饮食。饮食清淡、富有营养，如瘦肉、鸡蛋及各种新鲜蔬菜，可多食健脾利湿之品，如怀山药、白果、莲子、薏苡仁等。忌食生冷、酸涩、辛辣刺激食物，如火锅等。补充液体，纠正电解质紊乱和酸碱失衡。

（2）腹胀者可顺时针按摩腹部，必要时胃肠减压。忌食生冷、油腻、酸涩、辛辣刺激性食物。

（3）中医辨证施膳

①热毒壅盛证：高热恶寒或寒战，下腹部疼痛拒按，甚至全腹剧痛，口干，大便秘结，小便频数短赤，带下量多臭秽，色黄质黏稠或呈脓样，舌红，苔黄燥或黄腻，脉滑数。宜食清热解毒、利湿排脓之品，如苦菜、萝卜等。食疗方：苦菜莱菔汤。

②湿热瘀结证：下腹部刺痛或胀痛拒按，或有包块，腰骶酸痛，经期疼痛加重，或热势起伏，寒热往来，带下量多、色黄、质稠、气臭秽，月经量多，色暗有块，舌紫黯或尖边有瘀点、瘀斑，苔黄腻，脉沉细数。宜食清热理气、化瘀止痛之品，如金银花、冬瓜等。食疗方：银花瓜仁汤。

3. 心理指导　讲解疾病相关知识，及时消除患者的困惑和恐惧，鼓励患者坚持治疗，减少复发率；急性发作时安抚患者紧张情绪，鼓励家属多陪伴患者，鼓励病友间多沟通交流，消除患者不安紧张情绪。

4. 用药指导

（1）使用抗生素时多采用联合用药，抗生素使用要及时足量，并根据药敏试验结果与临床疗效予以调整；用药过程中，注意观察用药效果及不良反应。

（2）中药汤剂要温服或热服。胃不好者应饭后服用。

（四）康复期患者的护理健康教育

1. 居住环境安静，保持室内空气新鲜、温湿度适宜，注意通风换气。保证充足的睡眠。体虚低热者，须卧床休息，可取半卧位，以利炎症局限和分泌物的排出。

2. 保持会阴部卫生，卫生用品要清洁。经期及月经干净3天内禁房事、盆浴、游泳，避免不洁性交。

3. 做好计划生育措施，减少人工流产、安置宫内节育器等手术次数，避免多产。

4. 调节自身情志，保持心情舒畅，减少忧思恼怒等不良情绪。

5. 加强体育锻炼，注意劳逸结合，鼓励患者做气功、太极拳、八段锦、盆腔康复操等舒缓运动。

盆腔炎性疾病后遗症

盆腔炎性疾病后遗症常为盆腔炎性疾病未彻底治愈，或患者体质较差病程迁延所致，也可无急性病史。盆腔炎性疾病后遗症病情较顽固，很难彻底治愈，当机体抵抗力较差时，可有急性发作。根据其临床表现本病属于中医学"不孕""妇人腹痛""月经不调""带下病""癥瘕"等范畴，最早见于《伤寒论》。常见证候有湿热瘀结证、气滞血瘀证、寒湿瘀滞证、肾虚血瘀证、气虚血瘀证。

（一）病因

1. 基本病因　盆腔炎性疾病未彻底治愈，或患者体质较差病程迁延所致。

2. 诱因　经期游泳、产后感染、人工流产术后护理不当、不洁性生活等。

（二）典型临床表现

主要为下腹部坠胀、隐痛及腰骶部酸痛，月经不调甚或不孕。有时可出现低热、乏力，病程较长时可有神经衰弱症状，如精神不振、周身不适、失眠等。抵抗力下降时，易有盆腔炎性疾病急性发作或亚急性发作。

（三）住院患者的护理健康教育

1. 生活起居指导

（1）保持病室空气清新，阳光充足，安静舒适。

（2）注重经期、孕期、产褥期保健，卫生用品要清洁。注意个人卫生。

（3）避免不洁性交，性伴侣有性病者需同时治疗。经期、产褥期避免性生活、盆浴、游泳。

（4）治疗期间避免劳累和剧烈运动，禁止房事。

2. 饮食指导

（1）饮食指导原则　饮食以清淡易消化、富有营养为宜，忌烟酒及辛辣刺激油腻之品。

（2）中医辨证施膳

①湿热瘀结证：小腹及少腹部隐痛或刺痛拒按，大便溏或秘结，小便黄赤，舌红或紫黯，舌体胖大，苔黄腻，带下量多，色黄黏稠，气臭秽，脉弦数或滑数。宜食清热利湿、化瘀止痛之品，如苦瓜、冬瓜等。食疗方：冬瓜赤小豆汤。

②气滞血瘀证：小腹或少腹部胀痛或刺痛或坠胀不适，经行腰腹疼痛加重；经血量多有块，瘀块排出则痛减，婚久不孕，经前乳房胀痛，情志抑郁或急躁易怒，胸胁胀满；舌紫黯或有瘀点、瘀斑，苔薄白，带下量多，脉弦涩或弦细。宜食疏肝行气、化瘀止痛之品，如乌梅、柠檬等。食疗方：佛手玫瑰花汤。

③寒湿瘀滞证：小腹或少腹冷痛，腰骶酸痛，得热痛减，经行或劳累后加剧；月经后期，经血量少，色黯有块，神疲乏力，畏寒肢冷，小便频数，婚久不孕；舌淡紫或有瘀点、瘀斑，舌胖大，苔白腻，带下量多，色白清稀，脉沉细迟或沉紧。宜食祛寒除湿、化瘀止痛之品，如桃仁、荔枝等。食疗方：桃仁粥。

④肾虚血瘀证：下腹绵绵作痛或刺痛，痛连腰骶，遇劳累则加重，喜温喜按，头晕耳鸣，畏寒肢冷，或伴月经后期或量少，经血暗夹块，夜尿频多，或婚久不孕；舌暗淡，苔白，脉沉涩。宜食补肾活血、化瘀止痛之品，如黑豆、玫瑰花等。食疗方：黑豆粥。

⑤气虚血瘀证：小腹隐痛或坠痛，缠绵日久，或痛连腰骶，或有下腹癥块；经期延长或量多，经血淡暗，伴精神萎靡，体倦乏力，食少纳呆；舌淡暗，或有瘀点，苔白，带下量多，色白质稀，脉弦细或沉涩。宜食益气健脾、化瘀止痛之品，如桃仁、山药等。食疗方：山药桃仁粥。

3. 心理指导   介绍疾病相关知识，鼓励患者坚持治疗，解除患者思想顾虑，增强治愈疾病的信心，鼓励病友间多沟通交流，互相鼓励，消除不安紧张因素；并发不孕症的患者要鼓励家属多陪伴，给予情感支持；根据患者的辨证，给予音乐疗法。

4. 用药指导

（1）中药汤剂宜温服，观察服药后有无不良反应。服中药汤剂呕吐者，应口服少许姜汁或咀嚼少许陈皮后再服，以减轻症状。

（2）中药保留灌肠者应先排空二便，注意灌肠药液的温度、灌肠的深度，以延长药液保留时间。注意观察给药过程中及给药后的反应，如有不适及时告知医护人员。经期停用。

（3）使用外用药时，应注意观察局部有无不良反应。

（四）康复期患者的护理健康教育

1. 居住环境安静，保持室内空气新鲜、温湿度适宜，注意通风换气。保证充足的睡眠。
2. 保持会阴部卫生，卫生用品要清洁。
3. 经期及月经干净 3 天内禁房事、盆浴、游泳，避免不洁性交。
4. 做好计划生育措施，减少行人工流产、安置宫内节育器等手术次数，避免多产。
5. 调节自身情志，减少忧思、愤怒情绪。
6. 加强体育锻炼，可进行气功、太极拳、八段锦、盆腔康复操等运动。

二、先兆流产患者的健康教育

先兆流产表现为停经后出现少量阴道流血，量比月经少，有时伴有轻微下腹痛、腰痛、腰坠。经休息及治疗后，若流血停止或腹痛消失，妊娠可继续进行；若流血增多或腹痛加剧，则可能发展为难免流产，多见于妊娠早期。本病属于中医学"胎漏""胎动不安"范畴，常见证候有肾虚证、脾肾两虚证、肾虚血热证、气血虚弱证、肾虚血瘀证。

（一）病因

本病病因主要为严重合并性疾病、内分泌功能失调及生殖器官疾病等母体因素，胚胎染色体异常等因素致胚胎早期死亡或母儿免疫不适应而出现母儿排斥现象，引起临床症状。

（二）典型临床表现

本病主要表现为停经后出现少量阴道流血，有时伴有轻微下腹疼痛、下坠感及腰部酸痛等症状。妇科检查可见子宫大小与停经周数相符，宫颈口未开，胎膜完整，无妊娠物排出。

（三）住院患者的护理健康教育

1. 生活起居指导

（1）保持病室空气清新，安静舒适，温湿度适宜。

（2）孕妇应卧床休息，为其提供必要的生活协助。出血停止后 3 ～ 5 日方可下床适当活动，避免过劳。

（3）减少各种刺激，严禁房事，避免阴道检查及肥皂水灌肠。

（4）养成良好的卫生习惯，保持外阴清洁，勤换内裤，防止逆行感染。

（5）告知患者注意腹痛、腰痛、胎动及阴道出血情况。如有阴道流血较多，伴腰酸、腹痛阵阵加剧，且有下坠感或尿频，应及时报告医生并妥善处理。

2. 饮食指导

（1）饮食宜均衡、营养丰富，多食鱼、肉、蛋和新鲜水果、蔬菜等，满足胎儿生长需要。

（2）及时指导孕妇对钙、铁、蛋白质的补充。

（3）中医辨证施膳

①肾虚证：妊娠期阴道少量出血，色淡质稀，腰膝酸软，小腹坠痛，或曾屡孕屡堕，头晕耳鸣，夜尿多，眼眶四周发黑或有颜面部暗斑，舌淡，苔薄白，脉沉滑无力，尺脉尤弱。宜食补肾安胎之品，如猪腰子、骨髓、甲鱼、芝麻，以清补为主。食疗方：黑豆糯米粥。

②脾胃两虚证：妊娠期阴道少量出血，色淡质稀，伴腹痛、腰酸，胃纳差，轻乳胀痛，口干，舌尖红，苔薄白，脉沉细。宜食补肾健脾、养血安胎之品，如阿胶、黄芪。食疗方：菟丝子煨鸡肉汤。

③气血虚弱证：妊娠期少量阴道出血，色淡红，质清稀，或小腹空坠而痛，腰酸，面色㿠白，心悸气短，神疲倦怠，乏力，自汗，口淡，便溏，舌质淡，苔薄白，脉细弱无力。宜食补气养血、固肾安胎之品，如生地黄、白芍。食疗方：糯米黄芪粥。

④肾虚血热证：妊娠期阴道少量出血，色鲜红或深红，质稠，腰酸，或腹痛，面红，口苦咽干，心烦，大便干结，小便短赤，舌质红，苔黄燥，脉滑数有力。宜食滋阴清热、凉血安胎之品，如生地黄、白芍等。食疗方：山药梨汁。

⑤肾虚血瘀证：宿有癥积，孕后常有腰酸，腹痛下坠，阴道不时出血，色暗红；或妊娠期不慎跌仆闪挫，继之腹痛或少量阴道出血，色鲜红或暗红；舌青紫或舌尖边有瘀点、瘀斑，脉弦滑或沉弦或涩。宜食补肾益气、活血通经之品，如栗子等。食疗方：熟地糯米粥。

3. 心理指导

（1）向孕妇及其家属讲明保胎措施的必要性，取得孕妇及其家属的理解与配合。

（2）介绍疾病相关知识，鼓励患者坚持治疗，解除患者思想顾虑，增强治愈疾病的信心。

（3）鼓励孕妇间多沟通交流，互相鼓励，消除不安紧张因素。

（4）指导患者听一些舒缓的音乐，胎教的同时放松情绪，建立平和心态。

4. 用药指导

（1）肌肉注射次数较多时，注意两侧臀部均匀接受注射，待针眼愈合后用湿毛巾热敷，促进药物的吸收，避免产生红肿、硬结。

（2）口服中药汤剂宜温服，服药后静卧少动，妊娠反应重者可少量频服。安胎期间禁止内服和外用一切活血化瘀药物，以免破血伤胎。

（四）康复期患者的护理健康教育

1. 注意休息，勿过劳，避风寒，防感冒。慎房事，孕早期及晚期禁房事。应尽量避免下蹲、伸懒腰、弯腰、拖地、用力咳嗽、负重等动作。

2. 安慰患者调节情志，减少忧思、愤怒等不良情绪，增强保胎的信心。

3. 合理膳食，饮食宜富含营养、易消化，满足胎儿生长需要。

4. 衣着宜宽松、柔软，穿平底软质鞋。

5. 避免负重、攀高，防止跌仆。

6. 孕期出现腰酸腹痛、胎动下坠、阴道流血等情况，应及时就诊。

7. 定期做产前检查，监测胎儿生长发育情况。应避免一切引起流产或诱发胎儿畸变的因素，如感冒、发热、腹泻、各类禁忌药等。

三、异位妊娠患者的健康教育

受精卵在子宫体腔外着床发育，称为异位妊娠。异位妊娠包括输卵管妊娠、卵巢妊娠、宫颈妊娠及阔韧带妊娠等，其中输卵管妊娠最为常见，占异位妊娠的 95% 左右，这里主要阐述输卵管妊娠。输卵管妊娠是妇产科常见急腹症之一，当输卵管妊娠流产或破裂时，可引起腹腔内严重出血，如不及时诊断和处理，将危及生命。输卵管妊娠以壶腹部妊娠多见，常见证候有胎元阻络证、胎瘀阻滞证、气血虚脱证、气虚血瘀证、癥块瘀结证。

（一）病因

1. 输卵管炎症　输卵管妊娠的常见原因，包括输卵管黏膜炎和输卵管周围炎。慢性炎症可导致输卵管黏膜水肿、粘连，管腔变窄，或纤毛缺损导致受精卵在输卵管内运行受阻。

2. 输卵管发育不良或功能异常　输卵管过长、肌层发育差、黏膜纤毛缺失等发育不良均可引起输卵管妊娠。输卵管蠕动、纤毛活动和上皮细胞的分泌功能异常也可影响受精卵的正常运行。

3. 其他　内分泌失调、受精卵游走、输卵管手术、辅助生殖技术及子宫内膜异位症等都可增加输卵管妊娠的可能性。宫内节育器的应用也增加了异位妊娠的发生率。

（二）典型临床表现

1. 停经后阴道流血　多数患者停经 6 ～ 8 周后出现不规则阴道流血，少数患者误将阴道不规则流血认为是正常月经，而无停经史主诉。

2. 腹痛　为输卵管妊娠患者就诊的主要症状。输卵管妊娠破裂或流产前，常表现为一侧下腹隐痛或酸胀感，发生流产或破裂时患者突感一侧下腹部撕裂样疼痛，常伴有恶心、呕吐。疼痛范围与出血量有关，如果出血局限于病变区主要表现为下腹部疼痛；出血自局部流向全腹，疼痛可波及全腹；出血刺激横隔时，可引起肩胛部放射痛。

3. 晕厥与休克　由于腹腔内急性出血及剧烈腹痛，轻者出现晕厥，重者可出现失血性休克，休克程度取决于内出血的速度及出血量。

4. 腹部包块　当输卵管妊娠流产或破裂后所形成的血肿时间过久，可因血液凝固，逐渐变硬并与周围器官粘连而形成包块。

（三）住院患者的护理健康教育

1. 非手术患者的健康教育

（1）生活起居指导

①保持病室环境安静整洁，减少探视，保证充足睡眠。

②患者绝对卧床休息，卧床期间给予相应的生活护理，尽量满足患者的需要。注意观察阴道流血、面色、血压等情况。

③保持大便通畅，避免增加腹压，以防诱发输卵管妊娠破裂出血。

（2）饮食指导

1）饮食指导原则　饮宜清淡易消化，营养丰富，多吃富含铁蛋白的食物，少食多餐。忌食生冷、油腻、辛辣刺激之品。

2）中医辨证证施膳

①胎元阻络证：可有停经或不规则阴道流血，或一侧少腹隐痛，或宫旁扪及软性包块，轻压痛，舌质正常，脉弦滑。宜食活血化瘀杀胚之品，如穿山甲、牡蛎等。

②胎瘀阻滞证：可有停经或不规则阴道流血，腹痛减轻或消失；可有小腹坠胀不适，或小腹有局限性包块，舌质暗，脉弦细或涩。宜食化瘀消癥之品，如桃仁、山楂等。

③气血虚脱证：突发下腹剧痛，面色苍白，四肢厥逆，或冷汗淋漓，恶心呕吐，血压下降或不稳定，有时烦躁不安，脉微欲绝或细数无力。术前禁食禁饮，术后胃肠道功能恢复后进食补益气血之品，如猪肝、大枣、花生仁等。

④气虚血瘀证：腹痛拒按，腹部有压痛及反跳痛，未见进行性加重，可触及界限不清的包块，或兼有少量阴道流血，舌红苔薄，脉细缓。宜食补气之品，如山药、枸杞子等。

⑤癥块瘀结证：腹腔血肿包块形成，下腹疼痛逐渐减轻，或仅有下腹坠胀不适，少腹包块形成，阴道出血量少或停止，舌暗苔薄，脉细涩或弦涩。宜食消癥散结之品，如木耳、白萝卜、金针菇等。

（3）心理指导

①向患者讲解疾病相关知识，以消除患者因对该病的知识缺乏而产生的焦虑、恐惧心理。

②耐心开导患者，向其说明保守治疗虽然治疗时间长，但痛苦小，对机体损伤轻，对今后生育影响不大的优点，使其消除顾虑，以最佳的心理状态接受治疗。

③告知患者随病情进展可能出现出血增多、腹痛加剧、肛门坠胀感明显等情况，如保守治疗效果不佳应及早手术治疗，使患者对疾病有正确的认识，为进一步治疗做好充分的思想准备。

（4）用药指导　应用化学药物治疗期间，密切观察患者病情变化及药物毒副反应。采用B超监护并严密监测β-HCG水平，若治疗4～7日后，β-HCG下降<15%，应重复剂量给药；每周监测β-HCG，直至降至5U/L。

2.围手术期指导

（1）术前指导

①保持病室环境安静整洁，给予必要的心理疏导，消除患者紧张焦虑情绪。

②绝对卧床休息，保持安静。大量出血、休克可导致微循环灌注不良，组织缺氧，患者安静休息可减少机体的耗氧量，减轻心脏负担以保证重要脏器氧的供给。

③暂禁食，为急诊手术做准备，避免术中呕吐，引起误吸和窒息。

④严重内出血而导致休克的患者立即给予去枕平卧，注意保暖。

⑤尽量减少突然改变体位和增加负压的动作，如咳嗽、打喷嚏，以免刺激出血。

⑥保留会阴垫，便于医护人员正确估计出血量，腹痛加剧、阴道流血增多时迅速告知医护人员，给予妥善处理。

（2）术后指导

①肛门未排气前禁饮禁食，排气后由流质逐渐过渡到半流质饮食、软食再到普通饮食。饮食以清淡易消化、富含营养为原则，多食新鲜蔬菜、水果等富含粗纤维的食物，保证营养的充分供应，有利于术后机体的康复和创口愈合，防止便秘。

②术后平卧6小时后取半卧位，有利于切口的引流和减缓局部疼痛，术后48小时后下床活动，促进肠蠕动，防止肠粘连。

③异位妊娠破裂的患者，由于出血量较多，术中、术后常给予输血以纠正贫血，输血过程中，严密监测生命体征，如出现胸闷、气短、腰痛、皮肤荨麻疹等输血反应，要及时报告医护人员，给予妥善处理。

④术后渗血较多应给予沙袋压迫止血，不要随意移动沙袋，以免影响止血效果。

⑤保持外阴清洁，按时给予会阴护理，术后留置导尿管 1～2 天，防止因膀胱充盈而影响手术切口愈合，应注意保持尿管通畅，防止扭曲、受压和脱落。

⑥鼓励患者进行有效咳嗽、排痰，预防因术后卧床时间长、活动量减少而发生坠积性肺炎、肺不张等并发症。

（四）康复期患者的护理健康教育

1. 输卵管妊娠的再发生率约为 10%，需告知患者再次妊娠时要及时就医。

2. 做好卫生宣教，养成良好的卫生习惯，勤洗澡，勤换内衣，保持会阴部清洁。

3. 注意性生活卫生，性伴侣固定。

4. 积极预防盆腔炎，一旦发生盆腔炎立即就医，彻底治疗。

5. 无妊娠计划的患者，应采取避孕措施，防止再次发生宫外孕；有妊娠计划的患者，要保持积极乐观的心态，放下思想包袱，有利于再次受孕。嘱两次受孕时间相隔不能太近，如术后身体恢复好，半年后可怀孕，否则需延长时间再决定怀孕。再孕后，要注意是否宫外孕，如出现腹痛、阴道出血，应及时就诊。

【思考题】

1. 对于急慢性盆腔炎患者在健康教育方面各有何侧重？

2. 如何做好先兆流产患者的心理疏导？

3. 简述异位妊娠的临床表现。

4. 如何运用所学知识，对异位妊娠患者提供切实可行的健康教育计划？

【案例分析】

李某，女，36 岁，教师。2022 年 10 月 10 日就诊。

主诉：患者右少腹痛伴腰痛 1 年余，加重 10 天入院。

现病史：10 天前患者与家属吵架后出现下腹部疼痛不适，疼痛较剧烈。经净后患者于当地诊所就诊，予静滴头孢＋左氧氟沙星（具体不详），疼痛缓解不明显，遂至我院门诊就诊。妇科彩超提示子宫直肠陷凹积液，妇检：宫体明显压痛，双附件压痛。入院症见：下腹部胀痛，腰骶部酸痛，伴情绪焦虑抑郁，眠差，舌质紫黯，苔薄白，脉弦涩。

既往史：患者既往有盆腔炎病史 10+ 年。

婚育史：月经规律，13 岁月经初潮，8～9 天 /27～28 天，D1～D2 淋沥出血，色暗红，夹血块，伴经前乳房胀痛、经期腰酸。Lmp 2022-09-30，8 天净，量中，色暗红，夹血块，伴经行腹痛，经前乳房胀痛，经期腰酸。

1. 该患者目前所患何病？辨证当属何证？

2. 请对该患者进行健康教育

第二节 产科常见疾病患者的健康教育

一、妊娠期高血压疾病患者的健康教育

妊娠期高血压疾病是指在妊娠以后出现高血压、水肿、蛋白尿三大症候群，在妊娠孕妇中占5%～10%，重症患者可出现头痛、呕吐、眼花，甚至抽搐、昏迷、心肾功能衰竭，甚至发生母婴死亡。妊娠期高血压疾病是妊娠期特有的疾病，也是孕产妇及围产儿死亡的重要原因之一。本病属于中医学"妊娠眩晕"（亦称"子晕""子眩"）、"妊娠痫证"（亦称"子痫"）范畴，常见证候妊娠眩晕有气滞湿阻证、阴虚肝旺证、脾虚肝旺证、妊娠痫证有肝风内动证和痰火上扰证。

（一）病因

1. 基本病因 妊娠期高血压疾病的发病原因至今尚未清楚，多数学者认为与异常滋养层细胞侵入子宫肌层、血管内皮细胞受损、免疫机制、营养缺乏、遗传、胰岛素抵抗等因素有关。

2. 诱因 ①精神过度紧张或受不良因素刺激。②寒冷季节或气温变化过大。③有慢性高血压、慢性肾炎、糖尿病等病史者。④年轻初产妇或高龄初产妇。⑤营养不良，如贫血、低蛋白血症。⑥子宫张力过高（如羊水过多、双胎妊娠、糖尿病巨大儿等）者。⑦体形矮胖者。⑧妊娠期高血压疾病史及家族史者。

（二）典型临床表现

本病典型的临床表现是妊娠20周后出现高血压、水肿、蛋白尿。轻者可无症状或有轻度头晕，血压轻度升高伴水肿或轻微蛋白尿；重者可出现头晕、恶心、呕吐、持续性右上腹疼痛等症状，血压明显升高，水肿明显，蛋白尿增多。

1. 妊娠期高血压 妊娠期首次出现血压≥140/90mmHg，并于产后12周内血压恢复正常；尿蛋白（-）；少数患者可伴有上腹部不适或血小板减少。

2. 轻度子痫前期 妊娠20周以后出现血压≥140/90mmHg；尿蛋白≥0.3g/24h或随机尿蛋白（+）；可伴有上腹不适、头痛等症状。

3. 重度子痫前期 血压≥160/110mmHg；尿蛋白≥2.0g/24h或随机尿蛋白（++）；持续性头痛或其他脑神经视觉障碍；持续性上腹不适。

4. 子痫 子痫前期孕妇抽搐，不能用其他原因解释。

5. 慢性高血压并发子痫前期 高血压孕妇妊娠20周前无蛋白尿，后出现尿蛋白≥0.3g/24h；孕20周后出现尿蛋白突然增加或血压进一步升高。

6. 妊娠合并慢性高血压 妊娠前或妊娠20周前舒张压≥90mmHg，妊娠期无明显加重；或妊娠20周后首次诊断高血压并持续到产后12周。

（三）住院患者的护理健康教育

1. 生活起居指导
（1）保持病室环境安静整洁，减少探视，保证充足睡眠。
（2）绝对卧床休息，尽量采取左侧卧位，以减轻右旋子宫对腹主动脉和下腔静脉的压力，有利于维持正常子宫胎盘的血液供应。

（3）子痫患者应安置于单人暗室，减少刺激，以免诱发抽搐；一旦发生昏迷、抽搐时，患者应平卧并将头偏向一侧，有利于口腔分泌物及呕吐物流出，防止误吸和窒息。

2. 饮食指导

（1）宜进高蛋白、高维生素和无刺激性食物，以补充丢失的蛋白质，避免诱发抽搐。多食用含钙、铁多的食物。

（2）一般不严格限制食盐摄入，尿少肢肿者应限制钠盐的摄入。全身浮肿时，每日盐的摄入量限于 2 ~ 4g，以减少水钠潴留，避免加重水肿。

（3）子痫抽搐时暂禁食，昏迷时，给予鼻饲留置，保证营养的供给，注意防止鼻饲管脱出。

（4）中医辨证施膳

①气滞湿阻证：妊娠中晚期，先由脚肿，渐及于腿，皮色不变，随按随起，行走艰难，头晕胀痛，胸闷胁胀，或脘腹胀满，纳少，尿少，苔薄腻，脉弦滑。宜食理气行滞，除湿消肿的食品，如陈皮、炒薏仁等。食疗方：陈皮淮山粥。

②阴虚肝旺证：妊娠中晚期，头晕目眩，耳鸣作响，颜面潮红，心悸怔忡，夜寐多梦，易惊，胸胁胀痛，舌红或绛，少苔，脉弦细数。宜食滋阴养血、平肝潜阳之品，如枸杞子、熟地黄等。食疗方：枸杞子淮山粥、熟地黄排骨汤。

③脾虚肝旺证：妊娠中晚期，面浮肢肿逐渐加重，头昏头重如眩冒状，胸胁胀满，伴神疲肢软、纳少便溏，舌胖有齿痕，苔腻，脉弦滑。宜食健脾利湿、平肝潜阳之品，如天麻、淮山药等。食疗方：淮山陈皮瘦肉汤。

④肝风内动证：妊娠后期、产时或新产后，头痛，眩晕，突发四肢抽搐，两目直视，牙关紧闭，甚至昏不知人，颜面潮红，心悸烦躁，舌红，苔薄黄，脉细弦或滑数。宜食滋阴清热、平肝息风之品，如菊花、生地等。食疗方：菊花桑叶茶。

⑤痰火上扰证：妊娠晚期，或正值分娩时，头晕头重，胸闷泛恶，猝然昏不知人，面部口角及四肢抽搐，气粗痰鸣，多有水肿，苔红，苔黄腻，脉弦滑。宜食清热化痰、息风开窍之品，如菊花、竹叶等。食疗方：菊花竹叶茶。

3. 心理指导　认真聆听患者的需求，建立良好的护患关系，做好有关疾病的宣教，使孕妇了解妊娠、分娩、产褥期的一般常识，消除对分娩的恐惧心理。加强产前保健，避免一切不良因素刺激。关心、体贴患者，使其保持平和的心态，接受现实，防止因情绪紧张、恐惧引起的交感神经兴奋，儿茶酚胺分泌增加使血管痉挛，肾血流量减少而加重病情。

4. 用药指导

（1）硫酸镁是中、重度妊娠期高血压疾病的首选治疗药物，过量应用会抑制呼吸和心肌收缩，常常危及患者生命。硫酸镁血液中治疗的有效浓度与中毒浓度接近，稍不注意就会导致中毒。在用药过程中需注意：①静脉输液速度需缓慢，以 1g/h 的滴速为宜，不超过 2g。②静脉或肌肉注射硫酸镁的患者应嘱其局部热敷，以减轻药物的刺激，并注意局部有无硬结、红肿等。③如出现呼吸减慢，频率小于 16 次 / 分，尿量减少，尿量少于 17mL/h 或 24h 少于 400mL，可能为硫酸镁的中毒反应，及时告知医护人员处理。

（2）长期使用利尿剂、脱水剂的患者要注意有无乏力、腹胀、肌张力减弱等低血钾、脱水症状，如出现上述症状要及时告知医护人员处理。

（3）中药汤剂宜少量多次温服。

（四）康复期患者的护理健康教育

1. 未终止妊娠的孕妇出院后遵医嘱定期门诊复诊，如出现不规则阴道流血、腹痛、胎动活跃或胎动减少、头痛、呕吐、昏迷等异常情况时要及时就诊。

2. 终止妊娠的孕妇要求严格避孕 1～2 年，产褥期每周要测量 1 次血压并进行 1 次肾功能检查，以了解身体的健康情况。

3. 妊娠期高血压疾病产妇产后绝对卧床休息，待血压稳定在正常范围内，体力恢复后才能逐渐下床活动和哺乳。

二、妊娠糖尿病患者的健康教育

妊娠糖尿病属高危妊娠，对母儿均有较大危害。妊娠合并糖尿病包括孕前糖尿病（pregestational diabetes mellitus，PGDM）和妊娠期糖尿病（gestational diabetes mellitus，GDM）。孕前糖尿病，指在原有糖尿病基础上合并妊娠，或者妊娠前为隐性糖尿病，妊娠后发展为糖尿病。妊娠期糖尿病，指妊娠期首次发现或发生的糖代谢异常，占糖尿病孕妇 80% 以上。本病属于中医学"妊娠消渴"范畴，最早见于《内经》，常见证候有肺热津伤证、胃热炽盛证、肾阴亏虚证、阴阳两虚证。

（一）病因

妊娠早期，随着妊娠周数的增加，胎儿对营养物质的需求量增加，其能量来源主要从母体获取，孕妇血浆葡萄糖水平随着妊娠的进展而降低；妊娠中晚期时，孕妇体内抗胰岛素样物质增加，如胎盘生成素、黄体酮、雌激素、皮质醇等使孕妇对胰岛素的敏感性随孕周增加而下降，为维持正常的糖代谢水平，胰岛素的需求也相应增加。对于胰岛素分泌受限的孕妇，妊娠期不能代偿这一生理变化而使血糖升高，导致原有糖尿病加重或出现妊娠期糖尿病。

（二）典型临床表现

本病轻者症状不明显，重者孕期出现"三多"症状，即多饮、多尿、多食。孕妇还可表现为肥胖或妊娠期间体重增加过快，糖耐量异常，或尿糖、血糖升高。有些孕妇还出现外阴瘙痒，甚至发生胎死宫内、巨大儿、胎儿宫内生长缓慢、新生儿死亡等。临床上根据症状分为以下 4 种类型。

1. 显性糖尿病　孕妇有糖尿病的临床表现，即多饮、多尿、多食、体重下降，空腹血糖升高，尿糖阳性，糖耐量减低。其中部分孕妇在妊娠前已患有糖尿病，经治疗后受孕。部分孕妇则在妊娠后才发现患有糖尿病，分娩后糖尿病继续存在。

2. 潜在糖尿病　此类孕妇妊娠前后均无糖尿病的临床表现，但糖耐量异常，经过一定时间后，可能发展成显性糖尿病。

3. 妊娠期糖尿病　妊娠前无糖尿病的临床表现，糖代谢功能正常。妊娠后出现糖尿病的症状和体征，部分孕妇出现糖尿病并发症（妊娠期高血压疾病、巨大胎儿、死胎及死产等），但在分娩后糖尿病的临床表现均逐渐消失，在以后的妊娠中又出现，分娩后又恢复。这部分患者在数年后可发展为显性（临床）糖尿病。

4. 糖尿病前期　这类孕妇有糖尿病的家族史，但孕妇无明显糖代谢紊乱，可在妊娠后出现类似糖尿病孕妇的并发症（巨大胎儿、畸形儿及羊水过多等）。若干年后多数将出现显性糖尿病。

（三）住院患者的护理健康教育

1. 生活起居指导

（1）保持病室空气清新，安静舒适，注意保暖，预防感冒的发生。

（2）保持床单清洁，勤换床单及内衣裤，避免感染。

（3）适当的运动有助于降低血糖，消耗能量，提高患者对胰岛素的敏感性，指导孕妇采取散步或中速步行的运动方式，每次持续 20 ～ 40 分钟，在餐后 1 小时进行，使体重增加不超过 10 ～ 12kg。

（4）控制体重，向患者讲解孕期合理增重对胎儿健康有重要意义，总的原则是孕早期体重无增长后小幅增长，孕中期和孕晚期可以每周增长 0.5kg。

（5）指导产妇在产后练习产后体操，即有助于产后子宫的恢复，又能降低血糖的水平。

2. 饮食指导　合理的饮食控制是糖尿病治疗的基础，理想的饮食是既能提供维持妊娠的热量和营养，又能使血糖维持在正常范围内。

（1）合理饮食，控制血糖。保证每日热量为 146 ～ 150kJ/kg，限制碳水化合物在 40% ～ 50%，其中蛋白质摄入量占总能量的 20% ～ 30%，脂肪减至总热量的 30% ～ 40%。

（2）适当限制盐的摄入，提高可溶性膳食纤维的摄入量，妊娠期有计划地补充富含维生素、钙、钾、铁、锌等元素的食物。

（3）定时定量进餐，少食多餐，每日分 4 ～ 6 次进食，晚睡前必须进食 1 次，防止发生夜间低血糖。

（4）限制含糖量高的水果摄入，多食牛奶、蔬菜及豆制品。

（5）中医辨证施膳

①肺热伤津证：孕期烦渴多饮，口干舌燥，尿频量多，舌边尖红，苔薄黄或少苔，脉滑数。宜食清热润肺，生津止渴的食品，如苦瓜、藕汁等。食疗方：苦瓜蚌肉汤。

②胃热炽盛证：孕期多食易饥，形体消瘦，口干多饮，大便干燥，舌红，苔黄，脉滑实有力。宜食清胃泻火、养阴增液之品，如石斛、麦冬等。食疗方：石斛山药米粥。

③肾阴亏虚证：孕期尿频量多，尿浊如膏脂，或尿甜，口干舌燥，腰膝酸软，舌红，少苔，脉细数。宜食滋阴补肾、养血安胎之品，如熟地黄、山药等。食疗方：地黄粥。

④阴阳两虚证：孕期小便频多，湿浊如膏，甚则饮一溲二，面色黧黑，腰膝酸软，形寒畏冷，口渴思饮，舌淡，苔少，脉沉细无力。宜食滋阴补肾、养血安胎之品，如熟地黄、山萸肉等。食疗方：山萸肉粳米粥。

3. 心理指导　做好有关妊娠期糖尿病的宣教，让孕妇了解妊娠、分娩、产褥期及糖尿病的一般常识，以缓解孕妇在得知病情后心理上的焦虑和抑郁。避免一切不良刺激，防止因情绪紧张、焦虑、恐惧而加重病情。使其对疾病有一个正确的认识，并能主动参与，积极配合治疗。

4. 用药指导　妊娠糖尿病最理想的治疗方法是应用胰岛素治疗，口服降糖药治疗目前尚存争议。使用胰岛素治疗时需注意以下 4 点。

（1）必须注射入皮下层组织内，以使胰岛素逐步被吸收，最佳部位为手臂上部及外侧、大腿前部及外侧、臀部和腰部以上、腹部（肚脐及腰围除外），但孕妇不能注射腰、腹部，以免刺激诱发宫缩，引起早产。

（2）经常交换注射部位，每次注射选择不同部位，同一部位应间断一定距离，避免在最近注射过但仍有痛感的部位再行注射。

（3）经常检查注射部位，用指尖或掌心轻按每一注射部位，如感到有肿物、硬结、表皮凹陷或感到疼痛，甚至皮肤颜色改变，应请教医生，在这些情况消除之前避免再使用该部位进行注射。

（4）临产后或手术时改用胰岛素静脉输注，注意用药期间不良反应，如面色苍白、出汗、心悸、颤抖、饥饿等，同时做好血糖监测，观察24小时动态血糖变化，防止低血糖及酮症酸中毒的发生。

（四）康复期患者的护理健康教育

1. 未终止妊娠者出院后，应注意控制饮食，生活有规律，劳逸结合，保持卫生，防止感染，定期复查血糖、尿糖、肝肾功能等。如既往有死胎死产史、血糖在门诊控制不满意、有新近感染的征兆、有内科和产科并发症的患者，应提前住院治疗。

2. 多数妊娠期糖尿病患者产后血糖或糖耐量可恢复正常，但也有少数患者在分娩后5～10年并发糖尿病，因此，分娩后产妇应定期复查血糖并做糖尿病筛选。新生儿应预防低血糖。

3. 妊娠期糖尿病患者产后绝对卧床休息，及时补充水分和营养，鼓励尽早母乳喂养和下床活动，使血糖控制在正常范围内，防止低血糖，预防感染。

三、妊娠合并心脏病患者的健康教育

妊娠合并心脏病是产科严重的合并症，是孕产妇死亡的主要病因之一。目前在妊娠合并心脏病患者中，先天性心脏病占35%～50%，位居第一，其余依次为风湿性心脏病、妊娠期高血压疾病性心脏病、围产期心肌病、贫血性心脏病及心肌炎等。本病根据临床表现属于中医学"妊娠心悸""妊娠怔忡"等范畴，常见证候有心气虚证、心血虚证、阳虚水泛证、气虚血瘀证。

（一）病因

妊娠期胎盘循环建立，母体代谢加快，对氧和循环血液的需求大大增加，使循环血量增加，引起心排出量增加和心率加快，从而加重心脏负担。分娩期由于子宫及全身骨骼肌收缩使大量血液涌向心脏，循环血量增加，心排出量增加，同时由于孕妇屏气，肺循环压力增加，使原来左向右分流转为右向左分流而出现发绀。另外，胎儿娩出后，子宫突然缩小，胎盘循环停止，回心血流量增加，加之腹腔内压骤减，大量血液向内脏灌注，造成血流动力学急剧变化，此时，患心脏病的孕妇极易发生心力衰竭。

（二）典型临床表现

妊娠合并心脏病典型临床表现为心衰。心衰早期可见，轻微活动即有心慌、胸闷、气短，休息时心率在110次/分以上，呼吸超过20次/分，肺底部可闻及少量持续性湿啰音等；较严重时出现咳嗽、咳血及粉红色泡沫样痰、唇面发绀、颈静脉怒张、下肢明显浮肿、静卧休息时呼吸脉搏仍快、肺底部有持续性湿啰音及肝脾肿大、压痛等；最严重时表现为端坐呼吸、口周颜面发绀加重、心动过速或心房纤颤等。

（三）院前患者护理健康教育

1. 加强孕期保健，定期产前检查或家庭访视，检查的次数和时间可按心脏功能的具体情况而定。

2. 接受心血管内科和产科高危门诊的共同监护，以了解心脏功能及胎儿情况，发现有轻度心衰孕妇，应及早收住院观察治疗。

3. 指导孕妇及家庭成员掌握自我监护的技巧，如体重、血压、胎心音及胎动计数的测定，以便及时了解孕妇的心肺情况。

4. 向孕妇及家属讲解早期心力衰竭的临床表现，若休息时心率 >110 次 / 分，呼吸 >20 次 / 分，或半夜感觉胸闷气短有喘憋感，或出现咳嗽、吐粉红色泡沫样痰等症状应立即就医。

5. 指导孕妇建立自我保护意识，提前入院待产。心功能Ⅰ～Ⅱ级者，在预产期前 1～2 周入院待产；心功能Ⅲ级或以上者，应立即住院治疗以保证母婴安全。

（四）住院患者的护理健康教育

1. 生活起居指导

（1）妊娠期适当休息与活动，做到起居有规律，切勿劳累，避免因劳累而诱发心衰。保证睡眠充足，每日至少睡眠 10 小时。休息时宜采取左侧卧位或半卧位，分娩期尽量侧卧。产褥期保证充足的睡眠和休息，产后 24 小时应绝对卧床休息，病情轻者，可根据患者的心功能情况适当下地活动。

（2）保持大便通畅，多食新鲜蔬菜、水果，规律排便，必要时使用缓泻剂。

（3）预防感染，避免诱发因素。养成良好的卫生习惯，预防泌尿系、口腔、消化道的感染。注意保暖，减少出入人员密集场所，预防感冒和上呼吸道感染。

2. 饮食指导

（1）饮食指导原则宜少量多餐，指导孕妇摄入高蛋白质、高热量、高维生素、低盐低脂及富含钙、铁、锌等元素的饮食。

（2）限制钠盐的摄入，妊娠 16 周起每日不超过 4～5g，鼓励多食新鲜蔬菜、水果，注意出入量的平衡。

（3）中医辨证施膳

①心气虚证：妊娠期间，心悸怔忡，面色白或青白，气短喘促自汗，动则加剧，肢倦乏力，舌质淡，苔薄白，脉沉弱，或见结代。宜食益气养血、宁心安胎之品，如红枣、当归等。食疗方：红枣当归茶。

②心血虚证：妊娠期间，心悸怔忡，面色少华，唇甲色淡，头晕目眩，眠差多梦，舌质淡，脉细弱。宜食养血益气、宁心安胎之品，如桂圆肉、黄芪等。食疗方：黄芪鸡汤。

③阳虚水泛证：妊娠期间，心悸气短，喘不得卧，吐白色泡沫痰，畏寒肢冷。倦怠懒言，腰痛肢肿，尿少便溏，舌质淡，苔白润，脉沉滑。宜食温阳化气、行水安胎之品，如生姜、白术、茯苓等。食疗方：茯苓生姜粥。

④气虚血瘀证：妊娠期间，心悸怔忡，气短胸闷，胸胁作痛，咳嗽气喘，口唇发绀，舌质紫暗，脉弦涩或结代。宜食益气化瘀、通阳安胎之品，如黄芪、川芎等。食疗方：川芎黄芪鱼头汤。

3. 心理指导

（1）妊娠期耐心向孕妇及家属交代病情，讲解有关心力衰竭发生的诱发因素和预防方法，帮助其判断早期心衰发生的症状和体征，以利于及时采取正确的应对措施。

（2）分娩期产妇应由医护人员全程陪伴，及时解答产妇所提出的问题，向产妇和家属介绍产程进展情况及处理方案，使其减轻焦虑，积极配合治疗。

（3）产褥期产妇往往因担心新生儿会患心脏病，加之自己不能亲自照顾新生儿而产生焦虑、愧疚的情绪，护士应运用沟通技巧，向产妇讲解治疗成功的病例，给予产妇必要的心理支持，鼓励患者，消除不良情绪。

4. 用药指导

（1）向孕妇讲解用药的目的及遵医嘱服药的重要性，鼓励其积极配合。

（2）口服地高辛患者服药前测脉搏 1 分钟，如脉搏在 60 次 / 分以下，应报告医生并停药。用药期间应注意有无恶心、呕吐、黄视等中毒症状。

（3）积极预防并治疗贫血，自妊娠 4 个月起补充铁剂，铁剂对胃黏膜有刺激性，常见有恶心、呕吐等副作用，因此应于饭后服用。服药后大便呈黑色是正常现象，应向孕妇解释。

（五）康复期患者的护理健康教育

1. 产褥期保证产妇足够的休息，宜采取左侧卧位或半坐卧位。

2. 根据病情选择适当的喂养方式。指导并鼓励心功能Ⅰ～Ⅱ级的产妇采取正确的母乳喂养方式；向心功能Ⅲ级或以上的产妇说明不宜哺乳的原因，并指导退奶及人工喂养的方法。

3. 注意保持产妇会阴部清洁，预防感染，消除心衰的诱发因素。

4. 指导避孕，心功能Ⅰ～Ⅱ级的产妇可在产后 42 天以后采取工具型避孕措施；心功能Ⅲ级或以上的产妇可在产后 1 周以后行绝育术。

5. 指导产妇根据病情，定期复查和心脏内科复诊。

附1　　产褥期健康教育

除乳腺外，产妇全身器官从胎盘娩出至恢复或接近正常未孕状态所需的时间称为产褥期，一般为 6 周。在产褥期，产妇身体各系统特别是生殖系统有较大的生理变化，需要一个适应过程。同时伴随新生儿的出生，产妇及其家庭也经历着心理和社会的适应过程。

一、产褥期妇女的生理及心理变化

（一）生命体征及基本情况

产后妇女体重会立即下降 4 ～ 6kg，体温、脉搏和呼吸大体正常，有些产妇会出现"泌乳热"，但一般不超过 38℃。妊娠期高血压的产妇要注意产后监测血压，预防产后子痫。产后因孕期潴留的大量组织间液经皮肤排出，通常孕妇表现为大汗，产后 1 周好转。

（二）生殖系统

1. 子宫　子宫体在产后逐渐收缩并降入盆腔内，子宫收缩引起下腹部阵发性疼痛，一般持续 2 ～ 3 日后消失。同时产后随着子宫蜕膜的脱落，血液及坏死蜕膜组织经阴道排出，称恶露。血性恶露一般持续 3 ～ 4 日，浆液恶露持续 7 ～ 10 日，白色恶露持续 2 ～ 3 周。

2. 阴道及会阴　阴道受胎先露部压迫，在产后最初几天内出现水肿，阴道壁松软、弹性差，产褥期时逐渐恢复张力，水肿于产后 2 ～ 3 日自行消退。会阴部若有轻度撕裂或会阴切口缝合，一般在 3 ～ 5 日愈合。

（三）乳房

产褥期乳房的主要变化是泌乳。产后 7 日内分泌的乳汁称为初乳，初乳色偏黄，含有大量营养物质和抗体，有助于新生儿抵抗疾病的侵袭。产后 7 ~ 14 日分泌的乳汁称为过渡乳，产后 14 日以后分泌的乳汁为成熟乳。母乳含有丰富的蛋白质和脂肪及多种矿物质、维生素、免疫物质和酶等重要元素，对新生儿发育具有重要作用。

（四）其他系统

妊娠期血容量增加，一般于产后 2 ~ 3 周恢复至未孕状态。但产褥早期产妇血液仍处于高凝状态，且因产后活动量较少，易形成静脉血栓。此时胃肠活动减弱，易发生便秘。分娩过程中膀胱受压迫使黏膜水肿、充血，加之会阴切口疼痛等原因，产妇易出现排尿困难甚至尿潴留、尿路感染等症状。产后雌、孕激素水平急剧下降，产妇平均在产后 6 ~ 10 周恢复月经。妊娠期出现的下腹正中线色素沉着在产褥期消退，妊娠纹由紫红色变为银白色，不能消退，产后腹壁出现明显松弛。

（五）心理变化

产妇产后的心理波动与产妇体内的雌、孕激素水平急剧下降和产后压力、疲劳、性格特点、家人及社会支持等有关，常表现为焦虑、失落、抑郁等情绪反应。若产妇具有较好的家人及社会支持水平，同时自身具有较好的调节能力，则能顺利度过产褥期的特殊心理过程，如不能适应则可能发生产后抑郁等疾病。

二、住院患者的护理健康教育

（一）生活起居指导

1. 保持良好的产后休息环境，床单整洁，室内温度保持在 20 ~ 25℃，保持空气新鲜。保证充足的睡眠，每天睡眠 8 ~ 9 个小时，按时检测体温、脉搏、呼吸和血压。

2. 产后 24 小时应卧床休息。病情无特殊，24 小时后下床进行室内活动，促进恶露排出，有利于子宫复旧，食欲增加，保持大小便通畅，防止盆腔及下肢静脉血栓形成。

3. 产妇汗出较多，要勤更换床单及内衣裤，衣着宽大合体，柔软吸汗，避免压迫乳房引起乳腺炎症；使用消毒过的会阴垫，防止产褥感染；产妇产褥期皮肤出汗、恶露及溢出乳汁等使皮肤变脏，如无会阴切口等可在适当温度下淋浴，淋浴时间不宜过长，避免着凉。

4. 产后第一次下床活动必须有人陪伴。从卧位到坐起，15 分钟后不觉头晕再下床，以防体虚而引起跌倒或摔伤，切勿站立过久，每天走动 2 ~ 3 次，以不感到劳累为原则。避免从事过重的体力劳动及过久下蹲，以免发生子宫脱垂。

5. 产后 4 ~ 6 小时内鼓励产妇第一次自行排尿，膀胱过分充盈阻碍子宫收缩，不利于恶露排出；尿潴留易发生泌尿系感染，若产妇无法自行排尿，应采取以下措施诱导排尿：①热敷按摩下腹部，听流水声诱导排尿。②解除思想顾虑，鼓励产妇下床排尿。③热水熏敷会阴部。

6. 观察子宫恢复情况，每日评估宫底高度以了解子宫复旧情况，有产后宫缩乏力情况时遵医嘱给予宫缩剂；观察恶露流出的色、质、量，以了解产妇子宫恢复情况，预防产后出血、宫缩乏力及宫腔感染的情况发生。

7. 做好会阴护理，会阴有水肿者，用酒精或硫酸镁湿热敷。有小血肿者可湿敷或红外线照射。大血肿者配合医生切开处理，有硬结者用大黄、芒硝外敷。有伤口者应每日检查伤口有无红肿、硬结及分泌物以预防感染。

（二）饮食指导

1. 产后稍事休息即可进食第一餐，主要以易消化的流质或半流质饮食为主，比如红糖水、蒸蛋糕、小米粥等，从第二餐开始食用普通饮食，如煮鸡蛋，挂面汤，鸡、鱼、肉汤等。每天进食以少量多餐为原则。

2. 饮食要富含蛋白质，尤其是动物蛋白，如鸡、鱼、肉等；主食种类多样化，粗粮细粮搭配食用，如小米、玉米粉、糙米、标准粉；多吃蔬菜、水果，多饮水，既可提供丰富的维生素、矿物质，又可提供足量的纤维素，促进新陈代谢及肠蠕动，防止产后便秘；多进食各种汤类，促进乳汁分泌，如红糖水、鲫鱼汤、猪蹄汤、排骨汤等，注意汤内浮油不可进食，红糖水不可饮用超过 10 天，汤饮的量要适度，以免引起产后涨奶。

3. 少吃甜食，过多甜食会影响食欲且热量过盛转化为脂肪，引起身体肥胖；忌食酸辣食品，会刺激产妇虚弱的胃肠引起诸多不适。

4. 会阴切开术后 1 周内最好进食无渣饮食，即含纤维素少的食物，以防形成硬便而不利于伤口愈合。

（三）心理指导

1. 耐心倾听产妇诉说心理问题并给予相应的心理指导，消除不良的社会因素，减少或避免精神刺激，教会产妇处理情绪问题的方法与技巧。

2. 协助并促进产妇适应母亲角色，指导产妇与婴儿进行交流、接触，为婴儿提供照顾，培养产妇的自信心。

3. 指导家属对产妇多关心照顾，创建和谐的夫妻关系。

4. 心理问题较重者需请心理医生或精神科医生协助治疗，遵医嘱指导产妇用药。对有可能产生伤害性行为的产妇尤其提高警惕，注意保护产妇自身及婴儿的安全。

（四）乳房及哺乳的指导

1. 保持乳房清洁　哺乳前将乳房、乳头用温开水洗净，忌用肥皂类擦洗，以免局部干燥、皲裂。哺乳结束后将少量乳汁涂抹在乳头和乳晕上，防止乳头皲裂。如乳房内仍有剩余乳汁时，应将剩余乳汁挤出或吸出，避免乳汁淤积引起乳汁分泌减少或乳腺炎症。

2. 指导和协助及早吸吮　一般于产后半小时内开始让婴儿进行吸吮，可刺激产妇泌乳。哺乳原则是按需哺乳，婴儿饥饿或母亲涨奶时喂哺，一般每 2～3 小时哺乳 1 次，每次每侧乳房的哺乳时间为 15～20 分钟。哺乳时先吸空一侧乳房后，再吸吮另一侧，以利于乳汁分泌。哺乳结束时将新生儿直立抱起轻拍背部 1～2 分钟，防止溢奶。

3. 乳头平坦或凹陷时，做乳头牵拉练习　一手托乳房，另一手的拇指和中、食指抓住乳头向外牵拉，重复 10～20 遍，每日两次。还可让饥饿的婴儿先吸吮平坦侧的乳头，或配置乳头罩，使乳汁通过乳头罩的小孔流进婴儿嘴里。

4. 乳头皲裂　多由于哺乳姿势不当，轻者可继续哺乳，指导产妇采取正确姿势，并在哺乳时让婴儿含住乳头和大部分乳晕，严重者停止直接吸吮，可用乳头罩间接哺乳或用吸乳器将乳汁吸出后进行喂养。

三、康复期患者的护理健康教育

1. 告知产妇出院后继续保证合理营养，适当活动和休息，注意个人卫生，保持良好心态，适应新的家庭生活。

2. 产褥期内禁忌性交，一般产后 42 天复查后，根据实际情况决定是否恢复正常性生活并落实避孕措施。

3. 产后至少访视 3 次，了解产妇及新生儿的健康状况，产后健康检查应于产后 42 天到医院进行，以了解产妇身体恢复情况、哺乳情况及盆腔内生殖器是否已恢复至非孕状态。

4. 产后第 2 天开始，指导产妇做产褥期保健操，每 1～2 天增加 1 节，每节做 8～16 次。

5. 观察恶露的情况，有异常及时就诊。

附 2　　　　　辅助生育技术健康教育

辅助生育技术（assisted reproductive technology，ART）也称为医学助孕，指采用医疗辅助手段使不育夫妇达到生育目的的技术。其包括人工授精（artificial insemination，AI）和体外受精 - 胚胎移植（in vitro fertilization and embryo transfer，IVF-ET）及其衍生技术两大类。

据 WHO 报道，全世界不孕不育发生率为 10%～15%，我国为 12.5%，即每 8 对育龄夫妇中就有 1 对不孕不育。随着人类辅助生育技术的发展，越来越多的不孕不育症患者实现了生育的愿望。但在辅助生育的临床诊疗过程中，患者往往因为心理焦虑或对辅助生育技术和相关流程缺乏了解，给医患沟通和配合造成障碍。行之有效的健康教育成为建立护患关系的重要措施。

一、术前指导

1. 前期检查指导

（1）患者在首次就诊前或电话咨询时，护士应询问患者末次月经的时间，合理安排最有效的检查和化验，并嘱男方积极配合检查，以最优化、最便捷的方式明确病因。

（2）不孕不育症的病因往往通过夫妇双方前期大量的检查和化验才能确定，医护人员应根据患者的具体情况为其安排相关项目的检查，尽量简化流程，节省时间，减少不必要的经济负担。

2. 生活起居指导

（1）避免劳累，预防外感。注意规律作息，保证充足的睡眠。

（2）养成良好的卫生习惯，保持外阴清洁。

（3）戒烟酒，保证胚胎质量。3. 心理指导　对于要求实施辅助生育技术的夫妇因妊娠心情急切，对 ART 过分依赖和焦虑，护理人员应及时了解患者的心理状态，向其讲解辅助生育技术的实施过程、成功率、并发症、注意事项等，鼓励病友间多沟通交流，消除患者不安、紧张情绪。

二、术中指导

1. 生活起居指导

（1）服药期间注意休息，勿过劳，禁止房事，避免游泳、盆浴。

（2）胚胎移植后嘱患者卧床休息半小时，无须完全卧床。

2. 用药指导　严格遵照医嘱服用或注射促排卵药物，嘱家属和患者注意有无恶心、呕吐、腹胀等症状，一旦出现及时就诊。

3. 心理指导

（1）护士应在患者使用促排卵药物后，及时对夫妇双方进行手术方面的健康教育，以消除患者因担心自身卵子的质量和对预期手术的陌生而产生的紧张和恐惧情绪，配合临床医生取到优质的卵子，提高临床妊娠率。

（2）鼓励男方支持和呵护女方，充分理解女方的付出和承受的痛苦，给予女方强大的心理抚慰和暗示，从而消除女方紧张和不安情绪，有助于提高辅助生殖技术的成功率。

三、术后指导

1. 生活起居指导

（1）术后注意充分休息，术后 48 小时尽量多平躺，不要在床上做用力翻身和用力起床等增加腹压的动作。

（2）保持大便通畅，避免腹压升高而引起卵巢扭转或破裂。

（3）定时床上翻身，协助肢体活动，预防血栓发生。

（4）术后禁止性生活 3 周，如果确定怀孕，3 个月内禁止性生活。

2. 饮食指导

（1）选择易消化饮食，多吃新鲜蔬菜和富含蛋白质的食物，补充叶酸，避免腹泻和便秘。饮食宜清淡，减少钠盐的摄入，预防水肿。

（2）合理膳食，均衡营养，注意膳食的搭配。

3. 心理指导

（1）在术后到确认怀孕这段时间，患者往往心理压力很大。护理人员应及时了解他们的顾虑和需求，为患者排忧解难，从而使患者保持良好的心态。

（2）护理人员应该组织成功妊娠的患者参与沟通，分享妊娠成功经验和感受以稳定患者情绪，增强患者的信心。

4. 用药指导　术后进行黄体支持保胎治疗需每天注射大剂量的药物，护理人员应事先交代用药的疗程及注意事项，以免患者产生焦虑情绪。

2021 年 5 月，《柳叶刀中国女性生殖、孕产妇、新生儿、儿童和青少年健康特邀重大报告》面向全球发布，报告总结了中华人民共和国成立 70 年以来妇女儿童健康事业的巨大成就，在党的领导下，我们走过了从生存到繁荣的伟大征程。同时，报告也提出了面临的挑战，特别是在生殖健康方面，中国不孕率在 2020 年已经达到了 18%。孩子是希望和生命的延续，不孕症患者是一个需要特殊关爱的群体，他们治疗的过程也是逐梦的征程，需要理解、需要抚慰、需要支持，根据辅助生殖不同阶段的特点和要求，利用我们的专业知识为她们设计个性化的健康教育与辨证膳食方案，不仅可以助力治疗，更能让她们感受到细致和真诚的关爱，这将抚慰心灵、赋予她们前行的力量。

【思考题】

1. 简述硫酸镁的毒副作用，如何预防硫酸镁中毒？
2. 请结合所学知识，为妊娠糖尿病患者制定中医药特色的健康教育计划。
3. 如何为妊娠糖尿病患者设计较为理想的饮食方案？

4. 如何对妊娠合并心脏病患者进行健康教育？

【案例分析】

杨某，女，37岁，教师。2022年9月10日就诊。

主诉：停经32周，头晕胀痛1月余，加重伴双下肢水肿1周。

现病史：G3P0，LMP　2022年1月29日，1个月前患者突感头晕胀痛，自测血压149/100 mmHg，双下肢轻微水肿，平卧休息后头晕缓解，故未予重视。1周前发现水肿延及膝关节处，自觉四肢肿胀，晨起尤甚，头晕重，血压最高可达170/110mmHg，以"妊娠期高血压"收入我科。入院症见：神志清楚，面色可，有头晕胀痛，胸闷胁胀，纳少，小便少，大便溏，眠欠佳，腹部膨隆，妊娠腹型，无腹痛，无阴道出血，双下肢水肿，舌淡红，苔薄腻，脉弦滑。

生命体征：T 36.275，P 96次/分，R 20次/分，BP 158/83mmHg，身高161cm，体重56kg。

1. 该患者目前所患何病？辨证当属何证？
2. 请对该患者进行健康教育。

主要参考书目

［1］包家明．护理健康促进与健康教育［M］．杭州：浙江大学出版社，2018.

［2］蔡文智，王玉琼．妇产科护理学［M］．北京：人民卫生出版社，2013.

［3］岑国桢．行为矫正原理与方法［M］．上海：上海教育出版社，2013.

［4］陈安民，田伟．骨科学［M］．北京：人民卫生出版社，2014.

［5］陈灏珠，林果为．实用内科学［M］.13 版．北京：人民卫生出版社，2009.

［6］陈湘君．中医内科学［M］.2 版．上海：上海科学技术出版社，2013.

［7］陈孝平，汪建平．外科学［M］.8 版．北京：人民卫生出版社，2013.

［8］陈志强，杨关林．中西医结合内科学［M］.3 版．北京：中国中医药出版社，2016.

［9］迟佳敏．实用糖尿病学［M］.3 版．北京：人民卫生出版社，2009.

［10］戴新娟．中医护理健康教育［M］．长沙：湖南科学技术出版社，2003.

［11］丁淑华．五官科护理学［M］．北京：中国中医药出版社，2012.

［12］丁淑贞，丁全峰．神经内科临床护理［M］．北京：中国协和医科大学出版社，2016.

［13］丁淑贞，郝春艳．血液科临床护理［M］．北京：中国协和医科大学出版社，2016.

［14］高小雁，韩冰．积水潭脊柱外科护理与康复［M］．北京：人民卫生出版社，2016.

［15］高小雁．骨科用具护理指南［M］．北京：人民卫生出版社；2013.

［16］高颖，方祝元，吴伟．中医内科学［M］．北京：人民卫生出版社，2015.

［17］高颖．中医临床诊疗指南释义脑病分册［M］．北京：中国中医药出版社，2015.

［18］葛均波，徐永健．内科学［M］.8 版．北京：人民卫生出版社，2013.

［19］国家中医药管理局医政司.19 个病种中医护理方案［M］．北京：中国中医药出版社，2015.

［20］国家中医药管理局医政司.33 个病种中医护理方案［M］．北京：中国中医药出版社，2013.

［21］郝玉玲．临床护理健康教育［M］．北京：科学技术文献出版社，2009.

［22］胡慧．中医临床护理学［M］.2 版，北京：人民卫生出版社，2021.

［23］胡雁，陆箴琦．实用肿瘤护理［M］.2 版．上海：上海科学技术出版社，2013.

［24］黄桂成，王拥军．中医骨伤科学［M］.4 版．北京：中国中医药出版社，2016.

［25］黄惠萍．中国药品手册［M］.43 版．中国：美迪医讯亚太有限公司，2016.

［26］黄津芳．护理健康教育学［M］．北京：科学技术文献出版社，2006.

［27］黄敬亨，邢育健．健康教育学［M］．上海：复旦大学出版社，2016.

［28］黄人建，李秀华．外科护理学［M］．北京：人民军医生出版社，2013.

［29］霍孝蓉．护理常规［M］．南京：东南大学出版社，2012.

［30］李春雨，汪建平．肛肠外科手术学［M］．北京：人民卫生出版社，2015.

［31］李春玉，王克芳．健康教育［M］．北京：北京大学医学出版社，2015.

［32］李京枝．妇产科护理学［M］．2 版．北京：中国中医药出版社，2012.

［33］李乐之，路潜．外科护理学［M］．北京：人民卫生出版社，2012.

［34］李乐志．外科护理学［M］．北京：人民卫生出版社，2012.

［35］李艳梅．北京协和医院神经内科护理工作指南［M］．北京：人民卫生出版社，2016.

［36］李曰庆，何清湖．中医外科学［M］．9 版．北京：中国中医药出版社，2012.

［37］李曰庆．中医外科学［M］．北京：中国中医药出版社，2002.

［38］梁伍今．儿科护理学［M］．10 版．北京：中国中医药出版社，2016.

［39］刘联群．骨伤科专病护理路径［M］．北京：人民卫生出版社，2010.

［40］刘清泉．中医急诊学［M］．3 版．北京：中国中医药出版社，2013.

［41］刘湘源．风湿病分册［M］．北京：中国医药科技出版社，2011.

［42］陆静波，蔡恩丽．外科护理学［M］．北京：中国中医药出版社，2016.

［43］吕姿之．健康教育与健康促进［M］．北京：北京大学医学出版社，2015.

［44］马融．中医儿科学［M］．10 版．北京：中国中医药出版社，2016.

［45］马骁．健康教育学［M］．北京：人民卫生出版社，2016.

［46］马小琴．护理学基础［M］．北京：人民卫生出版社，2012.

［47］马越鸣．药理学［M］．上海：上海科学技术出版社，2013.

［48］毛群安．健康教育与健康促进基本理论与实践［M］．北京：人民卫生出版社，2016.

［49］米光明，王彦．护理健康教育学［M］．北京：人民军医出版社，2011.

［50］彭清华．中医眼科学［M］．北京：中国中医药出版社，2021.

［51］彭小苑，谷忠建，欧阳艳菲．骨科健康教育手册［M］．广州：广东科技出版社，2016.

［52］阮岩．中医耳鼻咽喉学［M］．北京：人民卫生出版社，2016.

［53］沈庆法．中医食疗学［M］．上海：上海科学技术出版社，2000.

［54］石林．行为矫正原理与方法［M］．北京：中国轻工业出版社，2015.

［55］孙秋华，沈勤．中医护理健康教育［M］．杭州：浙江科学技术出版社，2005.

［56］谭兴贵．中医药膳与食疗［M］．北京：人民卫生出版社，2009.

［57］唐福林．风湿免疫科医生效率手册［M］．2 版．北京：中国协和医科大学出版社，2013.

［58］田勇泉．耳鼻咽喉头颈外科学［M］．北京：人民卫生出版社，2013.

［59］汪建平．中华结直肠肛门外科学［M］．北京：人民卫生出版社，2014.

［60］汪受传，洪黛玲．儿科护理学［M］．北京：中国中医药出版社，2005.

［61］王奔．中医护理学［M］．北京：人民卫生出版社，2015.

［62］王承德，沈丕安，胡荫奇．实用中医风湿病学［M］．2 版．北京：人民卫生出版社，2009.

［63］王华兰．推拿治疗学［M］．上海：上海科学技术出版社，2011.

［64］王琦．病症护理［M］．北京：人民卫生出版社，2006.

［65］王卫强，谢兵．骨折和关节置换术后的康复［M］．北京：人民卫生出版社，2014.

［66］王元红，段培蓓．风湿免疫科护士培训 600 问［M］．北京：人民卫生出版社，2016.

［67］翁立窈．人工膝关节置换术后社区和居家康复训练指导手册［M］．武汉：华中科技大学出版社，2012.

［68］吴东海，王国春．临床风湿病学［M］．北京：人民卫生出版社，2008.

［69］吴孟超，吴在德．黄家驷外科学［M］．7 版．北京：人民卫生出版社，2008.

［70］吴孟超．外科学［M］．北京：人民卫生出版社，2014.

［71］孙秋华.中医护理学［M］.5 版.北京：人民卫生出版社，2022.

［72］许燕玲.临床慢病护理［M］.北京：人民卫生出版社，2015.

［73］薛凤霞，顾炜.妇产科护理学［M］.北京：清华大学出版社，2014.

［74］杨丽华，高玉芳.外科住院患者健康教育手册［M］.北京：人民卫生出版社，2014.

［75］杨永良，张正浩.中医食疗学［M］.北京：中国医药科技出版社，1999.

［76］尹按春，史铁英.外科护理健康教育路径［M］.北京：人民卫生出版社，2014.

［77］尤黎明，吴瑛.内科护理学［M］.5 版.北京：人民卫生出版社，2015.

［78］詹红生、刘军.中西医结合骨伤科学［M］.北京：中国中医药出版社，2021.

［79］张素秋.常见病中医护理常规［M］.北京：人民军医出版社，2012.

［80］张雅丽.实用中医护理［M］.上海：上海科学技术出版社，2015.

［81］张玉珍.中医妇科学［M］.北京：中国中医药出版社，2014.

［82］张自力.健康传播资源与策略［M］.北京：中国协和医科大学出版社，2014.

［83］赵堪兴.杨培增.眼科学［M］.北京：人民卫生出版社，2014.

［84］赵美燕.临床护理健康教育指导［M］.北京：科学出版社，2010.

［85］郑健荃，王宏.健康教育学（案例版）［M］.北京：科学出版社，2016.

［86］周岱翰，林丽珠.中医肿瘤食疗学［M］.贵州科技出版社，2003.

［87］左晓霞.风湿病学住院医师手册［M］.北京：科学技术文献出版社，2009.

［88］王莉.实用中医护理方案手册［M］.武汉：华中科技大学出版社，2020.

［89］裘秀月，刘建军.中医临床护理学新世纪第四版［M］.北京：中国中医药出版社，2021.

［90］赵芳，周莹霞.糖尿病教育工具指导用书 2023 版［M］.北京：人民卫生出版社，2022.

［91］姚新，宋阳.中医养生与食疗（中医特色）［M］.3 版.北京：人民卫生出版社，2022.

［92］杨建宇，郭会军，李晓.中医泰斗风湿免疫疾病医案妙方［M］.郑州：中原农民出版社，2018.

［99］赵霞，李新民.中医儿科学［M］.5 版.北京：中国中医药出版社，2021.

［100］徐展望，郑增福.中医骨病学［M］.北京：中国中医药出版社，2021.

［101］国家中医药管理局医政司.39 个中医优势病种中医临床路径和中医诊疗方案［M］.北京：中国中医药出版社，2018.

［102］刘蓬.中医耳鼻咽喉科学［M］.北京：中国中医药出版社，2021.

［103］根据中华中医药学会.中医外科临床诊疗指南［M］.北京：中国中医药出版社，2020

［104］谢幸，孔北华，段涛.妇产科学［M］.9 版.北京：人民卫生出版社，2018.

［105］中华医学会生殖医学分会.临床诊疗指南.辅助生殖技术和精子库分册 2021［M］.北京.人民卫生出版社，2021.

［106］王小云，黄健玲.中西医结合妇产科学［M］.3 版.北京：科学出版社，2018.

［107］沈翠珍，高静.内科护理学［M］.3 版，北京：人民卫生出版社，2021.

全国中医药行业高等教育"十四五"规划教材

全国高等中医药院校规划教材（第十一版）

教材目录

注：凡标☆号者为"核心示范教材"。

（一）中医学类专业

序号	书　名	主　编		主编所在单位	
1	中国医学史	郭宏伟	徐江雁	黑龙江中医药大学	河南中医药大学
2	医古文	王育林	李亚军	北京中医药大学	陕西中医药大学
3	大学语文	黄作阵		北京中医药大学	
4	中医基础理论☆	郑洪新	杨　柱	辽宁中医药大学	贵州中医药大学
5	中医诊断学☆	李灿东	方朝义	福建中医药大学	河北中医药大学
6	中药学☆	钟赣生	杨柏灿	北京中医药大学	上海中医药大学
7	方剂学☆	李　冀	左铮云	黑龙江中医药大学	江西中医药大学
8	内经选读☆	翟双庆	黎敬波	北京中医药大学	广州中医药大学
9	伤寒论选读☆	王庆国	周春祥	北京中医药大学	南京中医药大学
10	金匮要略☆	范永升	姜德友	浙江中医药大学	黑龙江中医药大学
11	温病学☆	谷晓红	马　健	北京中医药大学	南京中医药大学
12	中医内科学☆	吴勉华	石　岩	南京中医药大学	辽宁中医药大学
13	中医外科学☆	陈红风		上海中医药大学	
14	中医妇科学☆	冯晓玲	张婷婷	黑龙江中医药大学	上海中医药大学
15	中医儿科学☆	赵　霞	李新民	南京中医药大学	天津中医药大学
16	中医骨伤科学☆	黄桂成	王拥军	南京中医药大学	上海中医药大学
17	中医眼科学	彭清华		湖南中医药大学	
18	中医耳鼻咽喉科学	刘　蓬		广州中医药大学	
19	中医急诊学☆	刘清泉	方邦江	首都医科大学	上海中医药大学
20	中医各家学说☆	尚　力	戴　铭	上海中医药大学	广西中医药大学
21	针灸学☆	梁繁荣	王　华	成都中医药大学	湖北中医药大学
22	推拿学☆	房　敏	王金贵	上海中医药大学	天津中医药大学
23	中医养生学	马烈光	章德林	成都中医药大学	江西中医药大学
24	中医药膳学	谢梦洲	朱天民	湖南中医药大学	成都中医药大学
25	中医食疗学	施洪飞	方　泓	南京中医药大学	上海中医药大学
26	中医气功学	章文春	魏玉龙	江西中医药大学	北京中医药大学
27	细胞生物学	赵宗江	高碧珍	北京中医药大学	福建中医药大学

序号	书 名	主 编		主编所在单位	
28	人体解剖学	邵水金		上海中医药大学	
29	组织学与胚胎学	周忠光	汪 涛	黑龙江中医药大学	天津中医药大学
30	生物化学	唐炳华		北京中医药大学	
31	生理学	赵铁建	朱大诚	广西中医药大学	江西中医药大学
32	病理学	刘春英	高维娟	辽宁中医药大学	河北中医药大学
33	免疫学基础与病原生物学	袁嘉丽	刘永琦	云南中医药大学	甘肃中医药大学
34	预防医学	史周华		山东中医药大学	
35	药理学	张硕峰	方晓艳	北京中医药大学	河南中医药大学
36	诊断学	詹华奎		成都中医药大学	
37	医学影像学	侯 键	许茂盛	成都中医药大学	浙江中医药大学
38	内科学	潘 涛	戴爱国	南京中医药大学	湖南中医药大学
39	外科学	谢建兴		广州中医药大学	
40	中西医文献检索	林丹红	孙 玲	福建中医药大学	湖北中医药大学
41	中医疫病学	张伯礼	吕文亮	天津中医药大学	湖北中医药大学
42	中医文化学	张其成	臧守虎	北京中医药大学	山东中医药大学
43	中医文献学	陈仁寿	宋咏梅	南京中医药大学	山东中医药大学
44	医学伦理学	崔瑞兰	赵 丽	山东中医药大学	北京中医药大学
45	医学生物学	詹秀琴	许 勇	南京中医药大学	成都中医药大学
46	中医全科医学概论	郭 栋	严小军	山东中医药大学	江西中医药大学
47	卫生统计学	魏高文	徐 刚	湖南中医药大学	江西中医药大学
48	中医老年病学	王 飞	张学智	成都中医药大学	北京大学医学部
49	医学遗传学	赵丕文	卫爱武	北京中医药大学	河南中医药大学
50	针刀医学	郭长青		北京中医药大学	
51	腧穴解剖学	邵水金		上海中医药大学	
52	神经解剖学	孙红梅	申国明	北京中医药大学	安徽中医药大学
53	医学免疫学	高永翔	刘永琦	成都中医药大学	甘肃中医药大学
54	神经定位诊断学	王东岩		黑龙江中医药大学	
55	中医运气学	苏 颖		长春中医药大学	
56	实验动物学	苗明三	王春田	河南中医药大学	辽宁中医药大学
57	中医医案学	姜德友	方祝元	黑龙江中医药大学	南京中医药大学
58	分子生物学	唐炳华	郑晓珂	北京中医药大学	河南中医药大学

（二）针灸推拿学专业

序号	书 名	主 编		主编所在单位	
59	局部解剖学	姜国华	李义凯	黑龙江中医药大学	南方医科大学
60	经络腧穴学☆	沈雪勇	刘存志	上海中医药大学	北京中医药大学
61	刺法灸法学☆	王富春	岳增辉	长春中医药大学	湖南中医药大学
62	针灸治疗学☆	高树中	冀来喜	山东中医药大学	山西中医药大学
63	各家针灸学说	高希言	王 威	河南中医药大学	辽宁中医药大学
64	针灸医籍选读	常小荣	张建斌	湖南中医药大学	南京中医药大学
65	实验针灸学	郭 义		天津中医药大学	

序号	书 名	主 编		主编所在单位	
66	推拿手法学☆	周运峰		河南中医药大学	
67	推拿功法学☆	吕立江		浙江中医药大学	
68	推拿治疗学☆	井夫杰	杨永刚	山东中医药大学	长春中医药大学
69	小儿推拿学	刘明军	邰先桃	长春中医药大学	云南中医药大学

（三）中西医临床医学专业

序号	书 名	主 编		主编所在单位	
70	中外医学史	王振国	徐建云	山东中医药大学	南京中医药大学
71	中西医结合内科学	陈志强	杨文明	河北中医药大学	安徽中医药大学
72	中西医结合外科学	何清湖		湖南中医药大学	
73	中西医结合妇产科学	杜惠兰		河北中医药大学	
74	中西医结合儿科学	王雪峰	郑 健	辽宁中医药大学	福建中医药大学
75	中西医结合骨伤科学	詹红生	刘 军	上海中医药大学	广州中医药大学
76	中西医结合眼科学	段俊国	毕宏生	成都中医药大学	山东中医药大学
77	中西医结合耳鼻咽喉科学	张勤修	陈文勇	成都中医药大学	广州中医药大学
78	中西医结合口腔科学	谭 劲		湖南中医药大学	
79	中药学	周祯祥	吴庆光	湖北中医药大学	广州中医药大学
80	中医基础理论	战丽彬	章文春	辽宁中医药大学	江西中医药大学
81	针灸推拿学	梁繁荣	刘明军	成都中医药大学	长春中医药大学
82	方剂学	李 冀	季旭明	黑龙江中医药大学	浙江中医药大学
83	医学心理学	李光英	张 斌	长春中医药大学	湖南中医药大学
84	中西医结合皮肤性病学	李 斌	陈达灿	上海中医药大学	广州中医药大学
85	诊断学	詹华奎	刘 潜	成都中医药大学	江西中医药大学
86	系统解剖学	武煜明	李新华	云南中医药大学	湖南中医药大学
87	生物化学	施 红	贾连群	福建中医药大学	辽宁中医药大学
88	中西医结合急救医学	方邦江	刘清泉	上海中医药大学	首都医科大学
89	中西医结合肛肠病学	何永恒		湖南中医药大学	
90	生理学	朱大诚	徐 颖	江西中医药大学	上海中医药大学
91	病理学	刘春英	姜希娟	辽宁中医药大学	天津中医药大学
92	中西医结合肿瘤学	程海波	贾立群	南京中医药大学	北京中医药大学
93	中西医结合传染病学	李素云	孙克伟	河南中医药大学	湖南中医药大学

（四）中药学类专业

序号	书 名	主 编		主编所在单位	
94	中医学基础	陈 晶	程海波	黑龙江中医药大学	南京中医药大学
95	高等数学	李秀昌	邵建华	长春中医药大学	上海中医药大学
96	中医药统计学	何 雁		江西中医药大学	
97	物理学	章新友	侯俊玲	江西中医药大学	北京中医药大学
98	无机化学	杨怀霞	吴培云	河南中医药大学	安徽中医药大学
99	有机化学	林 辉		广州中医药大学	
100	分析化学（上）（化学分析）	张 凌		江西中医药大学	

序号	书 名	主 编		主编所在单位	
101	分析化学（下）（仪器分析）	王淑美		广东药科大学	
102	物理化学	刘 雄	王颖莉	甘肃中医药大学	山西中医药大学
103	临床中药学☆	周祯祥	唐德才	湖北中医药大学	南京中医药大学
104	方剂学	贾 波	许二平	成都中医药大学	河南中医药大学
105	中药药剂学☆	杨 明		江西中医药大学	
106	中药鉴定学☆	康廷国	闫永红	辽宁中医药大学	北京中医药大学
107	中药药理学☆	彭 成		成都中医药大学	
108	中药拉丁语	李 峰	马 琳	山东中医药大学	天津中医药大学
109	药用植物学☆	刘春生	谷 巍	北京中医药大学	南京中医药大学
110	中药炮制学☆	钟凌云		江西中医药大学	
111	中药分析学☆	梁生旺	张 彤	广东药科大学	上海中医药大学
112	中药化学☆	匡海学	冯卫生	黑龙江中医药大学	河南中医药大学
113	中药制药工程原理与设备	周长征		山东中医药大学	
114	药事管理学☆	刘红宁		江西中医药大学	
115	本草典籍选读	彭代银	陈仁寿	安徽中医药大学	南京中医药大学
116	中药制药分离工程	朱卫丰		江西中医药大学	
117	中药制药设备与车间设计	李 正		天津中医药大学	
118	药用植物栽培学	张永清		山东中医药大学	
119	中药资源学	马云桐		成都中医药大学	
120	中药产品与开发	孟宪生		辽宁中医药大学	
121	中药加工与炮制学	王秋红		广东药科大学	
122	人体形态学	武煜明	游言文	云南中医药大学	河南中医药大学
123	生理学基础	于远望		陕西中医药大学	
124	病理学基础	王 谦		北京中医药大学	
125	解剖生理学	李新华	于远望	湖南中医药大学	陕西中医药大学
126	微生物学与免疫学	袁嘉丽	刘永琦	云南中医药大学	甘肃中医药大学
127	线性代数	李秀昌		长春中医药大学	
128	中药新药研发学	张永萍	王利胜	贵州中医药大学	广州中医药大学
129	中药安全与合理应用导论	张 冰		北京中医药大学	
130	中药商品学	闫永红	蒋桂华	北京中医药大学	成都中医药大学

（五）药学类专业

序号	书 名	主 编		主编所在单位	
131	药用高分子材料学	刘 文		贵州医科大学	
132	中成药学	张金莲	陈 军	江西中医药大学	南京中医药大学
133	制药工艺学	王 沛	赵 鹏	长春中医药大学	陕西中医药大学
134	生物药剂学与药物动力学	龚慕辛	贺福元	首都医科大学	湖南中医药大学
135	生药学	王喜军	陈随清	黑龙江中医药大学	河南中医药大学
136	药学文献检索	章新友	黄必胜	江西中医药大学	湖北中医药大学
137	天然药物化学	邱 峰	廖尚高	天津中医药大学	贵州医科大学
138	药物合成反应	李念光	方 方	南京中医药大学	安徽中医药大学

序号	书　名	主　编		主编所在单位	
139	分子生药学	刘春生	袁　媛	北京中医药大学	中国中医科学院
140	药用辅料学	王世宇	关志宇	成都中医药大学	江西中医药大学
141	物理药剂学	吴　清		北京中医药大学	
142	药剂学	李范珠	冯年平	浙江中医药大学	上海中医药大学
143	药物分析	俞　捷	姚卫峰	云南中医药大学	南京中医药大学

（六）护理学专业

序号	书　名	主　编		主编所在单位	
144	中医护理学基础	徐桂华	胡　慧	南京中医药大学	湖北中医药大学
145	护理学导论	穆　欣	马小琴	黑龙江中医药大学	浙江中医药大学
146	护理学基础	杨巧菊		河南中医药大学	
147	护理专业英语	刘红霞	刘　娅	北京中医药大学	湖北中医药大学
148	护理美学	余雨枫		成都中医药大学	
149	健康评估	阚丽君	张玉芳	黑龙江中医药大学	山东中医药大学
150	护理心理学	郝玉芳		北京中医药大学	
151	护理伦理学	崔瑞兰		山东中医药大学	
152	内科护理学	陈　燕	孙志岭	湖南中医药大学	南京中医药大学
153	外科护理学	陆静波	蔡恩丽	上海中医药大学	云南中医药大学
154	妇产科护理学	冯　进	王丽芹	湖南中医药大学	黑龙江中医药大学
155	儿科护理学	肖洪玲	陈偶英	安徽中医药大学	湖南中医药大学
156	五官科护理学	喻京生		湖南中医药大学	
157	老年护理学	王　燕	高　静	天津中医药大学	成都中医药大学
158	急救护理学	吕　静	卢根娣	长春中医药大学	上海中医药大学
159	康复护理学	陈锦秀	汤继芹	福建中医药大学	山东中医药大学
160	社区护理学	沈翠珍	王诗源	浙江中医药大学	山东中医药大学
161	中医临床护理学	裘秀月	刘建军	浙江中医药大学	江西中医药大学
162	护理管理学	全小明	柏亚妹	广州中医药大学	南京中医药大学
163	医学营养学	聂　宏	李艳玲	黑龙江中医药大学	天津中医药大学
164	安宁疗护	邸淑珍	陆静波	河北中医药大学	上海中医药大学
165	护理健康教育	王　芳		成都中医药大学	
166	护理教育学	聂　宏	杨巧菊	黑龙江中医药大学	河南中医药大学

（七）公共课

序号	书　名	主　编		主编所在单位	
167	中医学概论	储全根	胡志希	安徽中医药大学	湖南中医药大学
168	传统体育	吴志坤	邵玉萍	上海中医药大学	湖北中医药大学
169	科研思路与方法	刘　涛	商洪才	南京中医药大学	北京中医药大学
170	大学生职业发展规划	石作荣	李　玮	山东中医药大学	北京中医药大学
171	大学计算机基础教程	叶　青		江西中医药大学	
172	大学生就业指导	曹世奎	张光霁	长春中医药大学	浙江中医药大学

序号	书　名	主　编		主编所在单位	
173	医患沟通技能	王自润	殷　越	大同大学	黑龙江中医药大学
174	基础医学概论	刘黎青	朱大诚	山东中医药大学	江西中医药大学
175	国学经典导读	胡　真	王明强	湖北中医药大学	南京中医药大学
176	临床医学概论	潘　涛	付　滨	南京中医药大学	天津中医药大学
177	Visual Basic 程序设计教程	闫朝升	曹　慧	黑龙江中医药大学	山东中医药大学
178	SPSS 统计分析教程	刘仁权		北京中医药大学	
179	医学图形图像处理	章新友	孟昭鹏	江西中医药大学	天津中医药大学
180	医药数据库系统原理与应用	杜建强	胡孔法	江西中医药大学	南京中医药大学
181	医药数据管理与可视化分析	马星光		北京中医药大学	
182	中医药统计学与软件应用	史周华	何　雁	山东中医药大学	江西中医药大学

（八）中医骨伤科学专业

序号	书　名	主　编		主编所在单位	
183	中医骨伤科学基础	李　楠	李　刚	福建中医药大学	山东中医药大学
184	骨伤解剖学	侯德才	姜国华	辽宁中医药大学	黑龙江中医药大学
185	骨伤影像学	栾金红	郭会利	黑龙江中医药大学	河南中医药大学洛阳平乐正骨学院
186	中医正骨学	冷向阳	马　勇	长春中医药大学	南京中医药大学
187	中医筋伤学	周红海	于　栋	广西中医药大学	北京中医药大学
188	中医骨病学	徐展望	郑福增	山东中医药大学	河南中医药大学
189	创伤急救学	毕荣修	李无阴	山东中医药大学	河南中医药大学洛阳平乐正骨学院
190	骨伤手术学	童培建	曾意荣	浙江中医药大学	广州中医药大学

（九）中医养生学专业

序号	书　名	主　编		主编所在单位	
191	中医养生文献学	蒋力生	王　平	江西中医药大学	湖北中医药大学
192	中医治未病学概论	陈涤平		南京中医药大学	
193	中医饮食养生学	方　泓		上海中医药大学	
194	中医养生方法技术学	顾一煌	王金贵	南京中医药大学	天津中医药大学
195	中医养生学导论	马烈光	樊　旭	成都中医药大学	辽宁中医药大学
196	中医运动养生学	章文春	邬建卫	江西中医药大学	成都中医药大学

（十）管理学类专业

序号	书　名	主　编		主编所在单位	
197	卫生法学	田　侃	冯秀云	南京中医药大学	山东中医药大学
198	社会医学	王素珍	杨　义	江西中医药大学	成都中医药大学
199	管理学基础	徐爱军		南京中医药大学	
200	卫生经济学	陈永成	欧阳静	江西中医药大学	陕西中医药大学
201	医院管理学	王志伟	翟理祥	北京中医药大学	广东药科大学
202	医药人力资源管理	曹世奎		长春中医药大学	
203	公共关系学	关晓光		黑龙江中医药大学	

序号	书 名	主 编		主编所在单位	
204	卫生管理学	乔学斌	王长青	南京中医药大学	南京医科大学
205	管理心理学	刘鲁蓉	曾 智	成都中医药大学	南京中医药大学
206	医药商品学	徐 晶		辽宁中医药大学	

（十一）康复医学类专业

序号	书 名	主 编		主编所在单位	
207	中医康复学	王瑞辉	冯晓东	陕西中医药大学	河南中医药大学
208	康复评定学	张 泓	陶 静	湖南中医药大学	福建中医药大学
209	临床康复学	朱路文	公维军	黑龙江中医药大学	首都医科大学
210	康复医学导论	唐 强	严兴科	黑龙江中医药大学	甘肃中医药大学
211	言语治疗学	汤继芹		山东中医药大学	
212	康复医学	张 宏	苏友新	上海中医药大学	福建中医药大学
213	运动医学	潘华山	王 艳	广东潮州卫生健康职业学院	黑龙江中医药大学
214	作业治疗学	胡 军	艾 坤	上海中医药大学	湖南中医药大学
215	物理治疗学	金荣疆	王 磊	成都中医药大学	南京中医药大学